BASICS & VARIATIONS
OF
CRANIOFACIAL FIXATION

頭蓋顎顔面の骨固定
基本とバリエーション

脳神経外科医・形成外科医のための1stステップ

【編集】

順天堂大学医学部附属浦安病院形成外科・美容外科
小室 裕造

順天堂大学医学部脳神経外科
新井 一

帝京大学医学部形成外科
平林 慎一

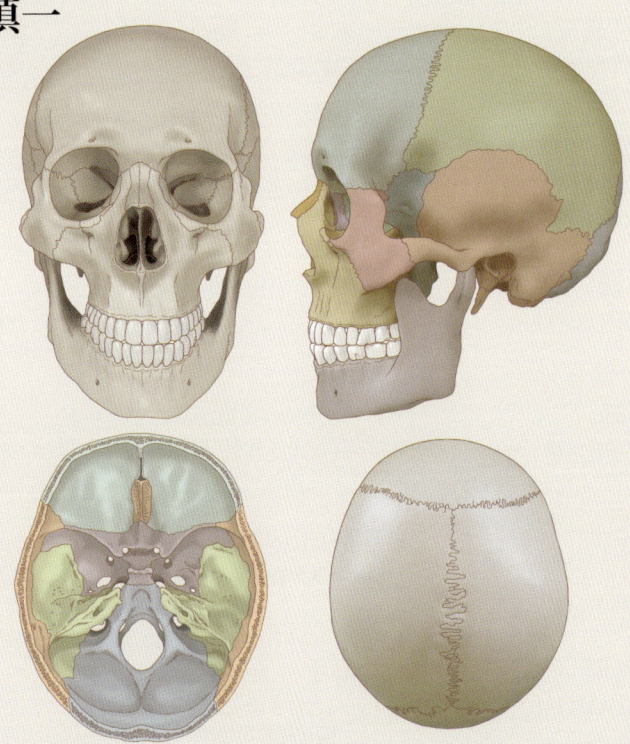

克誠堂出版

執筆者一覧

編　集

小室　裕造
順天堂大学医学部附属浦安病院
形成外科・美容外科

新井　一
順天堂大学医学部脳神経外科

平林　慎一
帝京大学医学部形成外科

執筆者

藍原　康雄
東京女子医科大学脳神経外科

近藤　聡英
順天堂大学医学部脳神経外科

福井　敦
東京警察病院脳神経外科

石田　有宏
沖縄県立中部病院形成外科

坂田　勝巳
横浜市立大学附属
市民総合医療センター脳神経外科

右田　尚
久留米大学医学部
形成外科・顎顔面外科

今井　啓道
東北大学医学部形成外科

太組　一朗
日本医科大学武蔵小杉病院脳神経外科

三川　信之
千葉大学医学部形成外科

王丸　陽光
久留米大学医学部
形成外科・顎顔面外科

田中　嘉雄
香川大学医学部形成外科・美容外科

安本　幸正
順天堂大学医学部附属浦安病院
脳神経外科

岡　秀宏
北里大学医学部脳神経外科

田原　重志
日本医科大学脳神経外科

矢野　浩規
長崎大学医学部形成外科

尾﨑　峰
杏林大学医学部形成外科

玉井　求宜
香川大学医学部形成外科・美容外科

吉岡　伸高
大阪府済生会中津病院
形成外科

清川　兼輔
久留米大学医学部
形成外科・顎顔面外科

野口　明男
杏林大学医学部脳神経外科

吉本　浩
長崎大学医学部形成外科

久須美真理
北里大学医学部脳神経外科

野手　洋治
日本医科大学多摩永山病院
脳神経外科

力丸　英明
久留米大学医学部
形成外科・顎顔面外科

河野　道宏
東京警察病院脳神経外科

平野　明喜
長崎大学医学部形成外科

渡辺　頼勝
東京警察病院形成外科・美容外科

（五十音順、敬称略）

はじめに

　脳神経外科および形成外科における頭蓋顎顔面領域の手術での骨固定法は日進月歩であります。古くは骨の固定が絹糸やワイヤーで行われていた時代からミニプレートの登場により一変し、近年ではチタン製のミニプレートおよびこれから派生した様々のデザインの固定材また新素材の自己吸収性プレートなども開発され手術を行ううえでの一助となっています。一方、若手医師にとって選択肢が増えたがゆえ悩む場面も多々あるようです。そこで今回、骨固定に焦点を当て、実際の手術に入る若手医師の入門書として本書を企画いたしました。

　本書は脳神経外科医および形成外科医を対象とし、タイトルは「頭蓋顎顔面の骨固定　基本とバリエーション」としました。脳神経外科医にとって主たる対象は頭蓋内にあるため頭皮および頭蓋骨は目的へ到達する途中経路であり、また骨固定は手術の最終段階にすぎません。一方、形成外科医にとって顔面骨の骨固定はすなわち顔面骨骨折の治療本体にほかならず、両者を同列に扱うのはやや無理があるかもしれません。しかしながら、脳神経外科の若手医師にとり頭蓋内へのアプローチを学ぶのは外科医としての第一歩です。また最近は患者サイドからの整容的な要望も強く、そのための骨固定や閉創における工夫、形成外科的な考えを学んでいただくことは意義あると考えます。さらに救急の現場において頭部外傷に顔面骨骨折を合併していることは少なからずあり、顔面骨骨折の知識を身につけておくことは無駄にはならないと思われます。また、形成外科医にとっては、顔面骨の治療の基本的手技をコンパクトに学べると同時に、脳外科的なアプローチに触れることで頭蓋領域の先天異常の治療や各種再建を行ううえで助けとなるものと考えます。

　本書では順天堂大学脳神経外科新井一先生ならびに帝京大学形成外科平林慎一先生とともに編集を行い、実際の手術に精通した専門家の先生方に現場の生の声を反映する内容をご執筆いただきました。また克誠堂出版の大澤王子さんには、企画・編集でご尽力いただきました。関係各位に深謝いたします。本書が患者さんの治療、社会復帰に役立てば望外の喜びです。

2012年12月

編集者代表
順天堂大学浦安病院
形成外科・美容外科
小室　裕造

もくじ

はじめに　iii

I章　頭蓋骨・顔面骨の解剖 (小室裕造) ————————————————————1

- **A** 頭蓋骨　cranium　2
- **B** 頭蓋底　skull base　4
- **C** 顔面骨　facial bone　5
- **D** 眼窩　oribital cavity　6
- **E** 下顎骨・咀嚼筋・骨折の転位　mandible / masticatory muscle / displacement of the fracture fragments　8
- **F** 頭皮・側頭部　scalp / temporal　11
- **G** その他　13

II章　基本的な技術 ————————————————————15

1 チタン製プレート・吸収性プレート　その特性と基本的な使い方 (尾﨑 峰) ……………16
はじめに …16
■チタン製プレート　16
1．特性 …16　　2．基本的な使用方法 …17
3．特殊な使用方法：遊離骨片を含む骨接合部のプレートの固定方法 …20
■吸収性プレート　21
1．特性 …21　　2．基本的な使用方法 …22
■'Optimal plate selection' という概念について　23

2 開頭・閉頭の基本 (近藤聡英) ————————————————————24
はじめに …24
■術前準備　24
1．頭位と体位 …24　　2．頭部支持器の選択 …24　　3．頭位の確認 …25
4．皮膚切開デザイン …25　　5．整容的な結果を得るためのデザインの工夫 …26　　6．剃毛 …27
7．ドレーピングと局所麻酔 …27
■開　頭　28
1．皮膚切開 …28　　2．頭皮剥離 …29　　3．浅側頭動脈と側頭筋の処置 …31　　4．開頭 …33
■閉　頭　34
1．硬膜閉鎖 …34　　2．頭蓋骨固定 …34　　3．筋膜および筋皮弁の修復 …35　　4．頭皮縫合 …36

3 顔面骨へのアプローチの基本 (石田有宏) ————————————————————37
はじめに …37
3-1 頬骨上顎骨複合体へのアプローチ　37
1．基本的な考え方 …37　　2．術野展開に必要なアプローチ …38
■解　剖　38
1．Lower lid retractor …38　　2．眼輪筋 …39

■眼窩下縁、眼窩内側壁、眼窩底への到達法　40
　　1．睫毛下切開法…40　2．経結膜切開法…41
■前頭骨頬骨縫合部への到達法　45
　　1．眉毛外側切開法…45　2．外眼角切開法…45　3．外側上眼瞼切開法…46
　　4．拡大経結膜切開法…46　5．眼窩への術野展開のポイント…46

3-2 鼻篩骨眼窩骨折へのアプローチ　47
　　基本的な考え方…47
■解　剖　47
■前頭骨鼻骨縫合部への到達法　49
　　冠状切開法…49

III章 頭蓋へのアプローチ ― 53

1 前側頭開頭　frontotemporal craniotomy（安本幸正） 54
■適応疾患　54
■ポジショニング　54
　　1．体位…54　2．頭部固定…55
■開　頭　55
　　1．皮膚切開…55　2．開頭…56　3．硬膜切開…57
■閉　頭　58
　　1．硬膜閉鎖…58　2．骨片の修復…59　3．皮膚縫合…60
💡臨床のヒント　61

2 Orbitozygomatic craniotomy（野口明男） 62
■適応疾患　62
■ポジショニング　62
　　1．体位…62　2．頭部固定…63
■開　頭　63
　　1．皮膚切開…64　2．側頭筋切開…64　3．開頭…66　4．硬膜切開…68
■閉　頭　68
　　1．閉頭…68　2．頭蓋形成…68　3．筋肉・筋膜縫合…69　4．皮膚縫合…69
💡臨床のヒント　69

3 両側前頭開頭　bifrontal craniotomy（久須美真理・岡 秀宏） 70
■適応疾患　70
■ポジショニング　70
　　1．体位…70　2．頭部固定…71
■開　頭　71
　　1．皮膚切開…71　2．開頭…72　3．硬膜切開…74
■閉　頭　75
　　1．硬膜閉鎖…75　2．骨片の修復…75　3．皮膚縫合…76
💡臨床のヒント　76

4 外側後頭下開頭 lateral suboccipital craniotomy (坂田勝巳) ... 77
■適応疾患 77
■ポジショニング 77
　1．体位 …77　2．頭部固定 …78
■開　頭 78
　1．皮膚切開 …78　2．開頭 …79　3．硬膜切開 …80
■閉　頭 81
　1．硬膜閉鎖 …81　2．後頭骨の形成 …81　3．皮膚縫合 …82
💡臨床のヒント 82

5 経錐体法 transpetrosal approach (福井 敦・河野道宏) ... 83
　はじめに …83

5-1 Anterior transpetrosal approach 84
■適応疾患 85
■ポジショニング 85
　1．体位 …85　2．頭部固定 …86
■開　頭 86
　1．皮膚切開 …86　2．Pericranial flap の採取 …87　3．側頭筋切開 …87　4．開頭 …88
■閉　頭 89
　1．硬膜閉鎖 …89　2．骨片・筋肉の修復 …89　3．皮膚縫合 …90

5-2 Posterior transpetrosal approach 91
■適応疾患 92
■ポジショニング 93
　1．体位 …93　2．頭部固定 …93
■開　頭 94
　1．皮膚切開 …94　2．Pericranial flap の採取 …96　3．側頭筋切開 …96　4．開頭 …97
■閉　頭 97
　1．硬膜閉鎖 …97　2．骨片・筋肉の修復 …98
💡臨床のヒント 100

6 経鼻的下垂体手術 transnasal pituitary surgery (田原重志) ... 101
■適応疾患 101
■手術室のセッティング 101
■ポジショニング 102
■アプローチ 102
　1．鼻腔より蝶形骨洞前壁まで …103　2．蝶形骨洞前壁の解放 …104
　3．トルコ鞍底部の解放 …104　4．下垂体硬膜切開 …105
■閉　創 105
💡臨床のヒント 107

7 小児の開頭および整容的アプローチ the craniotomy and cosmetic neurosurgical approach for pediatric cases (藍原康雄) …108
■適応疾患 108
■ポジショニング 108
　1．体位 …108　2．頭部固定 …109
■開　頭 109

1．皮膚切開…109　2．開　頭…111　3．硬膜切開…112
　■閉　頭　112
　　　1．硬膜閉鎖…112　2．骨片の修復…112　3．皮膚縫合…113
　💡臨床のヒント　114

8 減圧開頭後の頭蓋形成術　cranioplasty following external decompression surgery（太組一朗・野手洋治）……115
　■適応疾患　115
　■ポジショニング　115
　　　1．体位…115　2．頭部固定…115
　■開　頭　116
　■閉　頭　116
　　　1．初回手術に不完全な処置がなされている場合の前頭洞修復…117　2．骨弁固定の工夫…117
　　　3．皮弁が寄らない場合の対処法…117　4．大腿筋膜の採取法…118
　💡臨床のヒント　119

9 感染を併発後の頭蓋形成術　secondary cranioplasty following postoperative infection（吉岡伸高）……120
　■適応疾患　120
　■ポジショニング　120
　　　1．体位…120　2．頭部固定…120
　■開　頭　121
　　　1．顔面神経側頭枝の温存…121　2．前頭洞由来の感染症…121
　　　3．人工硬膜（ゴアテックス®）による感染症…123
　　　4．感染で生じた皮膚潰瘍や、菲薄化した皮膚に対する処置…125
　■頭蓋形成と閉頭　125
　　　1．頭皮縫合時の減張を行う…125　2．人工骨の選択…126　3．固定材料の選択…126
　　　4．術後血腫の予防…127　5．皮膚縫合…127
　💡臨床のヒント　128

IV章　顔面骨へのアプローチ　——129

1 前頭骨骨折　fracture of the frontal bone（右田 尚・清川兼輔）……130
　■骨折の形態別分類　130
　■基本的な治療法　131
　　　1．固定部位と材料の選択…131　2．アプローチ法の選択…131　3．手術手順…132
　　　4．ポイントとコツ…133
　■骨折形態による治療法　134
　　　Variation 1．前頭洞前壁のみの骨折…134
　　　Variation 2．前頭洞後壁を含む骨折…134
　　　Variation 3．前頭骨後壁から前頭蓋底に及ぶ骨折…135
　💡臨床のヒント　136

2 頬骨骨折　zygomatic fracture（平林慎一）……137
　■骨折の形態別分類　137
　■基本的な治療法　138

1．固定部位と材料の選択…138　2．アプローチ法の選択…138　3．手術手順…138
　　4．ポイントとコツ…139
　■骨折形態による治療法　140
　　Variation 1．頬骨と前頭骨、蝶形骨との間に解離がほとんど認められない骨折…140
　　Variation 2．頬骨と前頭骨、蝶形骨とが解離している骨折…141
　　Variation 3．頬骨が粉砕されている骨折…143
　💡臨床のヒント　144

3 **眼窩内骨折** orbital fracture（矢野浩規・平野明喜） …145
　■骨折の形態別分類　145
　■治療のアルゴリズム　146
　■基本的な治療法　147
　　1．固定部位と材料の選択…147　2．アプローチ法の選択…147　3．手術手順…147
　　4．ポイントとコツ…149
　■骨折形態による治療法　149
　　Variation 1．線状骨折…149
　　Variation 2．吹き抜け型骨折：punched-out 型（部分型）、burst 型（完全型）…151
　　Variation 3．眼窩内・下壁合併骨折…152
　　Variation 4．眼窩上壁・外側壁骨折…153
　💡臨床のヒント　154

4 **鼻骨・鼻篩骨骨折** naso-ethmoidal fracture（田中嘉雄） …155
　■骨折の形態別分類　155
　■基本的な治療法　156
　　1．固定部位と材料の選択…156　2．アプローチ法の選択…156　3．手術手順…156
　　4．ポイントとコツ…158
　■骨折形態による治療法　159
　　Variation 1．片側骨折型…159
　　Variation 2．両側骨折・陥没型…160
　　Variation 3．粉砕・転位型…161
　💡臨床のヒント　162

5 **上顎骨骨折（Le Fort 型骨折）** maxillary fracture（三川信之） …163
　■骨折の形態別分類　163
　■基本的な治療法　165
　　1．固定部位と材料の選択…165　2．アプローチ法の選択…165　3．手術手順…165
　　4．ポイントとコツ…166
　■骨折形態による治療法　167
　　Variation 1．Le Fort Ⅰ型を含む中顔面の骨折…167
　　Variation 2．Le Fort Ⅱ＆Ⅲ型骨折…168
　　Variation 3．上顎矢状骨折…169
　💡臨床のヒント　170

6 **下顎骨骨折** mandibular fractures（渡辺頼勝） …171
　■骨折の形態別分類　171

■基本的な治療法　173
　　1．固定部位と材料の選択 …173　2．アプローチ法の選択 …173　3．手術手順 …174
　　4．ポイントとコツ …174
■骨折形態による治療法　175
　　Variation 1．下顎正中部（おとがい部）・傍正中部・下顎体部骨折 …175
　　Variation 2．下顎角部・臼歯部骨折 …176
　　Variation 3．下顎関節突起部骨折 …177
　　臨床のヒント　179

7 顎変形症 orthognathic surgery（今井啓道） ……180
■骨切りの種類　180
■基本的な治療法　182
　　1．固定部位と材料の選択 …182　2．アプローチ法の選択 …183　3．手術手順 …183
　　4．ポイントとコツ …186
■各骨切り術の実際　187
　　Variation 1．上顎 Le Fort Ⅰ型骨切り …187
　　Variation 2．上顎前方分節骨切り …189
　　Variation 3．下顎枝矢状分割 …190
　　Variation 4．下顎枝垂直骨切り …192
　　Variation 5．下顎前方分節骨切り …192
　　Variation 6．おとがい骨骨切り …194
　　臨床のヒント　195

8 頭蓋縫合早期癒合症 craniosynostosis（小室裕造） ……196
■分　類　196
■手術の基本　200
　　1．体位 …200　2．頭皮切開 …200　3．頭皮剥離 …200　4．側頭筋の処理 …200　5．開頭 …201
　　6．骨固定 …201
■癒合形態による治療法　202
　　Variation 1．矢状縫合早期癒合症 …202
　　Variation 2．片側冠状縫合早期癒合症 …203
　　Variation 3．両側冠状縫合早期癒合症 …204
　　Variation 4．前頭縫合早期癒合症 …205
　　Variation 5．片側ラムダ縫合早期癒合症 …205
　　Variation 6．症候群性頭蓋縫合早期癒合症 …206
　　臨床のヒント　208

Ⅴ章　わたしの工夫　209

1 頭蓋骨 cranium　210
　❶頭皮の消毒、頭髪の処理（太組一朗・野手洋治）（渡辺頼勝）…210
　❷頭皮切開・頭皮剥離の工夫（近藤聡英）（三川信之）…211
　❸バーホールの処理（福井　敦・河野道宏）（太組一朗・野手洋治）…212
　❹側頭骨陥凹を避けるための工夫（坂田勝巳）（小室裕造）…213

5 減圧開頭術後頭蓋骨再建
　　5-1．カスタムメイド人工骨（吉岡伸高）（石田有宏）…214
　　5-2．リン酸カルシウム骨ペースト（力丸英明・清川兼輔）（小室裕造）…215
　　5-3．チタンメッシュ（近藤聡英）（安本幸正）…216
6 前頭側頭開頭において顔面神経側頭枝損傷を避ける工夫（野口明男）（渡辺頼勝）…217
7 前頭開頭における前頭洞処置（久須美真理・岡 秀宏）（今井啓道）…218
8 脳神経外科手術後創離開に対する工夫（安本幸正）…219　（吉岡伸高）…220

② 顔面骨　facial bones　……221

9 顔面骨手術における挿管チューブの固定法（玉井求宜・田中嘉雄）（尾﨑 峰）…221
10 頬骨骨折の整復位の術中確認（平林慎一）（尾﨑 峰）…222
11 顔面骨骨折における吸収性プレートとチタン製プレートの使い分け（平野明喜）（三川信之）…223
12 顎間固定の工夫（今井啓道）（石田有宏）…224
13 顔面重度骨折における緊急対応（清川兼輔・王丸陽光）（石田有宏）…225
14 小児の顔面骨骨折（今井啓道）（三川信之）…226
15 眼窩下壁骨折における再建材料
　　15-1．自家組織（吉本 浩・平野明喜）…227
　　15-2．人工材料（渡辺頼勝）…228
16 鼻骨骨折の外固定・内固定（玉井求宜・田中嘉雄）（清川兼輔・王丸陽光）…229

索　引　231

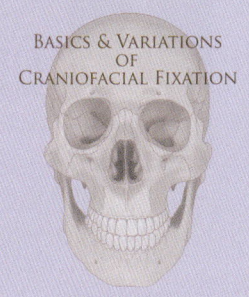

BASICS & VARIATIONS
OF
CRANIOFACIAL FIXATION

I 章　頭蓋骨・顔面骨の解剖

- **A** 頭蓋骨 cranium
- **B** 頭蓋底 skull base
- **C** 顔面骨 facial bone
- **D** 眼窩 oribital cavity
- **E** 下顎骨・咀嚼筋・骨折の転位　mandible / masticatory muscle / displacement of the fracture fragments
- **F** 頭皮・側頭部　scalp / temporal
- **G** その他

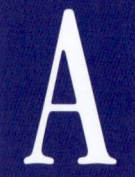

頭蓋骨
cranium

▶ 順天堂大学浦安病院形成外科・美容外科　小室裕造

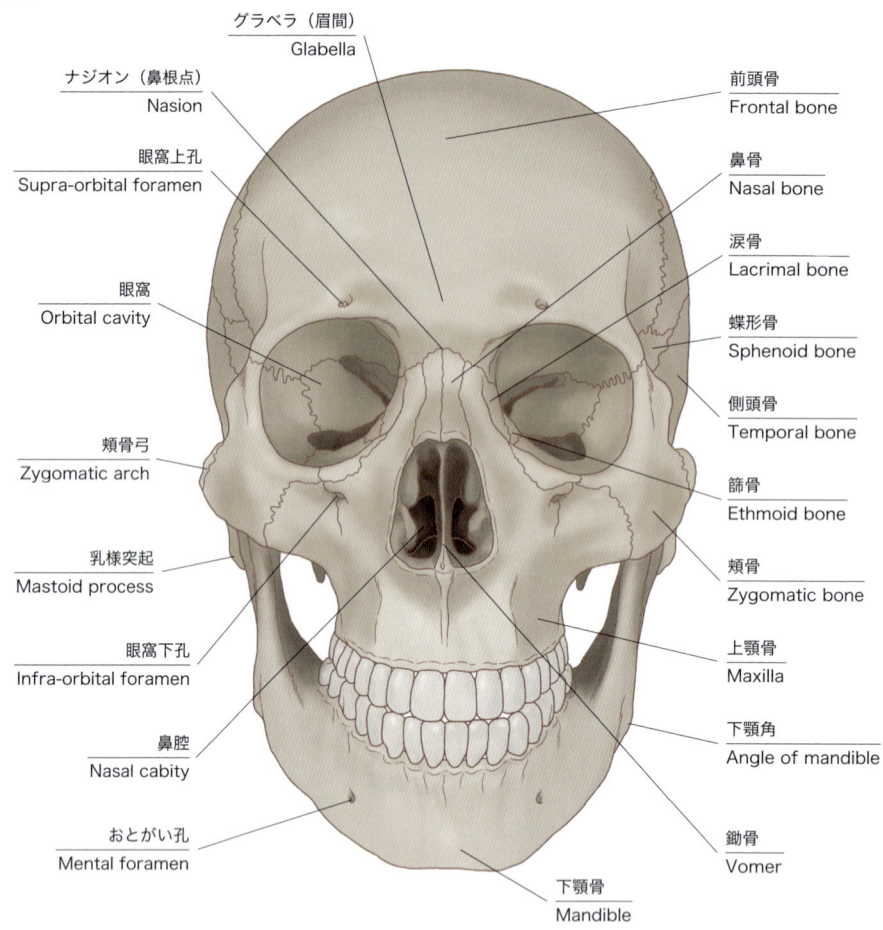

　頭蓋（神経頭蓋；neurocranium）は、前頭骨、頭頂骨、側頭骨、後頭骨、蝶形骨、篩骨から成る。頭蓋冠を構成する骨の間には縫合線があり冠状縫合、矢状縫合、人字縫合、前頭縫合、鱗状縫合がある。

　前頭骨は生下時には1つの骨であるが胎児の発生過程では正中の前頭縫合を介して左右2つに分かれている。

　前頭骨と左右の頭頂骨の3つの骨の癒合部分には大泉門（anterior frontanelle）が存在する。大泉門は生下時直径2cm程度の大きさがあり1歳から1歳半頃に閉鎖する。3つの骨の癒合点はBregmaと呼ばれる。

　左右の頭頂骨と後頭骨の癒合部分は小泉門（posterior frontanelle）と呼ばれ、生下時直径1cm以下であり、通常生後2か月以内に閉鎖する。この癒合点はLambdaと呼ばれる。

　頭蓋骨は、外側から外板（outer cortical table）、板間層（diploic space）、内板（inner cortical table）の3層に分かれる。外板と内板は皮質骨からなり、板間層は海綿骨からなる。外板は内板よりも厚く、頭蓋骨の中では頭頂骨部分で最も厚みがあり頭蓋骨外板を骨移植材として用いる場合は正中の矢状静脈洞を避けた頭頂骨から採取する。

I章　頭蓋骨・顔面骨の解剖

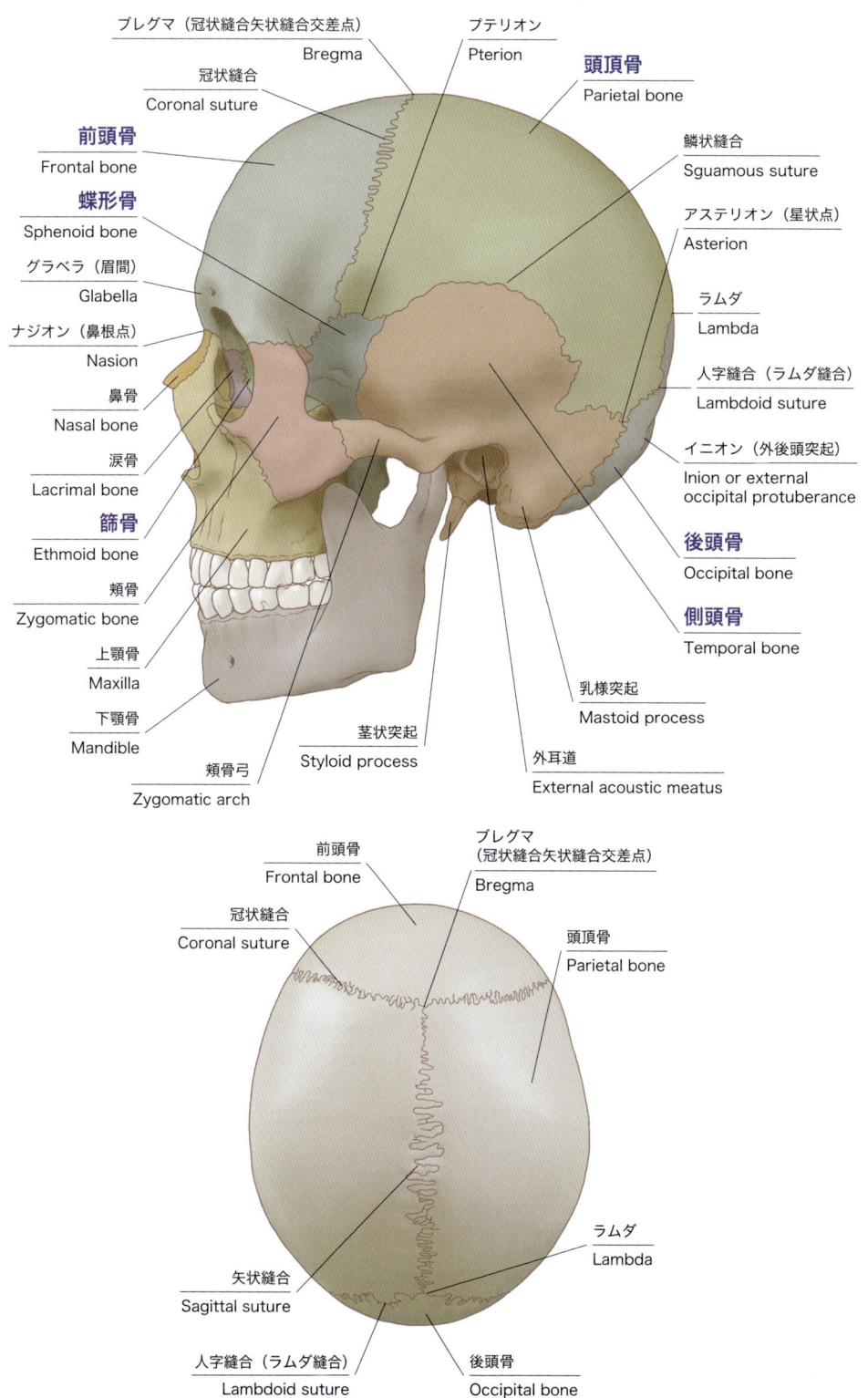

B 頭蓋底
skull base

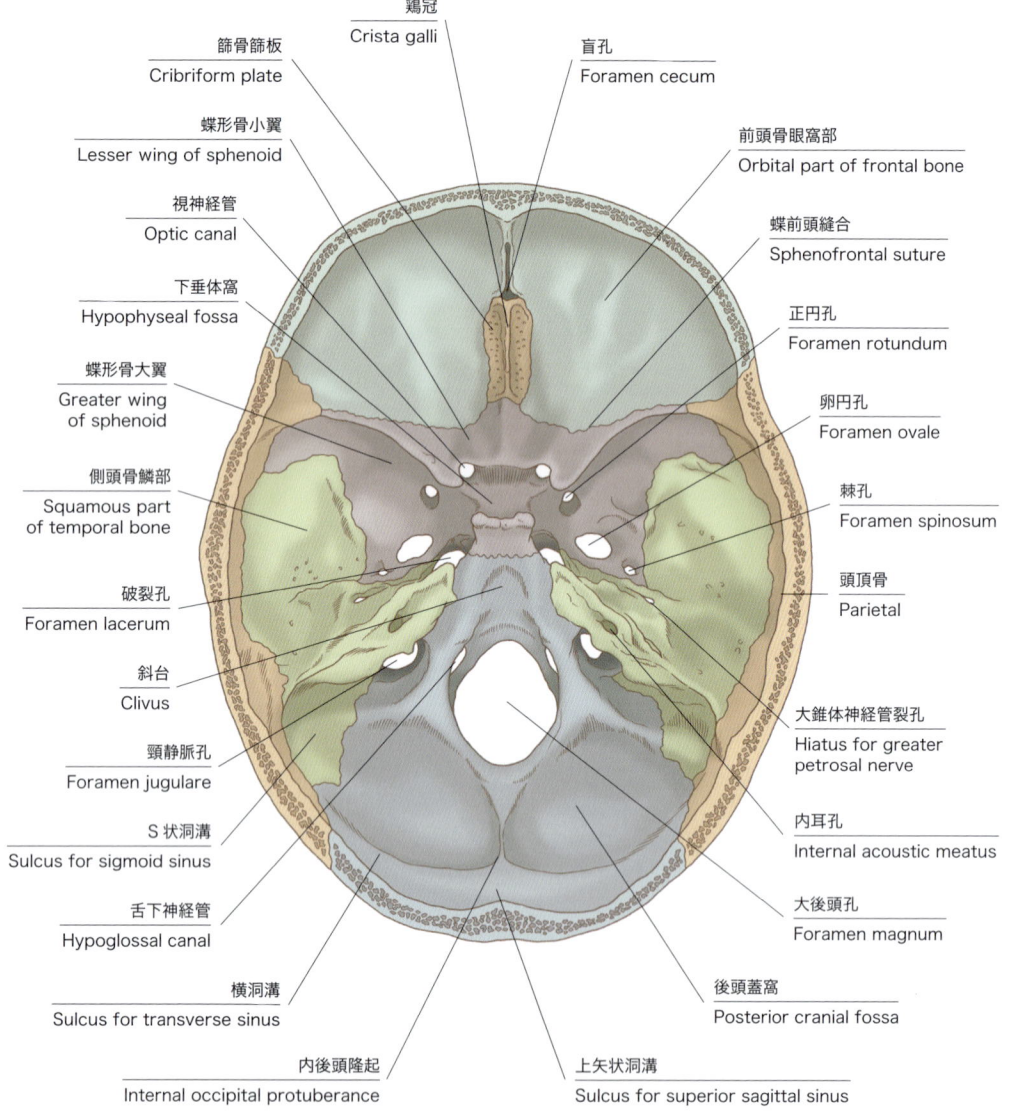

　頭蓋底は前方より前・中・後頭蓋窩に分けられる。
　前頭蓋窩は前頭骨、篩骨、蝶形骨の小翼からなり中央部分には篩骨篩板と鶏冠（crista galli）がある。脳を左右に分ける大脳鎌は鶏冠に強く付着している。鶏冠の前端に盲孔(foramen caecum)が存在する。
　中頭蓋窩は蝶形骨大翼、側頭骨からなる。この部位では蝶形骨内に前方より正円孔（foramen rotundum）、卵円孔（foramen ovale）、棘孔（foramen spinosum）が存在し、それぞれ三叉神経第Ⅱ枝（V2）、三叉神経第Ⅲ枝（V3）、中硬膜動脈が貫いている。
　後頭蓋窩は側頭骨の岩様部（petrous portion）、後頭骨からなる。後頭蓋窩には大後頭孔（foramen magnum）、頸静脈孔（jugular foramen）があり内頸静脈および舌咽神経（Ⅸ）、迷走神経（Ⅹ）、副神経（Ⅺ）が頸静脈孔を通る。

C 顔面骨
facial bone

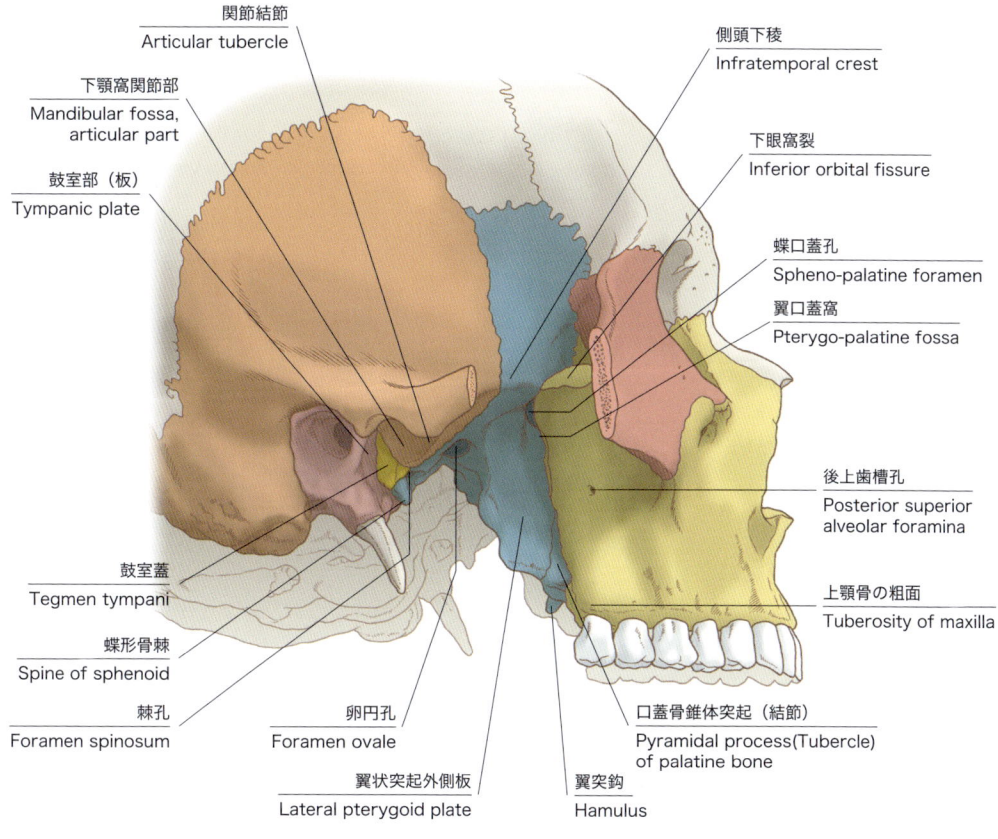

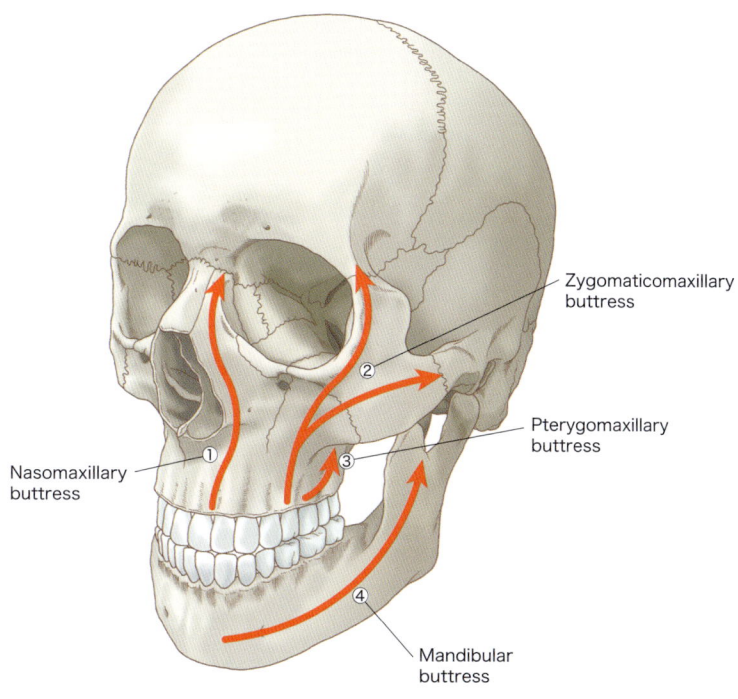

顔面骨は涙骨、鼻骨、下鼻甲介、鋤骨、上顎骨、口蓋骨、頬骨、下顎骨、舌骨から構成される。

頭蓋底の下部には前頭洞、篩骨洞、蝶形骨洞がまた眼窩の下部には上顎洞があり薄い骨による壁構造をなす。これらの構造が顔面への前方および側方からの外力に対しショックアブソーバーの役割を果たし頭蓋への波及を抑えている。

また、上・下顎骨では垂直方向の外力に対しては、抵抗を示す梁構造（buttress）が存在する。高度な顔面骨骨折では、これらのbuttress構造の再建が重要となる。

D 眼窩 orbital cavity

1. 眼窩

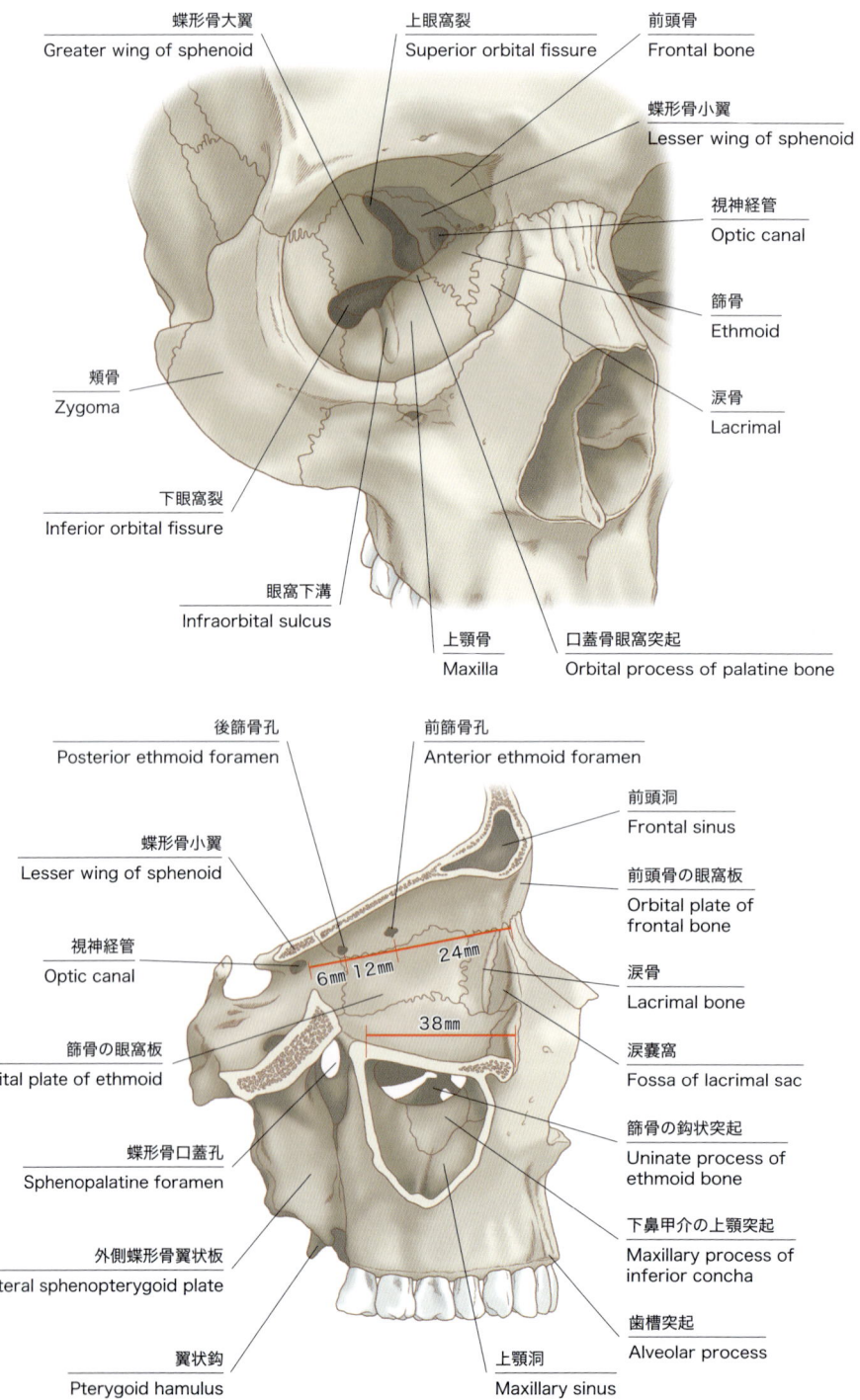

眼窩はピラミッド形を呈しておりピラミッドの底部が眼窩縁に頂点が視神経孔にあたる。両側の内側壁はほぼ平行の位置関係にあるが外側壁は外側へ 45°開く。

眼窩は8つの骨より構成され、眼窩上壁は前頭骨と蝶形骨小翼、内壁は篩骨と涙骨、外壁は蝶形骨大翼と頬骨、下壁は上顎骨と口蓋骨からなる。

蝶形骨の大翼と小翼の間に上眼窩裂があり動眼神経（Ⅲ）、滑車神経（Ⅳ）、外転神経（Ⅵ）が通る。蝶形骨大翼と上顎骨の間に下眼窩裂が存在し眼窩下動・静脈、眼窩下神経、頬骨神経が走行する。

眼窩下壁には下眼窩裂から枝分かれするように眼窩下溝（infraorbital groove）が存在し、ここを眼窩下神経が走行し眼窩下管内を通り眼窩下孔から上顎前面に分布する。

眼窩下壁は薄く、しばしば眼窩吹き抜け骨折（blowout fracture）を来たす。また眼窩の内壁の篩骨も紙様板（lamina papyracea）と呼ばれるように非常に薄く容易に骨折を来たし、単独での骨折のみならずしばしば眼窩下壁から内側までの骨折を来たすこともある。

2．上眼窩裂

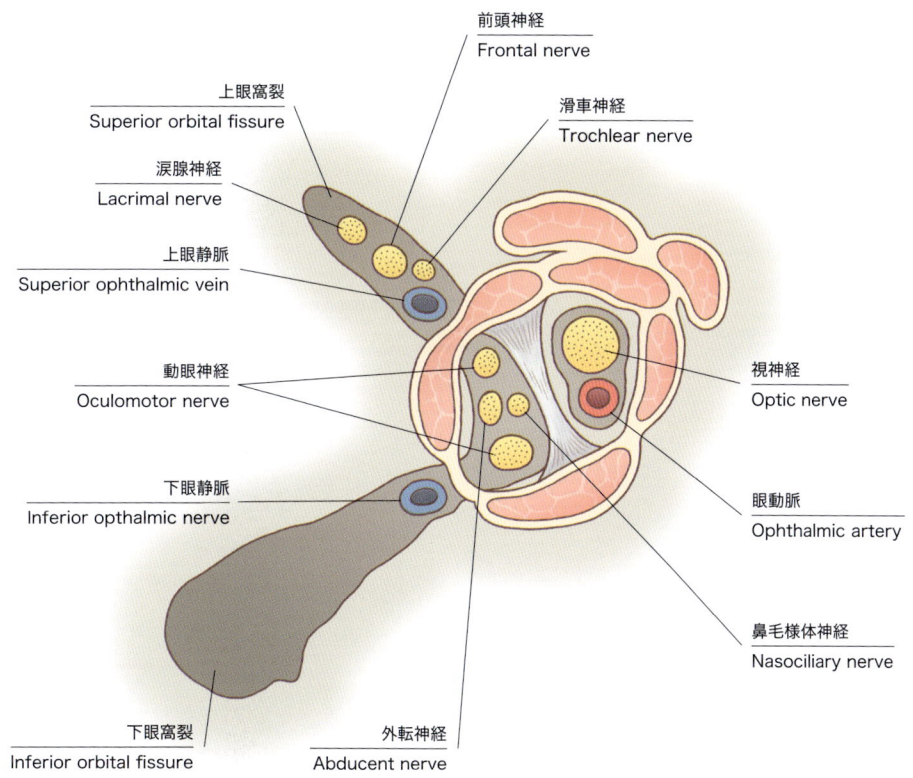

眼窩内の手術において視神経の損傷に留意が必要である。解剖学的指標として眼窩内側の前涙嚢稜（anterior lacrimal crest）から視神経管まで 42mm と言われている。また剝離の際に前頭骨篩骨縫合を追っていくと縫合近傍に前篩骨動脈、後篩骨動脈が存在しそれぞれ前涙嚢稜から 24mm、36mm の深さにある。また下壁では眼窩下縁から上顎洞の後壁まで 38mm と言われており眼窩底骨折の手術の際の指標となる。

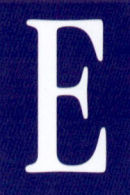# 下顎骨・咀嚼筋・骨折の転位
mandible / masticatory muscle / displacement of the fracture fragments

1. 下顎骨

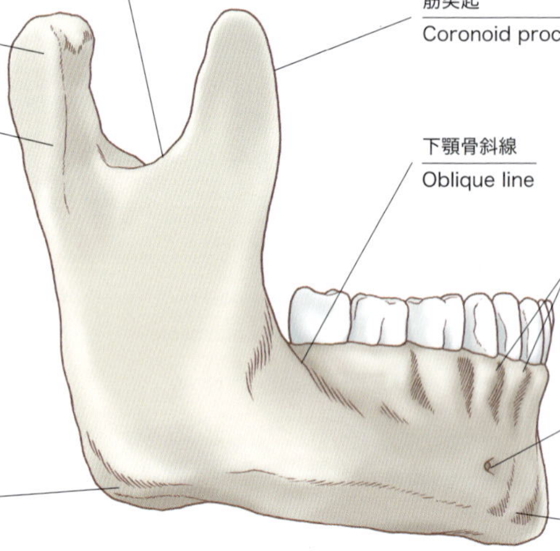

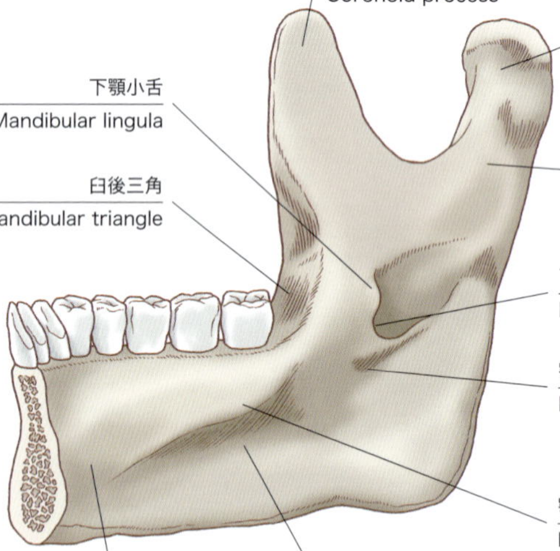

　下顎骨の骨折治療、再建において咬合の獲得が最も重要である。そのため下顎骨に付着する咬合筋についての解剖学的理解が必要である。
　咀嚼筋として側頭筋、咬筋、内側翼突筋、外側翼突筋の4つが挙げられる。その他、開口運動に関わる筋として顎二腹筋、頤舌骨筋、顎舌骨筋などがあり、下顎骨折の際にはこれらの筋肉により骨折片が転位する。

2. 筋の付着

顎舌骨筋
Mylohyoid muscle
頤舌骨筋
Geniohyoid muscle

顎舌骨筋
Mylohyoid muscle
顎二腹筋
Digastric muscle

側頭筋
Temporalis muscle
外側翼突筋
Lateral pterygoid muscle
内側翼突筋
Medial pterygoid muscle
咬筋
Masseter muscle
頤舌骨筋
Geniohyoid muscle
顎舌骨筋
Mylohyoid muscle
顎二腹筋
Digastric muscle

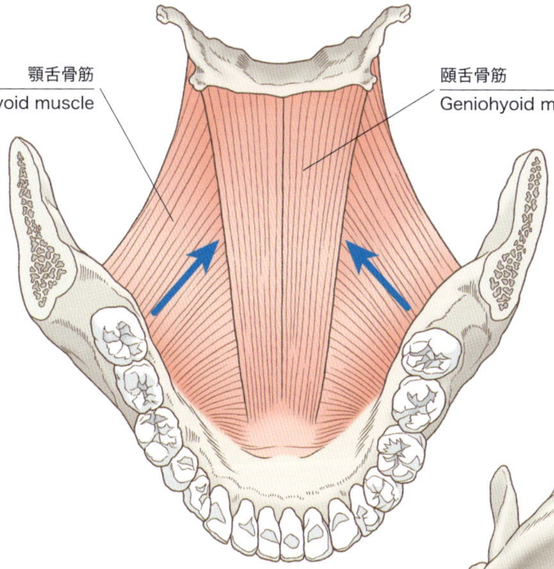

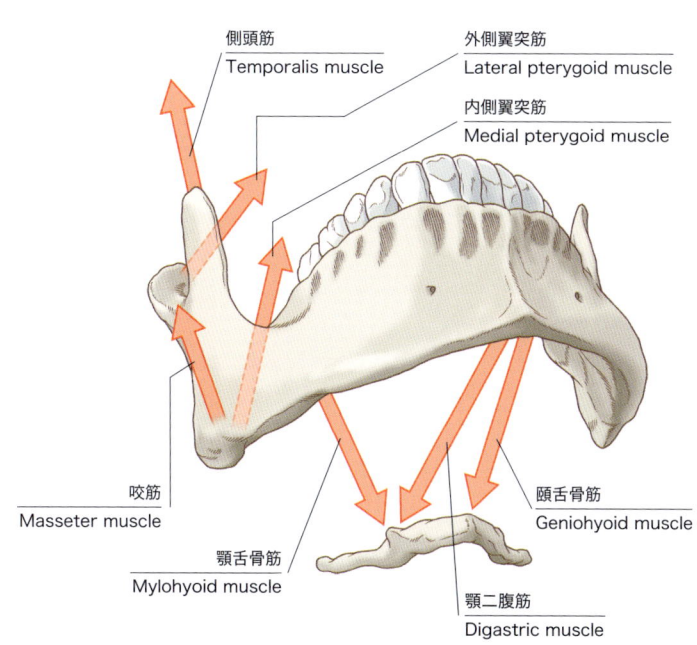

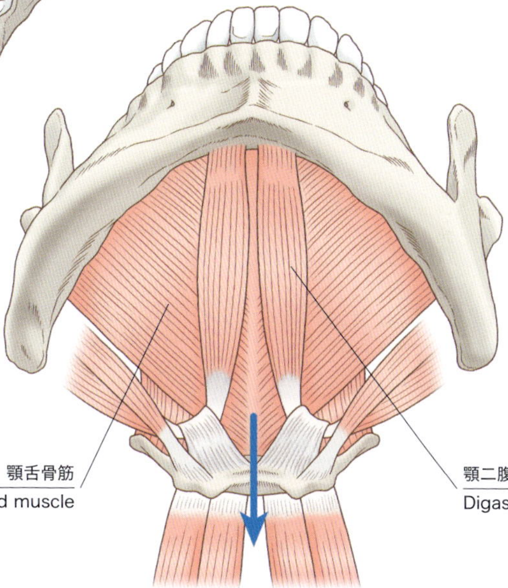

3. 骨折の転位

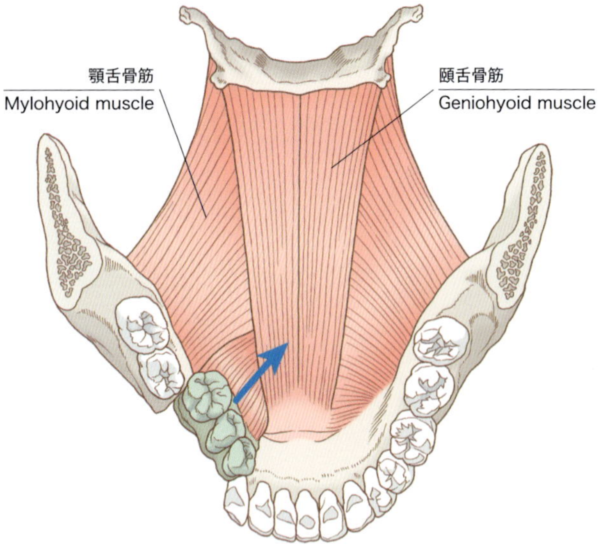

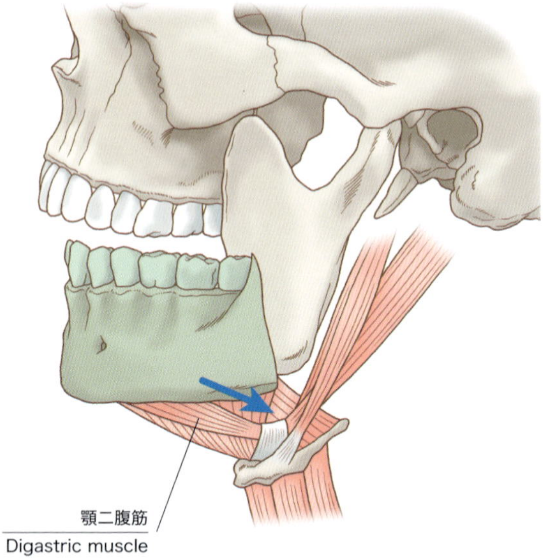

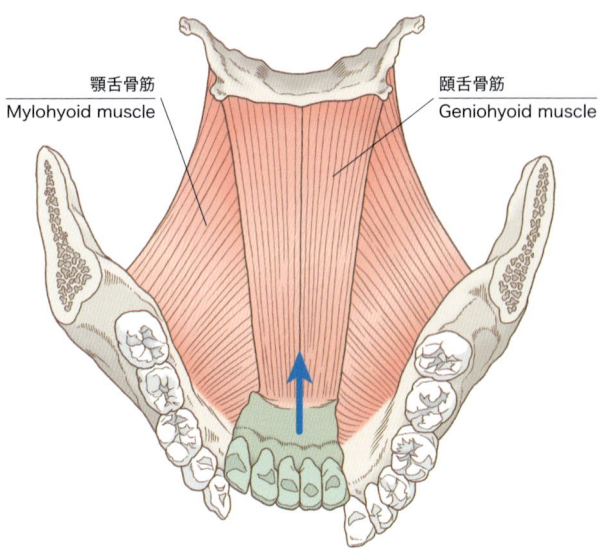

F 頭皮・側頭部
scalp / temporal

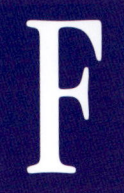

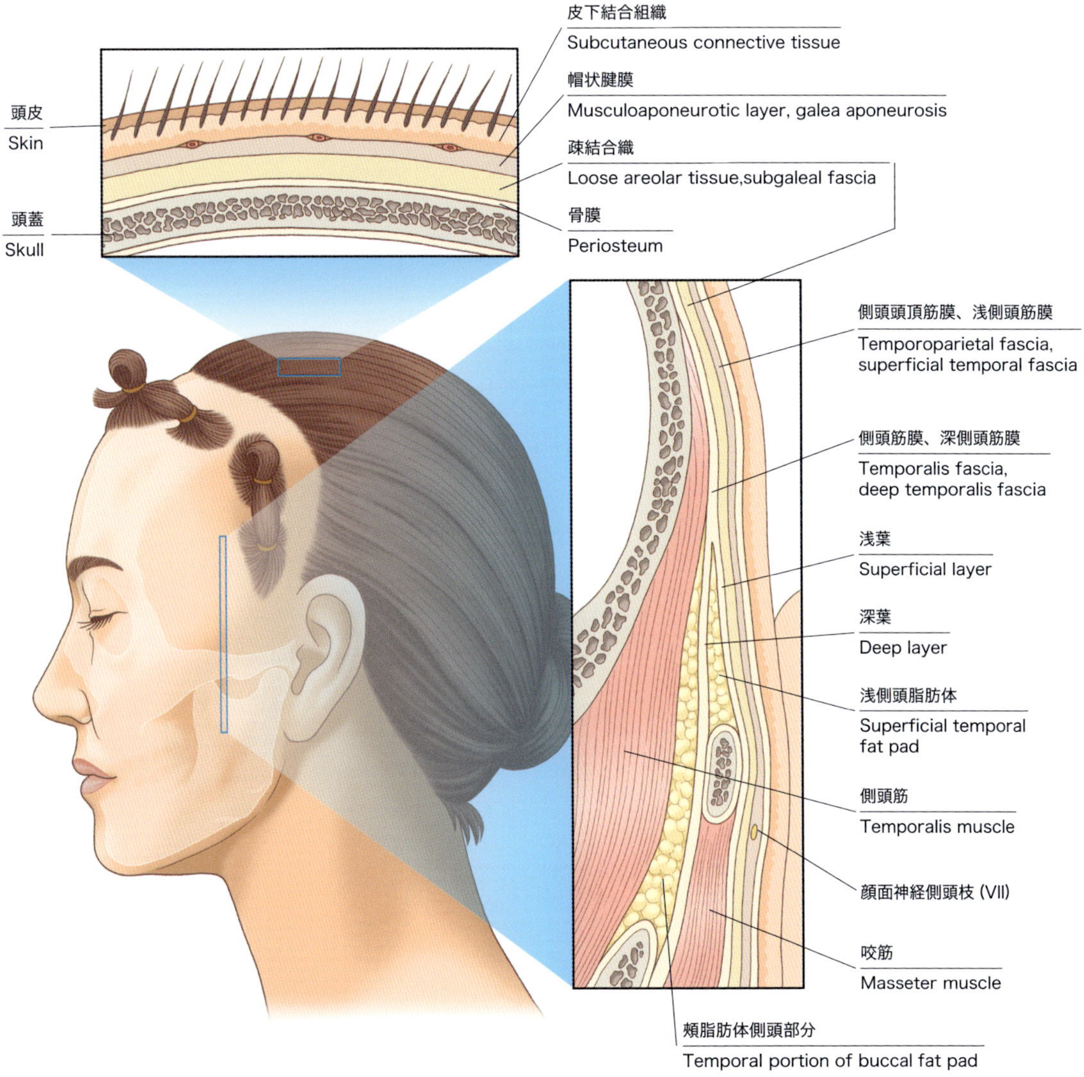

頭部の皮膚軟部組織は層状の構造をとる。表面から皮膚、皮下組織、帽状腱膜（galea aponeurosis）および筋肉、loose areolar tissue（subgaleal fascia）、骨膜（periosteum, pericranium）である。

真皮直下の脂肪組織内には毛包と汗腺が存在する。その下層の帽状腱膜は前頭筋、後頭筋、耳介筋につながっている。帽状腱膜の下層には loose areolar tissue が存在し頭皮と骨膜を疎に連結している。

帽状腱膜は側頭部では側頭頭頂筋膜（temporoparietal fascia）となり浅側頭筋膜（superficial temporal fascia）とも呼称される。

側頭頭頂筋膜は顔面の superficial musculoaponeurotic system（SMAS）につながる。顔面神経側頭枝は側頭頭頂筋膜の深層を走行する。側頭頭頂筋膜下には薄い subgaleal fascia がありその下層に側頭筋膜（temporal fascia）がある。
　側頭筋膜は頬骨弓の頭側で浅層と深層に分かれ、各々頬骨弓の表面と裏面に付着する。この間には脂肪組織が存在し superficial temporal fat pad と呼ばれる。また側頭筋膜下には側頭筋との間に頬部脂肪（buccal fat pad）の側頭部分が存在する。

　側頭部の展開において注意すべきは顔面神経の側頭枝である。顔面神経側頭枝は耳下腺をから出て、頬骨弓上において側頭頭頂筋膜の深層を走行し前頭筋へ至る。この部位の剥離は側頭筋膜の直上で行ない、頬骨に近い部位では2層に分かれた側頭筋膜の浅層下の脂肪組織内へアプローチすることで神経の損傷を回避できる。

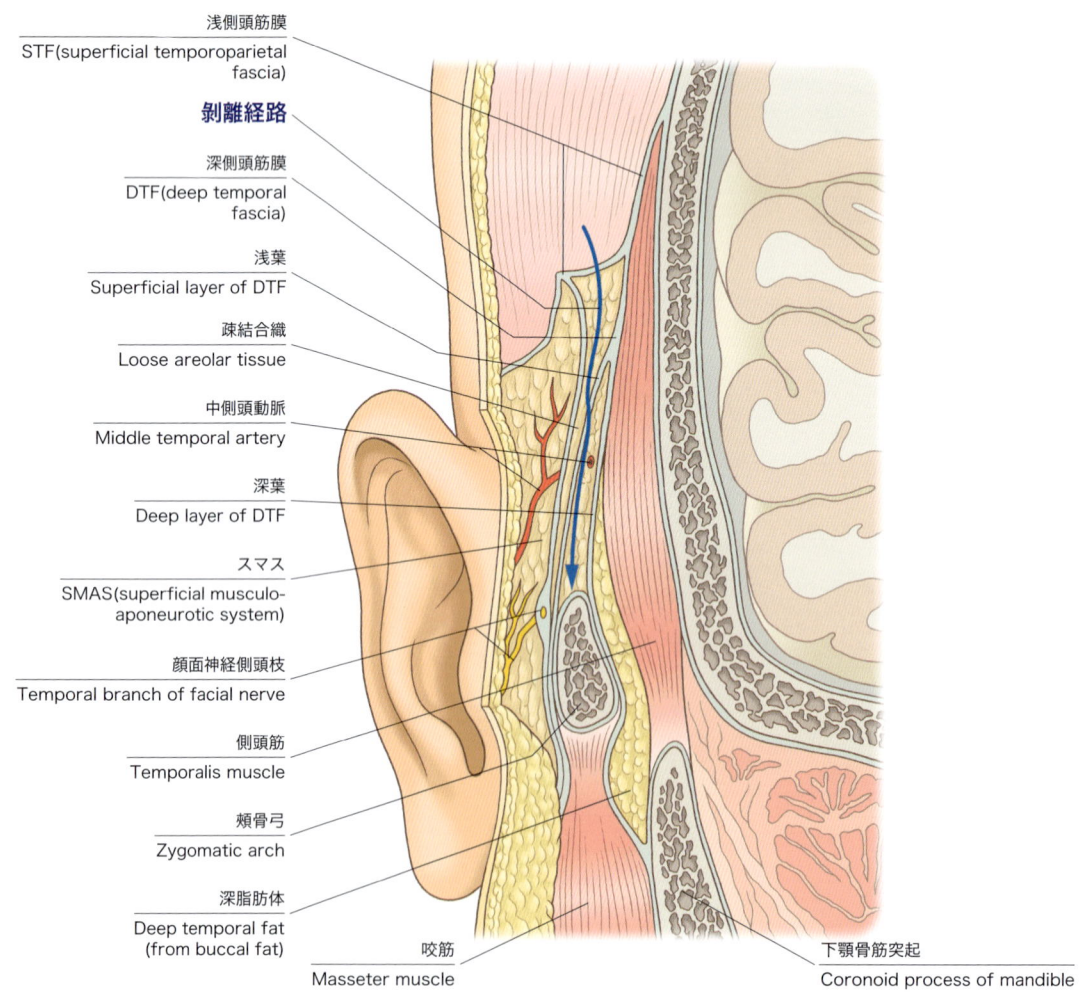

G その他

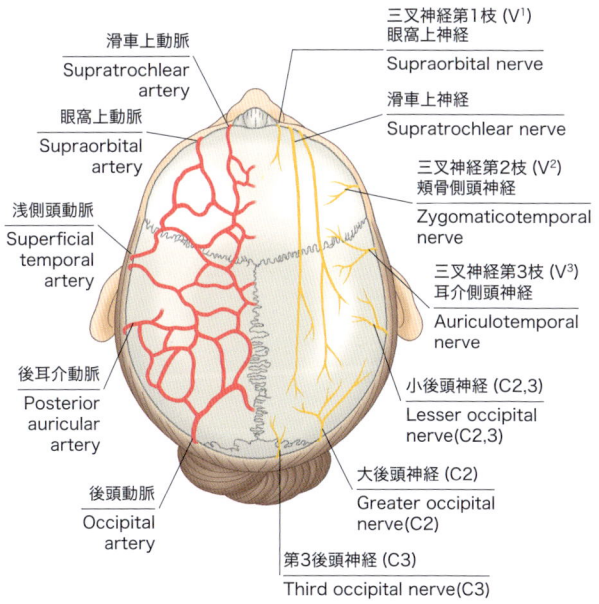

頭頂部の動脈と神経

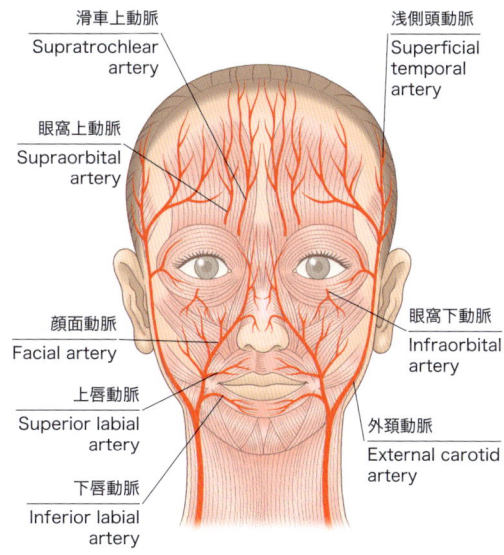

顔面の動脈

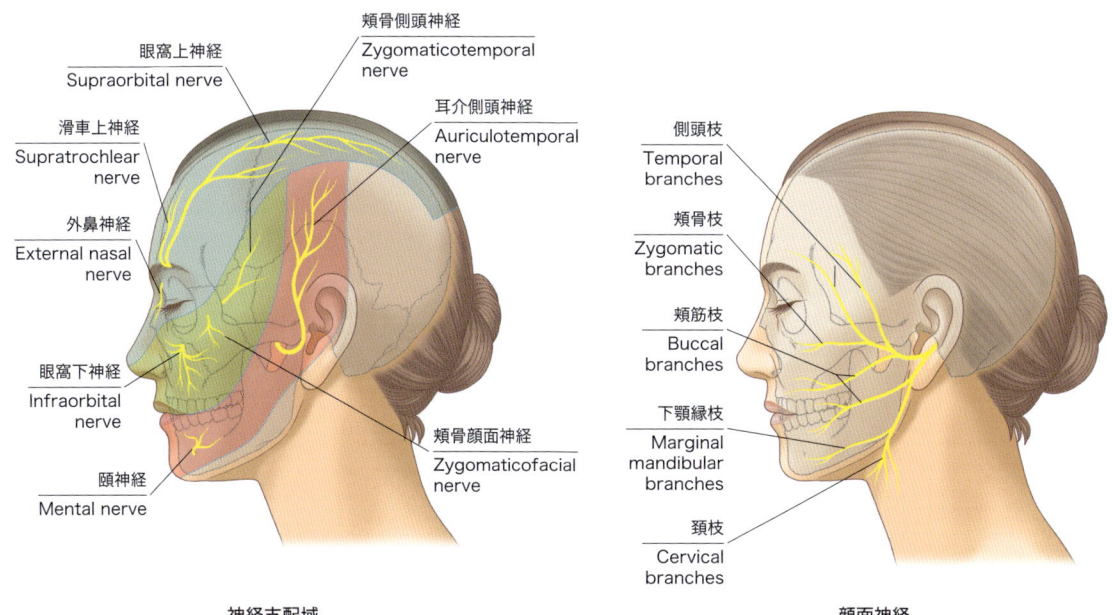

神経支配域　　　　　顔面神経

【参考文献】
1) Thaller SR, Bradley JP, Garri JI: Craniofacial surgery. Informa Healthcare USA Inc., New York, 2008
2) Ellis III E, Zide MF: Surgical approaches to the facial skeleton. 2nd ed. Lippincott Williams & Wilkins, Philadelphia, 2006
3) Agur AMR, Dalley AE: グラント解剖学図譜　第6版. 坂井健雄監訳, 医学書院, 東京, 2011

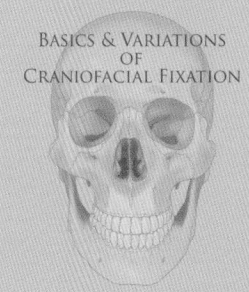

II章 基本的な技術

1. チタン製プレート・吸収性プレート その特性と基本的な使い方
2. 開頭・閉頭の基本
3. 顔面骨へのアプローチの基本

1 チタン製プレート・吸収性プレート その特性と基本的な使い方

杏林大学医学部形成外科　尾﨑　峰

はじめに

　顔面骨は大部分が薄い骨で構成され、長管骨のように広い骨断面を有していない。そのため、骨固定においてワイヤーのような直線的な材料のみでは、骨接合部がワイヤーとの交点にあたる1点に集中することから固定保持力が不十分となり、骨固定後のずれが生じやすい。その点、プレートは小さいながらも面としての固定であり、骨同士の接合面が少ない顎顔面外科領域においても骨固定保持力は優れている。

　骨固定材料として生体に適した金属であるチタンを利用したチタン製プレートが主流になってくるとともに、一方で吸収性プレートが開発されるようになった。それまではチタン製プレートでは、抜去しない限り異物として体内に遺残することから異物反応に伴う合併症（露出、感染など）を起こす可能性があった。また、異物に対する抵抗感から抜去を希望する患者も多かった。しかし、体内に吸収され消失してしまうプレートであれば、抜去の必要も半永久的な遅発性感染等の心配も不要となる。このように吸収性プレートは理想的な骨固定材料として期待されたが、プレート自体の脆弱性や高い合併症率から、いまだ理想的な材料と呼べるまでには至っていない。

　本稿ではチタン製プレートと吸収性プレートの特性について概説し、基本的な使用方法について解説する。また optimal plate selection という概念についても簡単に述べる。

チタン製プレート

1. 特性

- 生体適合性の高い金属のチタンを用いたプレートである。
- 厚みから形状までさまざまなタイプが作製されている。
- 専用の剪刃を用いてプレートをカットすることやベンダーを用いて適切な形状に成形することが容易にできる。
- 接合が困難な離解した骨断端同士を強く引き寄せる矯正力も有している。プレートを複数枚使用することで、さらに強度を増すことができる[1]。
- メッシュ状のチタン製プレートも存在し、破砕された骨損傷にも対応できる。
- 安価である。

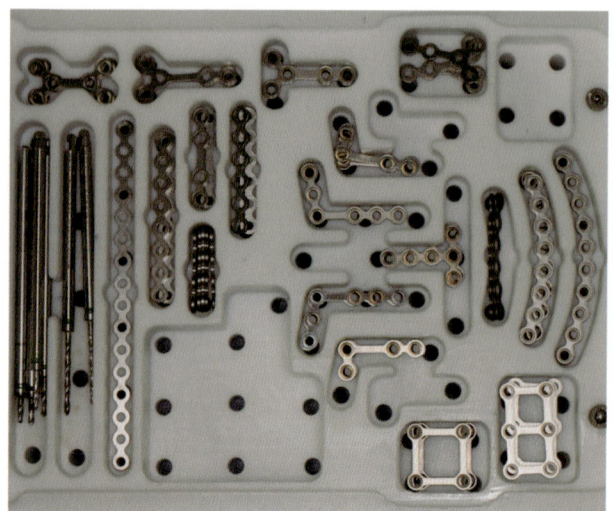

図1　1.5mmタイプのプレート各種

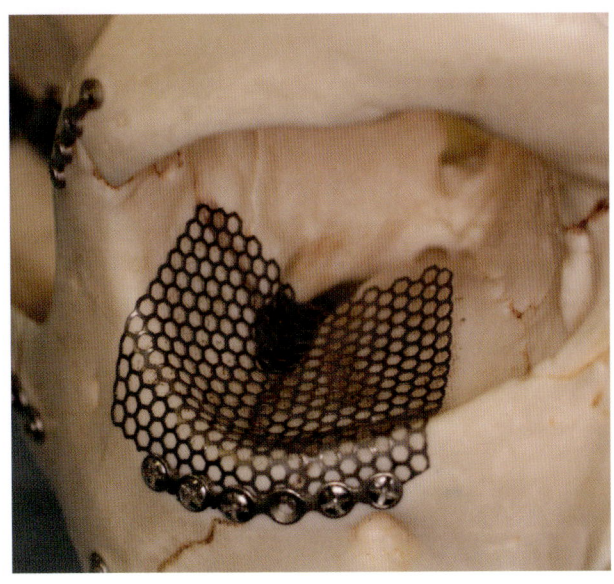

図2 チタン製メッシュプレート
広範囲の骨組織を被覆(固定)することができる。

2. 基本的な使用方法

❶固定したい部位に適したプレートを選択する

　プレート選択の目安は骨接合部を中心として対称的に少なくとも片側の骨に2つ以上のスクリュー固定ができることである。また2カ所以上の骨接合部をまたぐ場合(第3骨片を有する場合)にも同様の理屈で、プレートの端から2カ所のスクリューホールをそれぞれ端の骨に留めることができるようなプレートを選択する。もちろん歯槽骨部の固定など、部位によっては1カ所の固定しかできない場合もある。

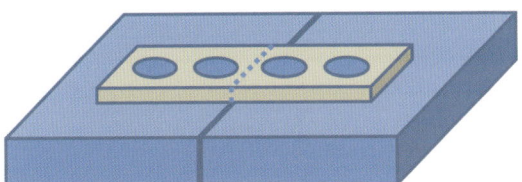

▲骨接合部がほぼ完全に密着している場合
　隣り合うスクリューホールの中線に接合部がくるようなプレートを選択する。

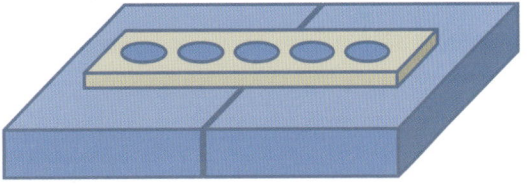

▲骨接合部がわずかに離解しているか、断端の挫滅が強い場合
　スクリューホール1つ分を骨接合部の位置としたプレートにすることもできる。

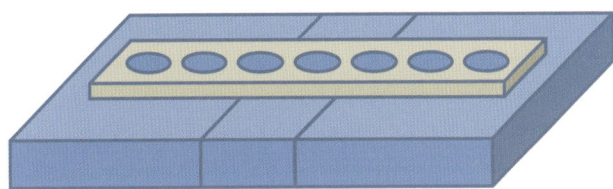

▲第3骨片を有する場合
　できるだけ第3骨片を中間に介した固定を行う方がよい。その際にも両端の安定した骨部には2つ程度のスクリューホールがくるように留意する。

図3　骨接合部に応じたプレートの選択

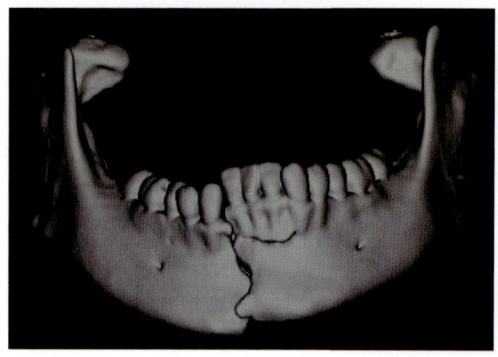
▲偏位の大きい下顎頤部の骨折。

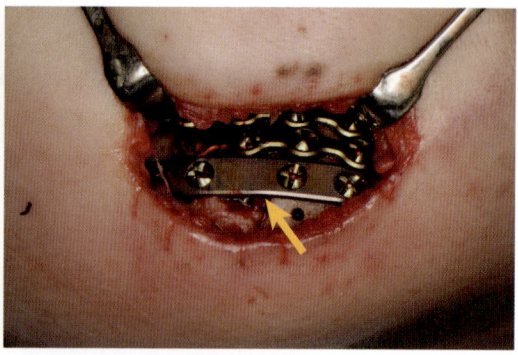
▲同部の骨接合が離解しやすかったため、コンプレッションプレート（黄矢印）を使用した。

図4　コンプレッションプレート使用例

　またコンプレッションプレートは、骨断端同士が離解しやすく骨接合が不良な場合に用いる（図4）。しかし、良好な骨接合が得られている部位に対して使用すると、骨断端同士で強い圧が相互に働くため、結果的に同部に骨萎縮が生じてしまうので注意する[2]。

❷プレーティングを行う部位の形状に合わせてプレートを調整する

　主にベンダーを用いて、適切な角度調整を行う。プレートに対して水平方向に（プレート面と同一方向に）曲げることも可能ではあるが、スクリューホールの形状が変化するため十分に注意して行う。

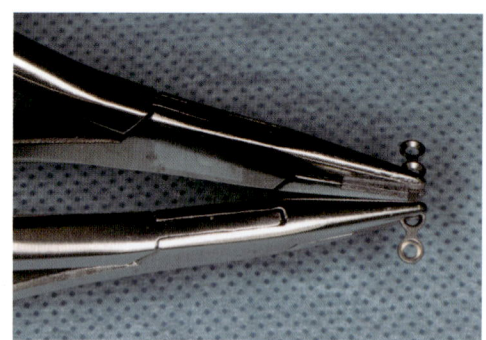
▲ベンダーを用いてチタン製プレートを曲げている。

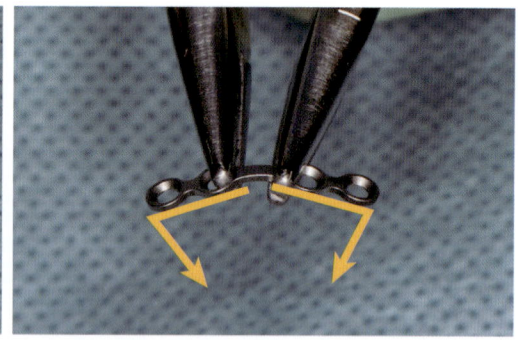
▲プレートに対して直角方向（矢印）に曲げることは容易である。

図5　プレートのベンディング

❸骨接合部に近いスクリューホールからドリルを用いて下穴をあける
- できるだけ骨表面に垂直にドリルを構え、骨全層を穿つように心掛ける。固定部位が深部に存在する場合、ドリルの方向を斜めにしないと穿孔できない部位もある。しかし、チタン製プレートの場合は多少斜めに穿孔しても、良好なスクリューの固定が可能であることが多い。また、ドリルのスピードを過度に低速で行うと、穴が大きくなりやすい。そのため、十分な回転数をもって穿孔する。

- 頭蓋骨の場合は骨の下に硬膜があるため、硬膜外のスペースに保護用の脳ベラなどを入れてから穿孔する。

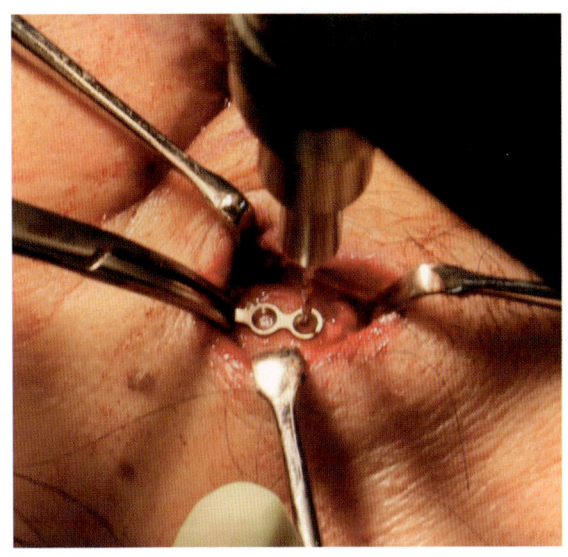

図6 ドリルを用いた穿孔
骨表面に対してドリルを垂直に構えて下穴をあける。

❹ 1つめの下穴をあけたら、適切な長さのスクリューを留める
- スクリューの長さは短すぎるとプレートの固定が不良になり、長すぎると骨裏面に突出しすぎるため問題となることがある。スクリューの長さを決める方法として、デプスゲージを用いるのもよい。

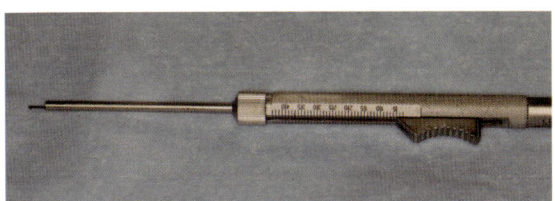

▲デプスゲージ

- 下顎の場合は、基本的には2層の皮質骨（bi-cortex）で留めた方がよいが、2層を留めることで後方の皮質骨が押され偏位が増悪することもあるので注意が必要である。
- 1つめのスクリューはやや緩めに留める。しかし、緩すぎてもプレートの安定性が得られないため、スクリューが十分に留まっている状態から1～2回転程度緩んだ状態を指標とする。

❺ 続いて2つめの下穴をあける
- 2つめは骨接合部を中心に1つめの穴と対称的な位置にあるスクリューホールを穿つようにする。下穴があいたら同様にスクリューを留置する。この時も、スクリューは完全に締めきらないようにする。

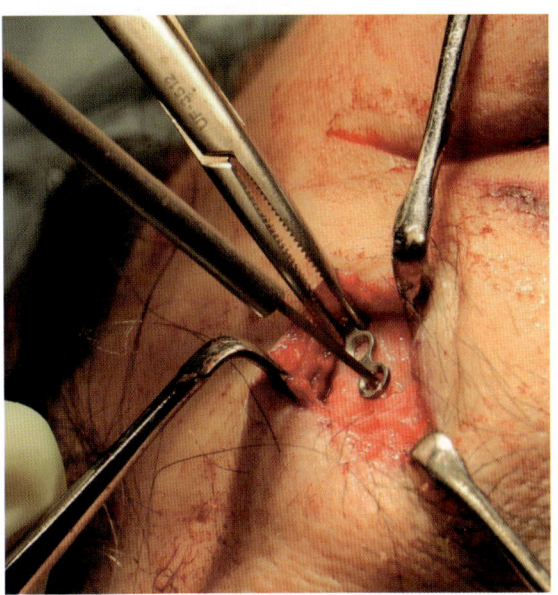

▲下穴部の骨の厚みを測定している。
図7 デプスケージの使いかた

- 同様の操作を骨接合部を中心に近位から遠位へと行う。

❻ 最後に良好な固定位置であることが確認できたら、すべてのスクリューを完全に締めきり、この部位のプレーティングを終了する

3. 特殊な使用方法：遊離骨片を含む骨接合部のプレートの固定方法

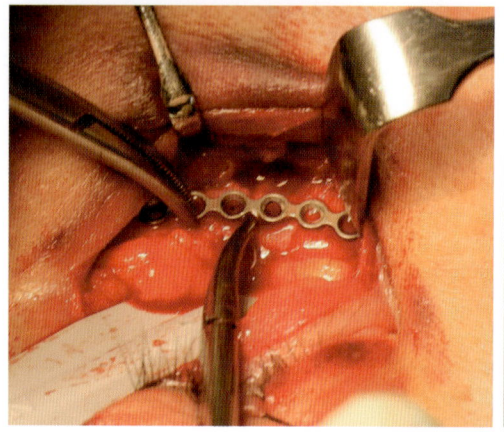
▲遊離骨片を整復位に置いてプレートの固定を想定したところ。

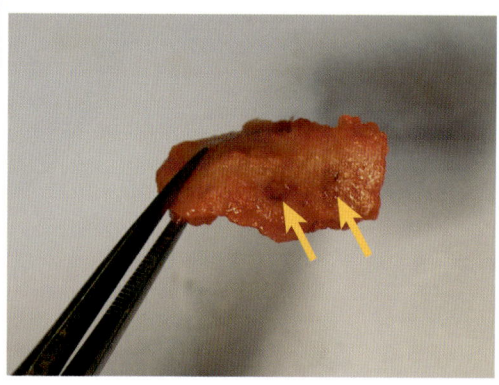
▲遊離骨片にスクリューを留置する予定部位（矢印）をマーキングしている。

図8　プレートの選択と遊離骨片へのマーキング

❶遊離骨片を整復位に置いて適切なプレートを選択する
❷遊離骨片上でスクリューを留置したい部位に皮膚ペンなどを用いてマーキングを行う
❸遊離骨片を術野から取り出し、手術台上でプレーティングを行う

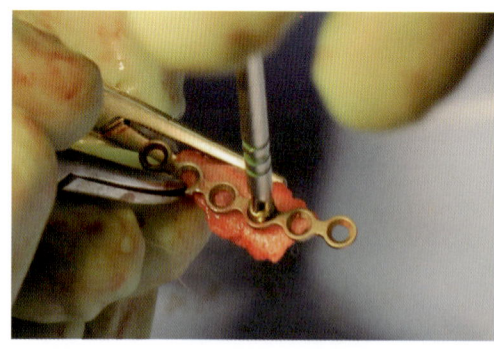
▲遊離骨片上の予定部位にスクリューを留置した。

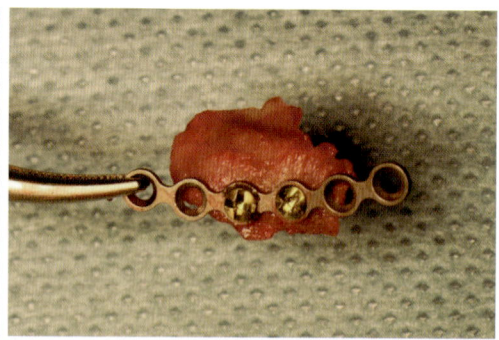
▲遊離骨片のプレーティングが完了した。

図9　遊離骨片へのプレーティング

❹プレートが留置された遊離骨片を整復部位に戻し、遊離骨片の両側の骨にプレーティングを行う

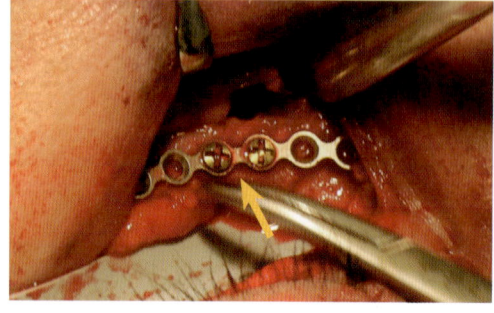
▲プレーティングを行った遊離骨片（黄矢印）を整復位に戻した状態。

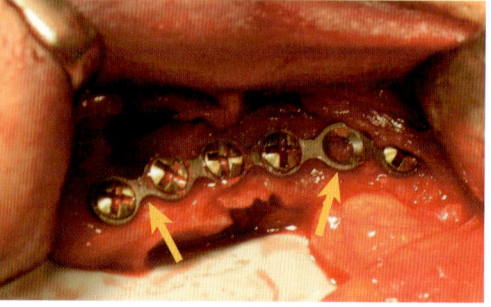
▲両側の骨にプレーティングを行った（黄矢印）。

図10　遊離骨片を介在させたプレーティング

吸収性プレート

1. 特性

　従来の金属製プレートには、骨成長の障害やプレート周囲の骨の脆弱化、そして異物残留に伴う感染の可能性など、いくつか問題点が挙げられていた。これに対し、体内に留置されている間に生体反応により吸収されてしまうという吸収性プレートが開発された。1997年にわが国に導入されて以降、現在数種類の吸収性プレートが販売されている。

- 主要な材質はポリ-L-乳酸（Poly L Lactic Acid: PLLA）である。
- ハイドロキシアパタイト（Hydroxyapatite: HA）やポリグリコール酸（Poly-glycolic acid: PGA）を混ぜることで骨伝導性と骨結合性を付加し、吸収過程を改良させた製品もある。
- 吸収され消失するまでの時間は、最短で1年、長いもので5～6年を要する。
- プレートが吸収される過程は、水による加水分解、続いてマクロファージなどによる代謝となっている。この期間中にプレート部の生体反応によって、感染様症状（遅発性異物肉芽腫）が惹起されることがある。
- 吸収性プレートの合併症に関しては、チタンプレートよりも発生率が高いとする報告が多い。

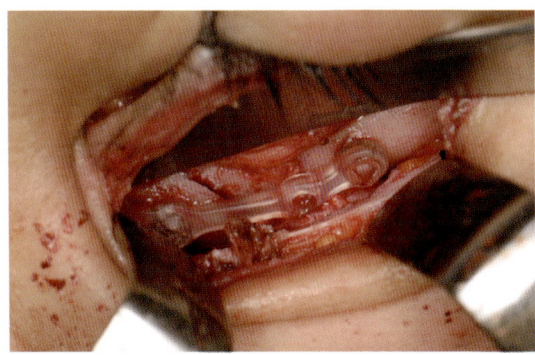
▲吸収性プレートを用いて骨折部の整復固定を行った。

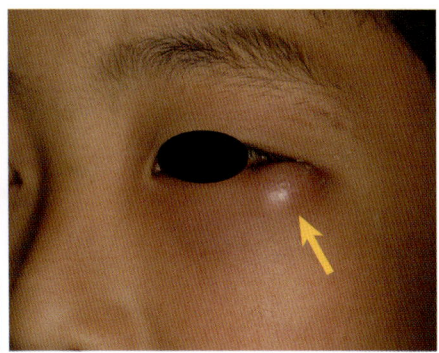
▲術後、同部に感染様膨隆を認めプレートの抜去を要した。

図11　遅発性異物肉芽腫を認めた症例

- 強度としては金属製プレートよりも弱く、また牽引などの力を加えたプレーティングは困難である。
- 固定作業がやや煩雑であり、作業効率や手術時間の点で問題となる場合もある。特に遊離骨片を介した固定や、斜め方向の固定のように非定型的な固定法は困難である。そのため、転位の著しい骨折の整復固定術において、吸収性プレートの使用が敬遠される傾向にある。
- いくつか難点はあるが、吸収されるという利点は非常に有用であり、積極的に用いたい骨固定材料である。

2．基本的な使用方法

❶チタン製プレートと同様に、骨接合部を挟むように適切なプレートを選択する
❷テンプレートを用いて骨接合部の形状に従った型作りを行う

なお、吸収性プレートは何度も成形することができないため、丁寧な操作を心がける。

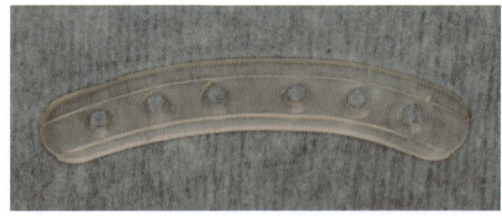

①6穴の吸収性プレート　　②テンプレート（矢印）と吸収性プレート（矢印）を合わせたところ。

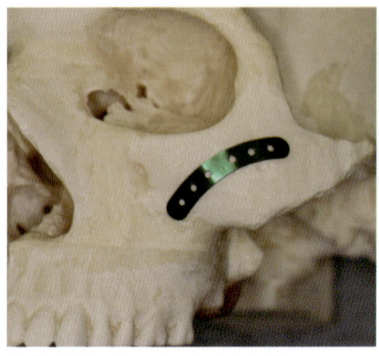
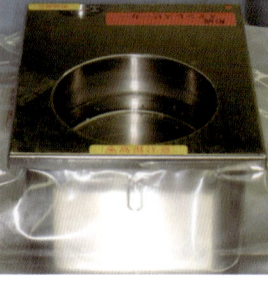
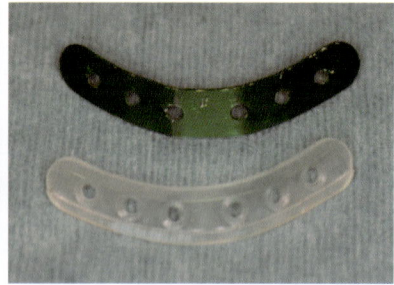

③骨の形状にテンプレートを合わせる。　　④ホットバス（お湯）を用いて吸収性プレートをテンプレートに従って成形する。　　⑤テンプレートと同じ形状になった吸収性プレート。

図12　吸収性プレートの成形方法

- 型作ったテンプレートを用いて吸収性プレートの成形を行う。チタン製プレートと異なり、プレートの成形には熱を加えてプレートを柔らかくさせる必要がある。湯につけてプレートを柔らかくしたのちに、テンプレートを用いて適した形状にプレートを成形する（図12）。プレートが冷えれば形状はそのままの形で保持される。

❸留めたい位置のスクリューホールにドリルで下穴をあける

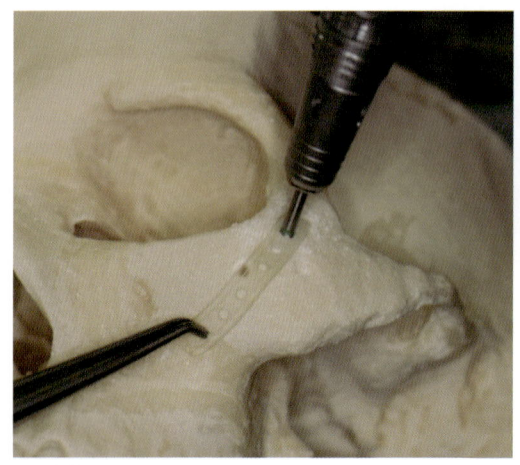
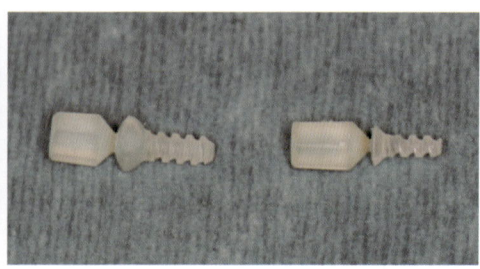

▲吸収性プレートにドリルで下穴をあけている。

▲吸収性プレート用のスクリュー。この製品では特殊なヘッドが付いており、スクリュー留置の際にヘッドがはずれる構造になっている。

図13　下穴をあける操作と吸収性のスクリュー

❹タッピングを行う
　吸収性のスクリューは金属よりも強度が弱いため、下穴の側面にスクリューに適合した切れ込みが必要となる。この下穴側面に切れ込み（メネジという）を入れる作業をタッピングと呼び、それぞれの下穴に対して行う。

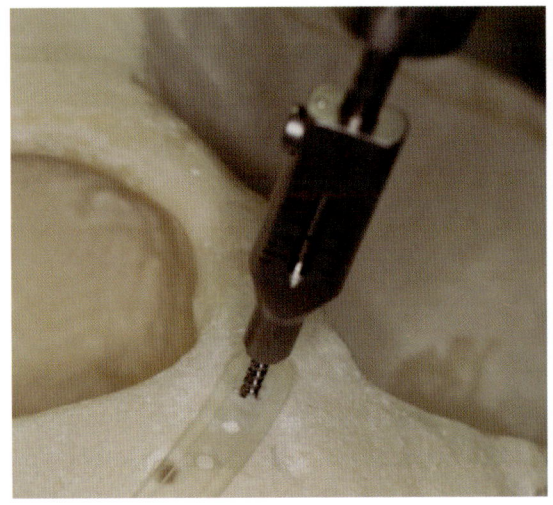
▲タッピングを行っている。

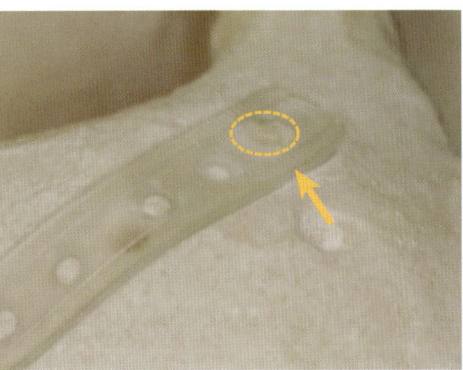
▲スクリューでプレートを固定したところ（矢印）。

図14　吸収性プレートの固定法

❺下穴に対して適切な長さのスクリューを留置する
　以後2つめ以降のスクリューホールに対して同様の操作を繰り返し、プレートを完全に固定する。
　　●吸収性プレートはチタン製と比較するとプレートの厚みが厚い。そのため、スクリュー部分の厚みが厚くなり過ぎる時があり、適宜削るなどの処置を行うこともある。

'Optimal plate selection'という概念について

　ワイヤーの時代から金属製プレートの時代に変わり、その後、吸収性プレートが主流になっていくと考えられたが、吸収性プレート自体の脆弱性や煩雑な固定操作、そして感染などの合併症などから金属製プレートから置き換わる状況まで至っていない。しかし、吸収されるという最大の利点を利用しない手はなく、現時点では適切な位置に適切なプレートを用いるという'optimal plate selection'という概念で骨固定を行うのがよいと考えている。
　具体的には、強い固定力が必要である部位や術野が深い部位の場合はチタン製プレートがよく、補強程度の固定力で十分な部位や術野が浅い部位には吸収性プレートを用いるのがよいと考える。

【参考文献】
1) Hanemann MJ, Simmons O, Jain S, et al: A comparison of combinations of titanium and resorbable plating systems for repair of isolated zygomatic fractures in the adult: a quantitative biomechanical study. Ann Plast Surg 54; 402-408, 2005
2) Woo SL-Y, Akeson WH: Potential application of graphite fiber and methyl metacrylate resin composites as internal fixation plates. J Biomed Mater Res 8; 321-338, 1974

2 開頭・閉頭の基本

順天堂大学医学部脳神経外科　近藤聡英

はじめに

　頭蓋骨へのアプローチを決定するには、手術の目的や流れを正確に把握する必要がある。術前準備から開頭へ至る段階の処置は形成外科学分野では手術の中核をなすことが多いであろうし、脳神経外科学分野では最終的な頭蓋内操作へ大きく影響を与えうる処置となる。

　一方で、皮膚切開から開頭の実際手技は、手術手技の変遷によりさまざまに変化しつつある部分である。その方法は術者の好みや施設、教育背景により大きくことなっているだけでなく手術目的や緊急性などでも変化しうる。ここに記載する手技は現時点での比較的広く受け入れられている基礎的な方法であり、これらを踏まえたうえで、症例ごとに術者が的確に選び修正していくものと考えている。

術前準備

1. 頭位と体位

　頭部はその球状の形態から、さまざまなアプローチ法が提唱されている。頭部処置を行う診療科は非常に多くの接近法の利点・欠点を理解しなくてはならない。

　開頭部位が決定すれば、おのずと体位が決定する。術者は術中に起こり得る頭位の変化とそれに伴う体位の変化を充分に理解する必要がある。

2. 頭部支持器の選択

　手術目的や侵襲度および術中に要求される頭位変化によって頭部固定器を決定する。アプローチのしやすさから馬蹄型頭部支持器や三点ないし四点ピン固定式の支持器が用いられることが多い。

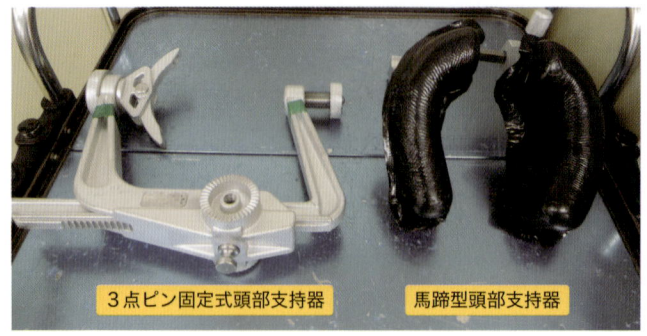

図1　頭部支持器

■馬蹄型頭部支持器

　比較的低侵襲な手術もしくは大きな頭位変化をともなう手術で選択される。

　頭部は完全には固定されず、顕微鏡下のような微細な操作には適さないとされる。

■ピン固定式頭部支持器

頭部はほぼ完全に固定される。種類によっては術中頭部の回旋が可能である。固定ピンの位置には特別な留意が必要である。

- 原則的に毛髪線内に置く。
- 術野から可能な限り離すことが重要とされる。術野に近い場合、皮膚に緊張を生じ、皮膚縫合が困難になることがあるからである。
- 頭皮の重要な神経や動脈部近傍への設置は望ましくない（図2）。
- 三点式の場合には頭部重心への留意も必要である。
- 5歳以下や水頭症を伴う小児症例では、術中の減圧や変形が予想され脱落の危険性があるため、適さない。

3. 頭位の確認

頭位決定は手術操作に大きく影響することを認識する。術者自身が手術開始前に下記の観点から再度確認すべきである。

- 頭部支持器の固定の度合い
- 頭位の角度
- 術野が充分に心房より高い位置にあるか
- 頸部過伸展や過屈曲による動静脈還流障害がないか

4. 皮膚切開デザイン

形成外科領域における皮膚切開デザインは皮弁術や皮膚採取の関係もあり症例ごとに応じた詳細な術前検討が必要になる。一方で脳神経外科領域においては皮膚切開デザインは原則的には開頭範囲から決定される。

■デザイン上の留意点

- 皮弁は充分な大きさになるようにデザインする。皮弁基部幅の狭い細長い皮弁をデザインすると血流障害から創傷治癒の遅延や障害につながる。
- 開頭骨切り線上での皮膚切開線を置くことは避ける。
  骨固定プレートとの干渉により創傷遅延の原因となるため、開頭範囲よりやや大きめの皮膚切開を設ける。
- 頭皮の重要な血管や神経の走行に留意する。顔面神経側頭枝の走行や浅側頭動脈の走行を留意した皮膚切開をおく。

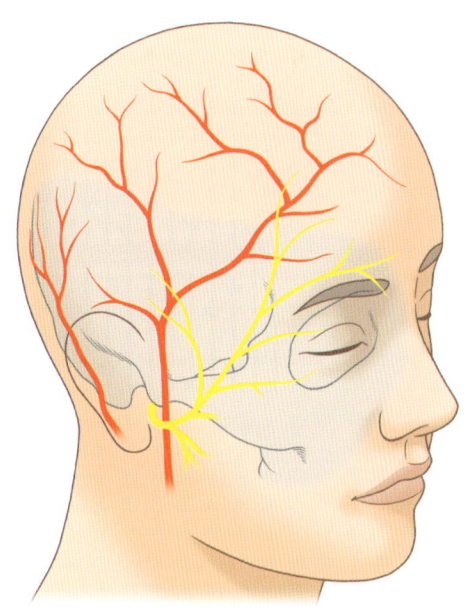

図2　頭皮栄養動脈と顔面神経側頭枝の走行

5. 整容的な結果を得るためのデザインの工夫

近年の外科的医療介入は生命予後や機能温存にとどまらず整容的な quality を要求されつつある。皮膚切開デザインを決定するうえで考慮すべき方法を示す。

■**Zigzag 切開**

従来直線的に行なってきた皮膚切開を zigzag にする方法である。Zigzag にすることにより術後頭髪が複数方向から覆いかぶさり瘢痕は目立ちにくくなる。

■**毛流への留意**

血流豊富な頭皮にあっても 2mm 程度の皮膚瘢痕は生じることが多い。その際に毛流と平行に皮膚切開をおくと、瘢痕は毛髪の間から顕著になりやすい。一方、毛流と直交するように切開線をおくと毛髪で創部は覆いやすくなる。

■**経年変化への配慮**

男性の場合は、前頭部から頭頂部にかけて毛髪線が後退する可能性があるため、切開線は充分に毛髪線内に置く必要がある。

女性の場合には、毛流への影響を考慮して、あえて生え際ギリギリに切開線をデザインすることで創部が目立ちにくくなる。

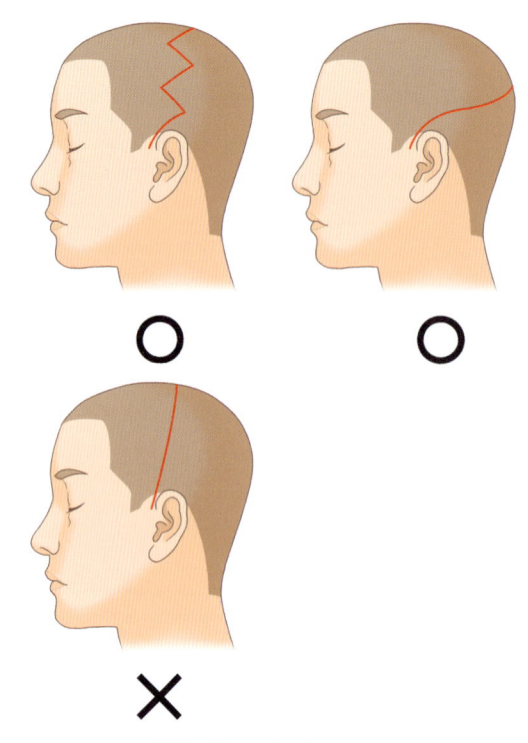

図3 Zigzag incision

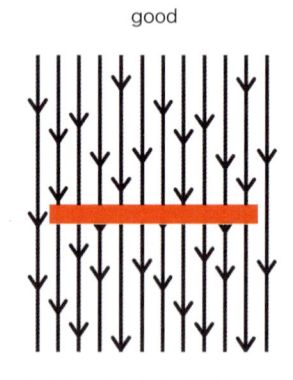

▲毛流に直角な皮切毛髪で創部を覆いやすい。　▲毛流に一致した皮切瘢痕は顕著になりやすい。

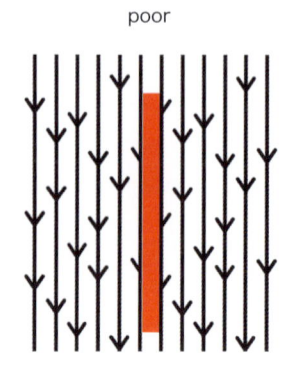

図4　毛流を考慮した皮膚切開

6. 剃毛

　有毛部が術野となる場合において硬膜内操作を伴う比較的侵襲の大きな処置、あるいは長期臥床が予想される処置の場合には、全剃毛を行うべきとされてきた。しかしながら看護管理の発達や術後比較的早期からの洗髪の感染予防における優位性が指摘され、有毛部の範囲にかかわらず術後3〜5日で積極的に洗髪が行われており、頭部手術も部分剃毛で行う施設が多い。

■部分剃毛手術
- 剃毛は術直前に施行する。
- 剃毛の範囲は施設差、術者間格差が大きいが、皮下ドレーン挿入部位を考慮して皮膚切開線に沿って最低3cm程度の剃毛を行うことが多い。
- 3cmよりも幅の狭い剃毛になる場合は、毛髪をskin stapler等で固定し、充分な量のイソジン®またはポピドンヨード液を塗布し乾燥させた後、清潔なテープを添付し、創部への毛髪の突出を最小限にするよう工夫する。

■無剃毛手術

感染症管理の側面からは無剃毛手術を好む流れがある。
一般的な無剃毛手術における有毛部の処置を示す。

①可能な限り、術直前に市販のシャンプーで洗髪後、グルコン酸クロルヘキシジンを含む消毒剤で洗髪をし、手術室へ入室する。
②皮膚切開デザイン後、改めてクロルヘキシジン消毒剤で洗髪する。
③術者が滅菌手袋を装着し、皮膚切開線の上下（左右）の毛髪を切開線に沿って数cmごとにまとめ、清潔なゴムで結紮する。
④清潔野で最終的にイソジン®またはポピドンヨード液を塗布し乾燥させる。

7. ドレーピングと局所麻酔

- 充分に広範囲を清潔布で覆うことで清潔野を広くもつことが重要である。
  頭蓋内硬膜内操作に際しては、さらに複数の清潔布を用意し清潔度を上げられるよう心がける。
- 術野の皮膚露出部位は最小限とし、外耳や毛髪などが術野には突出しないようドレーピングする。
  近年では洗浄液排出パックと術野を覆う半透明ドレープが一体型になったものなどが用いられることが多いため、術野露出が大きい傾向にある。最終ドレーピングの前に清潔布で不潔になりやすい部分を充分に覆う。
- 0.5〜1%のエピネフリン含有局所麻酔薬を使用すると皮膚の微細な血管からの出血が抑えられることが多い。

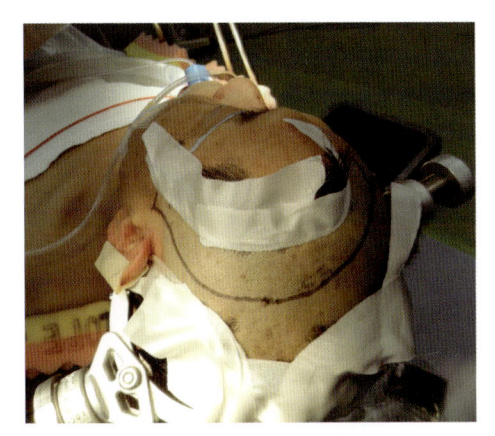

図5　ドレーピング
テープにより毛髪が術野へ突出するのを防ぐ。

　局所麻酔の併用は麻酔科との連携にもよるが、小児例などで極力出血を抑えたい場合など術前に麻酔科医と充分に協議したうえで積極的に使用したい。

開　頭

1. 皮膚切開

あらかじめデザインした皮膚切開線のマーカーに沿って切開をおく。

■メスを用いる場合

皮膚に対して直角にあてたメスを用いて、帽状腱膜まで切開をおく。従来メスの角度は皮膚面に対し直角と言われてきたが、近年は毛根の方向に沿うように切開することが多い。この際には毛根を切断しないことにも留意すべきである。

■Dissection needle を用いる場合

鋭利で小型の micro dissection needle の販売により、小児例などで特に毛髪線内の皮膚切開ではメスを用いずに、直接これらを用いて皮膚切開する術者もいる。この方法により出血の管理がしやすくなり幼児期の手術など極力出血量を抑えたい場合、有効ではある。

しかしながら、極小先端とはいえ電気メスを用いての皮膚切開となるため、創部が瘢痕形成しやすいのがデメリットであり、使用は有毛部に限られる。

一方で、このデメリットに留意し、No.15 の刃先を用いて、真皮層まではメスで切開し、以下をこれらの dissection needle で切開するという工夫をしている術者もいる。

■止血

皮膚切開時の出血には難渋することもある。出血は主に真皮層からと真皮と帽状腱膜の間を走行する頭皮栄養血管からである。術者と助手は頭皮を骨に押し付けるような形を維持することで出血を管理しつつ真皮・帽状腱膜間の栄養動脈はバイポーラ鑷子を用いて止血する。

一方で、真皮や脂肪層からの出血をあまり丁寧に凝固しすぎると、かえって創部に瘢痕形成を来たしたり、毛根部を痛め術後無毛部を形成することにつながる。実際には、上記のような比較的大きめの血

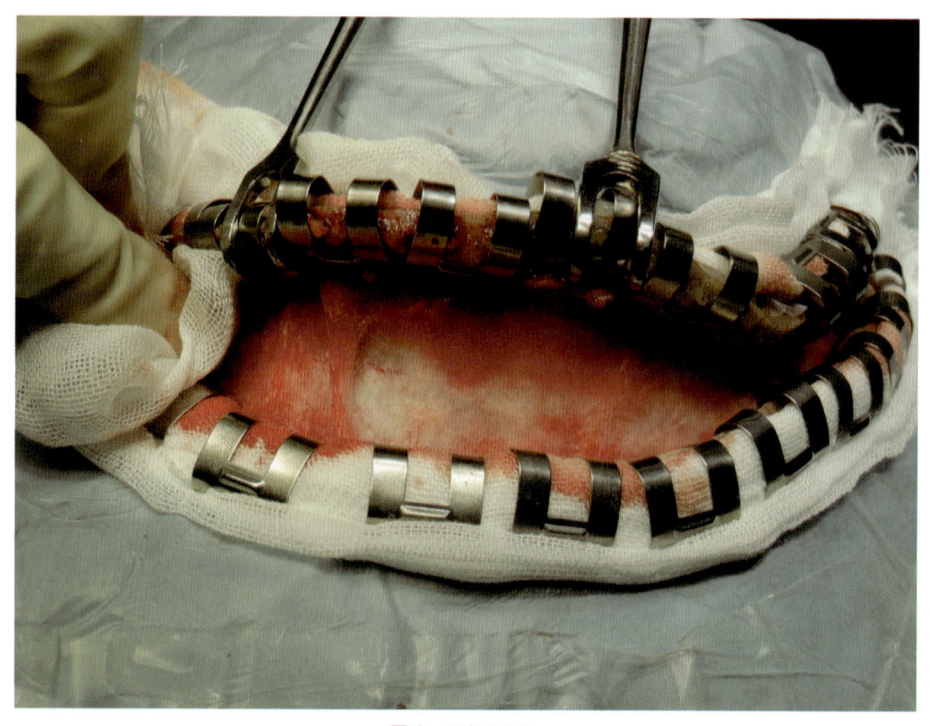

図6　頭皮の止血
比較的太い栄養血管を処置後に帽状腱膜までの皮膚をガーゼとともに clip で挟んで止血する。

管からの出血を止めた後は、縦に8つ折りしたガーゼを創縁に沿っておき、これと帽状腱膜までの皮膚を Rainey clip を用いて挟み込むことでそれ以外の部位からの止血を図る。

あまりバネ圧の強いクリップは前述のような理由から血流障害を来たす。特に小児例などではプラスティック製の弱いものを用いる。

2. 頭皮剥離

頭皮の剥離は帽状腱膜と骨膜の間の疎な結合織の層で行う。

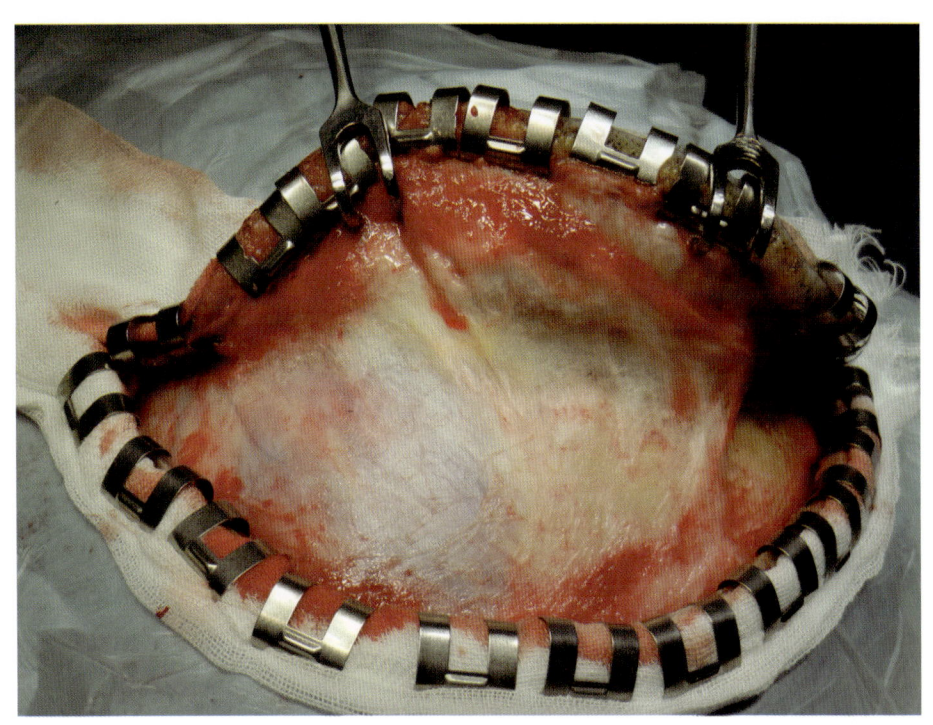

図 7　頭皮の剥離
骨膜と帽状腱膜との間の疎な結合織で剥離する。

■骨膜の剥離

骨膜は別途骨膜剥離子を用いて骨表面より剥離し、髄液漏防止や前頭洞処理などに用いる。小児例などでは骨膜剥離後の骨表面からの出血が多いため、穿頭箇所周辺のみの剥離に留める。

■皮弁の翻展

皮弁は止血を確認後、生理食塩水を浸したガーゼで覆い、fish hook をかけこれにかけたゴムをコッヘルでドレーピングに固定し軽く牽引しておく。この際に皮弁基部への血流が阻害されないよう、表皮側に丸めたガーゼなどを緩衝材としておく。

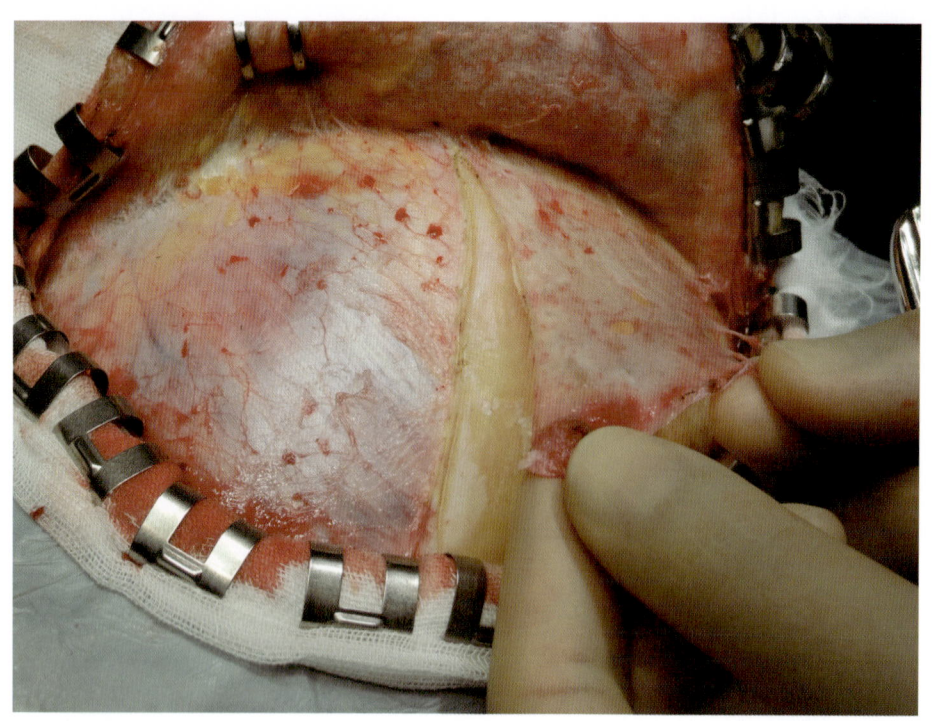

図8 骨膜の剥離
有茎骨膜弁として再建にも用いられる。

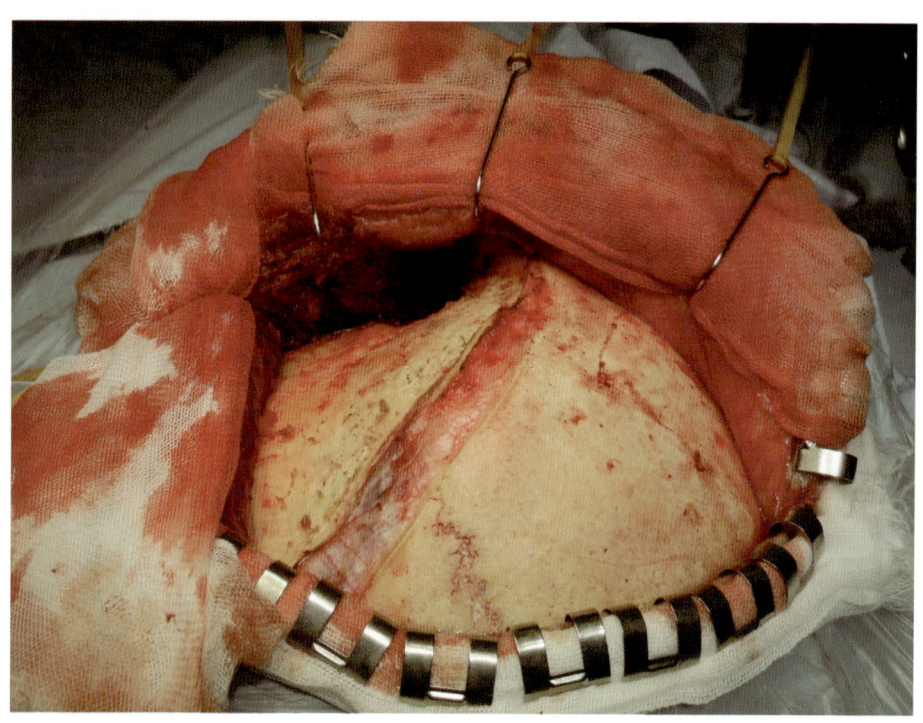

図9 皮弁および筋膜・筋肉弁の展開
ガーゼで保護し fish hook で牽引する。

3. 浅側頭動脈と側頭筋の処置

■前頭開頭や前側頭開頭および側頭開頭では、耳介前部の浅側頭動脈と側頭筋の処置が必要となる
■浅側頭動脈が走行する耳介前部周辺の皮膚切開

極力慎重に行う。帽状腱膜近傍層に達した後、モスキートペアンや Metzenbaum 剪刀などで丁寧に剥離を行えば浅側頭動脈本幹を損傷することはない。走行は個人差があるため可能ならば術前に動脈走行を拍動触知などで確認しておくとよい。皮弁側には前頭枝か頭頂枝を残すように心がける。後頭動脈近傍に皮弁を形成する場合も同様に動脈走行を考慮する。

浅側頭動静脈を温存する

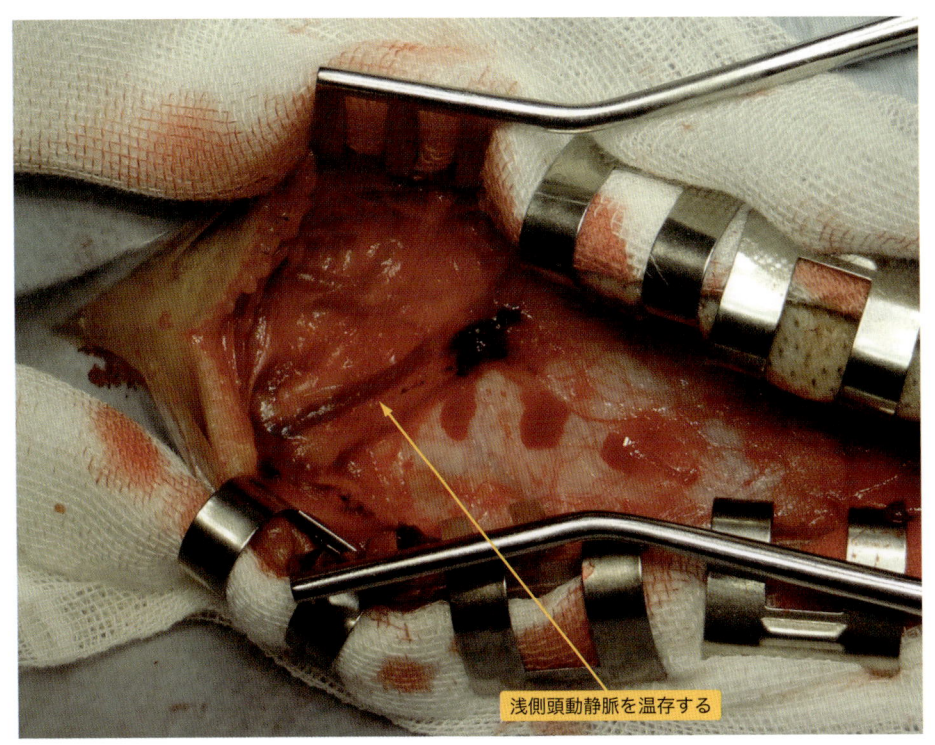

図 10　剥離された浅側頭動静脈

■側頭筋や筋膜、筋膜間脂肪組織の処置

顔面神経側頭枝の走行に留意して行う。

顔面神経側頭枝は、外眼角から後方に 4〜5cm と外耳道前方約 2cm の間で、二層を形成している側頭筋膜の最表層を走行している。このため、頬骨弓の高さの皮膚切開は走行が想定される部位をさけて設定される。すなわちいわゆる前側頭開頭では耳介から前方に約 1cm まで、眼窩側方接近法などでは、外眼角から 3〜4cm までに留めることとなる。

■側頭筋

筋肉を皮膚切開線直下で切断する one layer method と筋膜下の層で剥離切開を加える two layer method がある。

筋肉を切断する場合は頭蓋骨癒着部の筋膜を一部残す（fascial cuff）と修復の際に役立つ。側頭筋処理の実際は最終的な開頭範囲やアプローチ法によって最適な処理法が異なるため、詳細は関連するアプローチに譲る。

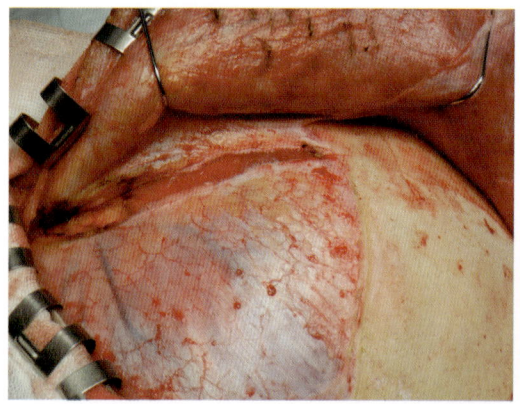

①側頭筋膜深層で切開する 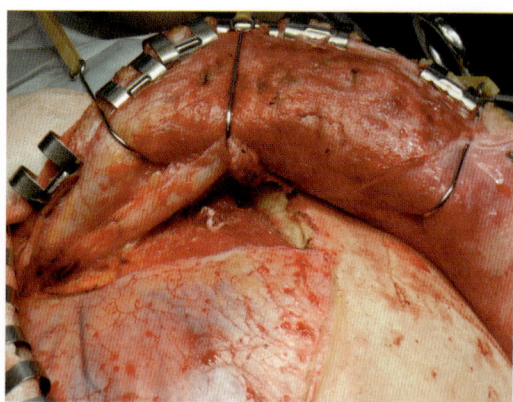　　　　　　　　　②筋膜弁を下方へ翻転する

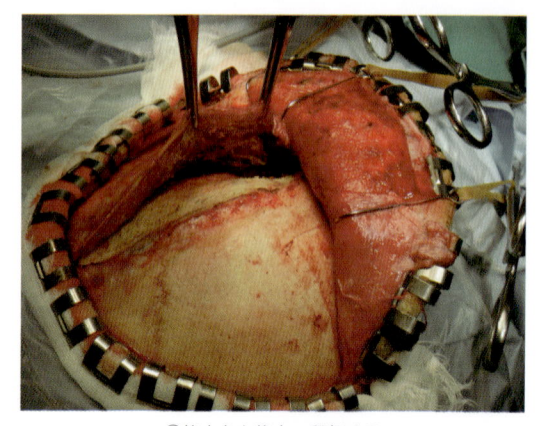

③筋肉弁を後方へ翻転する

図11　Two-layer method

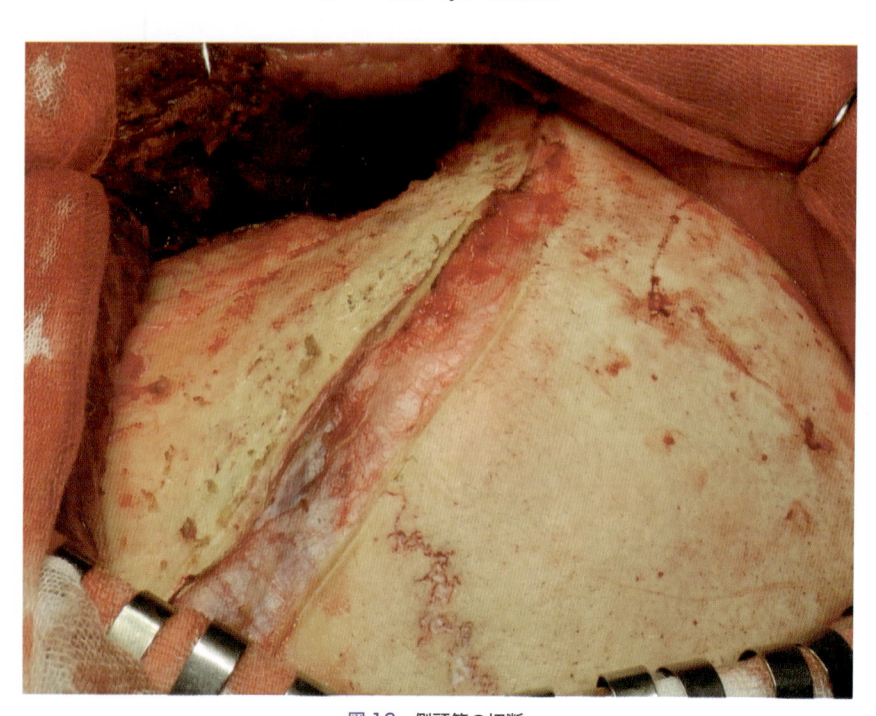

図12　側頭筋の切断
Fascial cuff 側頭筋と頭蓋骨の癒着部を一部残す。

4. 開頭

術前にデザインした部分の開頭を行う。

❶骨膜剥離後のデザイン

骨膜剥離後に改めて開頭部位と穿頭箇所を決定し、クリスタルバイオレット色素のマーカー（ピオクタニンペン）等を用いて骨表面にデザインするとわかりやすく、術者・助手間の連携もスムーズにいく。穿頭箇所の決定は慎重に行う。例えば、骨縫合線上に穿頭を穿つように心がけると硬膜と骨が最も強く癒合している部位を盲目的に剥離することが避けられるし、前頭部に穿頭をおかないことで、骨形成の難しい穿頭部を美容上重要な部位に位置することが避けられる。

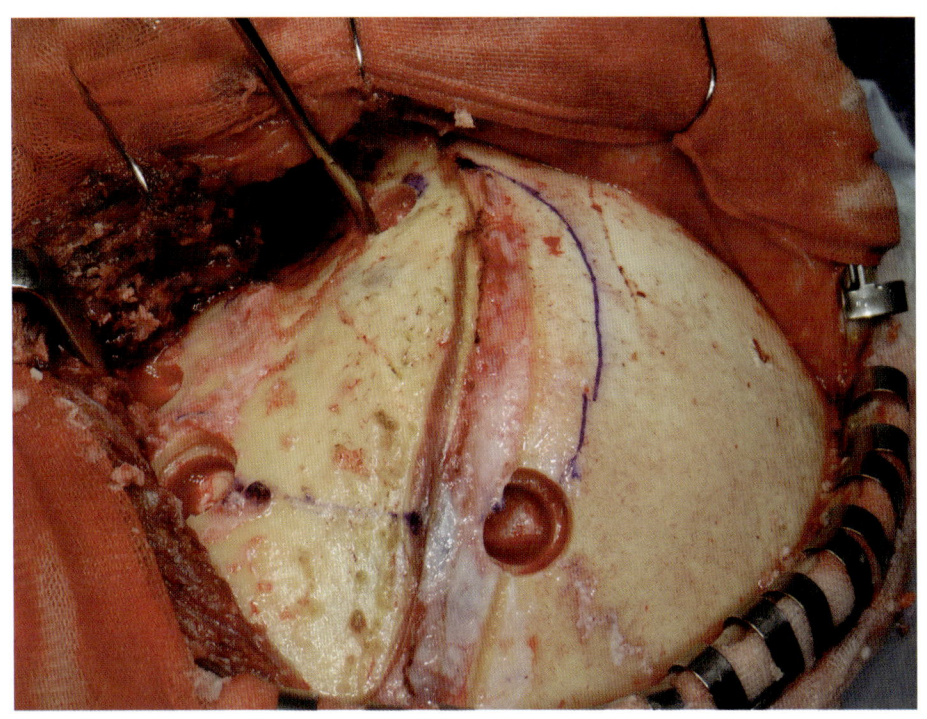

図13 穿頭部位
バーホールは冠状縫合上と鱗状縫合上に穿たれている。

❷骨と硬膜の剥離

Perforator drill を用いて予定部位にバーホールを穿ち、粘膜剥離子で骨切り予定線直下および開頭部位の骨と硬膜を充分に剥離する。充分に剥離が行えていれば、硬膜損傷を避けるために過度に craniotome に角度をつける必要もなく骨に垂直な形での切開が難なく行うことができる。

❸骨切り

Craniotome を用いてそれぞれのバーホールをつなぐように骨切り予定線に沿って行う。美容上極力 one piece での開頭を心がけるが、頭蓋底部や眼窩部など特殊な開頭操作が必要な場合もある。

〈静脈洞をまたぐ開頭について〉

基本的には静脈洞の両脇に穿頭を穿ち、粘膜剥離子で静脈洞外膜を骨から剥離すべしとされてきたが、近年では perforator の発達により静脈洞直上にバーホールをおいても静脈洞損傷は来たさなくなっている。一方で、その際には perforator 停止後、薄く残る内板は無理に剥離せず、内板上から静脈洞外膜を骨から剥離していくと静脈洞損傷は来たしにくい。

❹開頭後

 ただちに骨縁に全周性に約 3 cm 間隔で小穴を設け tenting suture を行う。これにより硬膜外からの出血管理が容易となる。さらに硬膜外にわずかに止血剤を挿入し硬膜を引き上げることで硬膜内操作の際の出血の流れ込みは最小限とすることができる。

閉　頭

1．硬膜閉鎖

 硬膜内操作終了後、硬膜は原則的に water-tight に縫合する。
 しかしながら実際には、硬膜が非常に薄い場合などで、硬膜の緊張から縫合部位に欠損が生じたり laceration からの leak が生じたりすることがある。その場合には、極力自家組織（筋膜、骨膜、筋肉片など）で補填修復する。その他には、止血剤とフィブリングルーなどを組み合わせる場合や硬膜封止材などを用いる場合もある。

2．頭蓋骨固定

 頭蓋形成にはさまざまな方法があり、施設ごとに異なるのが実情である。
 以前は資材コスト・保険適用の有無などの問題から絹糸やワイヤなどで固定されてきたが、近年、骨固定は成人であればチタンプレートを用いられることが多い。現在さまざまなタイプのチタンプレートが利用可能であり、その形状もさまざまであることからも、形成手技の多様性が生じている。

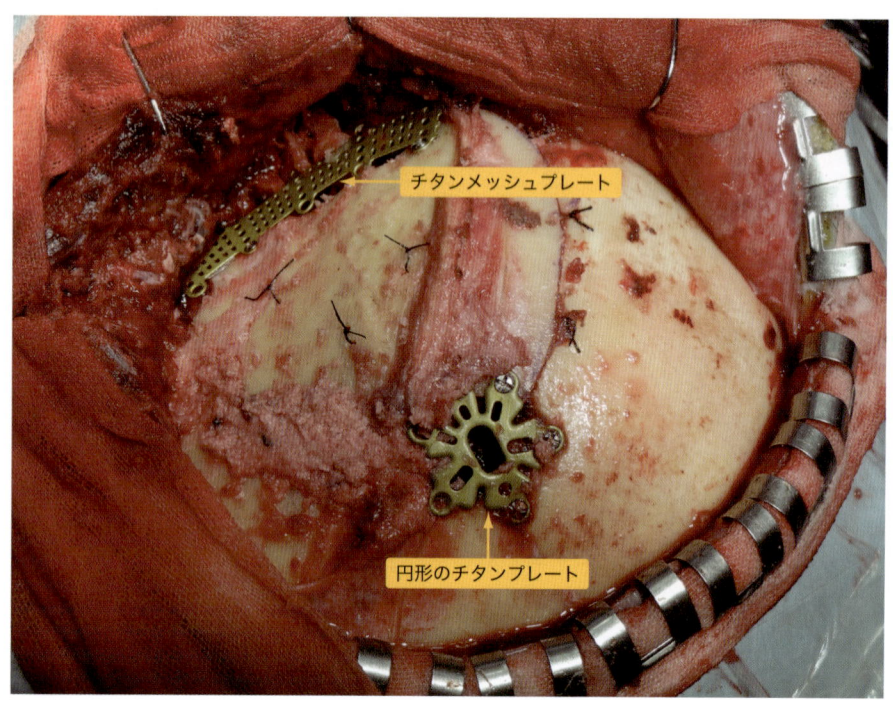

図 14　頭蓋形成後
側頭部はチタンメッシュプレートで固定され、前頭部の穿頭部は円形のチタンプレートで固定されている。遊離骨は前下方に寄せて固定されており、骨間 gap はない。後方の骨間 gap には骨屑が充填され、術後の整容に配慮されている。

■小児例には
　金属製プレートのmigrationのリスクから長年に渡り絹糸等での固定が行われてきたが、現在は乳酸を主成分とした吸収性体内固定プレートやスクリューが開発され小児頭蓋形成術で積極的に用いられている。
　さらに、骨間のギャップ補正のためにレジンのみならずハイドロキシアパタイト製品も豊富に用いられており、その手技は複雑になってきている。

■遊離骨弁には
　"硬膜吊り上げ"を目的として、あらかじめ小穴をいくつかおき、数カ所にわたり硬膜にかけた糸を通し、骨固定後結紮する(tacking-up suture)。遊離骨弁は整容的に重要な側、前頭部に寄せて固定すると、骨の落ち込みや段差を最小化することができる。

■穿頭部には
　バーホールキャップや骨屑などを充填したり、比較的大きめのプレートで覆う形で骨固定をすると術後の整容的qualityが高い。特に側頭部など骨削除部位にはチタンメッシュプレートの有用性が高い。ここにハイドロキシアパタイト製品を用いることもある。

■その他
- チタンプレートは固定前に彎曲させておくと骨表面から突出せず、術後のトラブルを最小限にしうる。
- 硬膜外からの出血が著しい場合、硬膜外ドレーンを留置することもある。

3. 筋膜および筋皮弁の修復

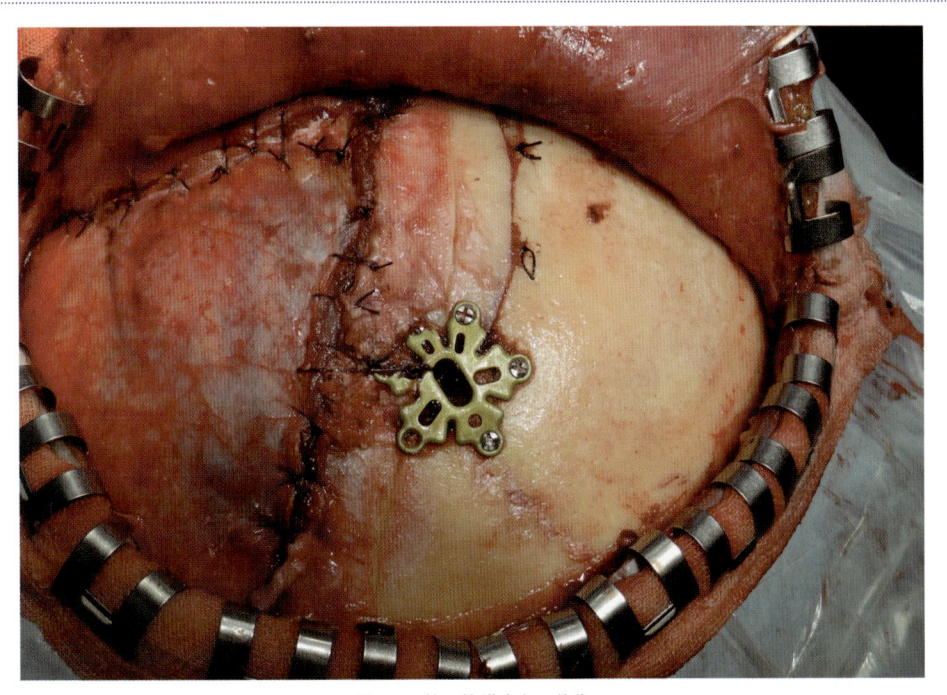

図15　筋・筋膜皮弁の修復
Two-layer methodでもほぼ術前の位置に修復され出血等は管理されている。

側頭筋膜および側頭筋を修復する。
- 筋膜同士をしっかり縫合することで整容的にも充分な仕上がりが得られる。
- 頭蓋骨に筋膜付着部を残したfascial cuffに縫合すると整復をきれいに行うことができる。

- 筋肉同士の縫合は、線維方向に沿って裂けるうえに、きつく縫合すると術後の萎縮を来すために、最小限に留める。
- 皮下や筋肉層周辺からの出血が認められる場合、皮下ドレーンを留置する。

4. 頭皮縫合

■Rainey clip をはずす

- 開創時の止血が不充分な場合、頭皮の翻転を解除しクリップを外すと大量に出血してくることがある。この場合も中心となるのは真皮・帽状腱膜間にある発達した動脈群であるため、これらに対し充分な止血操作を行う。
- 皮下出血の貯留は創傷遅延を来たすだけでなく整容的にも問題になりうるため注意して行う。すべてのクリップを一度に外してしまうと下方の創部は出血で創面が確認できなくなるため、数個分ずつ外し、縫合を行う方法もある。

■頭皮縫合

- 基本は layer by layer suture である。縫合糸は吸収糸が用いられることが多い。
- 剝離した骨膜も可能な限り戻し縫合する。帽状腱膜は頭皮において丈夫な重要組織であり、これをきちんと layer を誤ることなく縫合することで整容性の高い縫合が可能となる。
- 真皮層の縫合には埋没縫合を行うことが多い。真皮層縫合の結紮を過度に強く行うと皮膚血流障害による創傷治癒遅延だけでなく、長時間露出された創面の脆弱性から瘢痕化したり段差を生じたりする可能性があるため、結紮強度を管理しながら行う。

II章 基本的な技術
3. 顔面骨へのアプローチの基本

3 顔面骨へのアプローチの基本

沖縄県立中部病院形成外科　石田有宏

はじめに

　顔面骨へのアプローチに関しては、骨折による骨片の偏位を正確に把握し、整復固定のために充分広い術野の確保すると同時に、露出部である顔面の皮切を最小限にするという2つの相反する命題がある。皮切を最小限にしたいために、骨折の整復固定が不充分あるいは不正確となればかえって顔面の変形を来たすこととなり本末転倒である。また無理に小さな皮切からアプローチして皮切部に過度な牽引操作を加えると術後の瘢痕拘縮を引き起こしたり、涙小管の断裂などの副損傷を起こす可能性がある。

　最近では手術侵襲を最小限にする minimally invasive surgery の考えが進み、従来は骨折部を広く露出して直視下に観察し整復固定を行っていた症例を、術中超音波や、術中 CT、あるいは術中透視装置を用いて整復状態を正確に観察しながら、最小の皮切から必要充分で最小限の固定を行う方法も試みられている。

　本稿は、手術を要する顔面骨折症例で最も一般的な頬骨上顎複合体骨折（zygomaticomaxillary complex frature、ZMCと省略して呼ばれるいわゆる頬骨骨折）のアプローチを中心に、鼻篩骨眼窩骨折のアプローチにも言及する。

3-1 頬骨上顎骨複合体へのアプローチ

1. 基本的な考え方

　頬骨上顎骨複合体へのアプローチがすべての顔面骨骨折治療の基本となる。骨折の整復固定の基準点として必要な解剖学的に重要な点は①前頭骨頬骨縫合、②眼窩下縁、③頬骨下稜、④蝶形骨頬骨縫合、⑤頬骨弓の5つである。

　5つの基準点のうち3点の位置が正確に決まれば骨片の正確な三次元位置が決定するために、他の2点を展開する必要はない。すなわち、単純な頬骨上顎骨複合体骨折では、①前頭骨頬骨縫合、②眼窩下縁、③頬骨下稜の3点を露出して整復固定すればよい。さらに①前頭骨頬骨縫合の離開のない症例では骨片は破断していない骨膜により固定されていると考えられ、この部の展開も不要で②眼窩下縁、③頬骨下稜の2点のみ整復固定すれば充分である。

　しかしながら、骨折の粉砕、偏位の程度が高度になってくると上記の3点での正確な基準点が確保できなくなる。骨折部での第三骨片の存在によりその部位での整復が不正

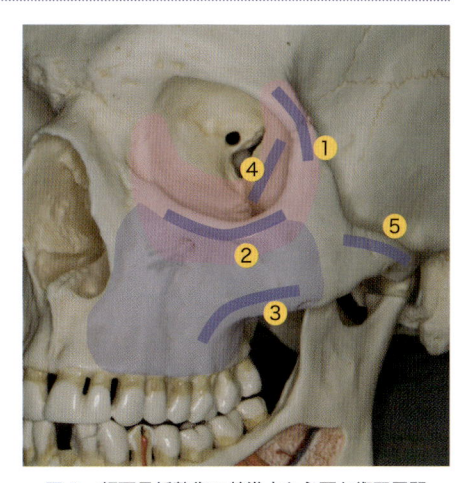

図1 顔面骨折整復の基準点と必要な術野展開
①前頭骨頬骨縫合
②眼窩下縁
③頬骨下稜
④蝶形骨頬骨縫合
⑤頬骨弓

確になると、より離れた部位での整復のずれはさらに大きくなり、骨片の偏位が認識されないまま誤った位置での固定がなされる危険がある。

このような症例の場合は3点に加え新たな4番目の基準点を求める必要がある。眼窩外側の④蝶形骨頬骨縫合は頬骨と蝶形骨大翼が長い距離で三次元的に縫合しているため、骨折偏位を前後方向、横方向いずれにも正確に把握でき、顔面の横径と前後位置を決定する非常に重要な基準点である。しかしながら図示したように蝶形骨頬骨縫合にも粉砕がある症例ではさらに別の基準点、すなわち⑤頬骨弓に基準点を求めざるを得ないこともある。

2. 術野展開に必要なアプローチ

基本的には前述の①前頭骨頬骨縫合、②眼窩下縁、③頬骨下稜の3点を露出して必要に応じて④蝶形骨頬骨縫合を確認できる術野が展開でき、眼窩内側壁から眼窩底、眼窩外側壁への充分に広い術野が展開できるアプローチが理想的である。すなわち図1で示した薄いピンクと薄いブルーで色づけした部分の術野展開ができれば、頬骨弓を除くほとんどすべての骨折症例に対処できる。

薄いブルーで色づけした部位の術野展開は口腔内切開から容易に到達でき、薄いピンクで色づけした眼窩周囲部位の術野展開は以下の眼窩周囲へのアプローチ法で到達可能である。
- 睫毛下切開法
- 経結膜切開法
- 眉毛外側切開法
- 外眼角切開法

なお、頬骨弓を広く展開するには、次項（2. 鼻篩骨眼窩骨折）で述べる冠状切開法が必要となる。

解　剖

- 下眼瞼は瞼板レベルでは皮膚と皮下組織、眼輪筋、瞼板、結膜の4層に分けられ、瞼板下縁直下では前方の眼窩隔膜と後方の lower lid retractor および眼瞼結膜が癒合し一体となり、その下方では眼窩隔膜と lower lid retractor は前後に分かれその間に眼窩脂肪が入っている。
- Lower lid retractor は下直筋につながる筋膜組織の延長で、交感神経に支配される筋線維を含み、下方視の際に下直筋が収縮するとその延長である lower lid retractor を介して眼球の下転に伴い下眼瞼も約2mm下方に開く。交感神経が緊張すると交感神経支配である上眼瞼のMüller筋と下眼瞼の lower lid retractor が収縮し目を大きく見開くようになる。

1. Lower lid retractor

Hawes らは顕微鏡組織標本を用い lower lid retractor の詳細な解剖を報告している。下直筋（IR）の終末線維と腱様部から capsulopalpebral head（CPH）が起始しその線維組織は下斜筋（IO）を取り囲んで上下に分かれ、下斜筋の前方で再び癒合して Lockwood's ligament（L）となる。Lockwood's ligament よりも前方の部分の線維組織が capsulopalpebral fascia（CPF）と呼ばれ、その一部は眼窩内脂肪組織（OF）、眼窩隔膜（OS）、さらに眼輪筋（OO）を貫き皮膚につながっており（S）、これが下眼瞼の皺の原因になっているとも考えられている。
  - Inferior tarsal muscle（ITM）は下眼瞼結膜円蓋部付近に集簇する平滑筋線維で下斜筋上方の capsulopalpebral fascia と混じり合うように存在し capsulopalpebral fascia とともに瞼板（T）に向かうが、瞼板に向かうにつれ粗となり capsulopalpebral fascia を介して瞼板につながっている。

```
TE：テノン嚢
IR：下直筋
CPF：capsulopalpebral fascia
 P：capsulopalpebral fascia の
    骨膜への線維
        IO：下斜筋
       ITM：inferior tarsal muscle
         L：Lockwood's ligament
        OF：眼窩内脂肪組織

T：瞼板
C：結膜
S：capsulopalpebral fascia の
   皮膚への線維
CPH：capsulopalpebral head
OS：眼窩隔膜
OO：眼輪筋
```

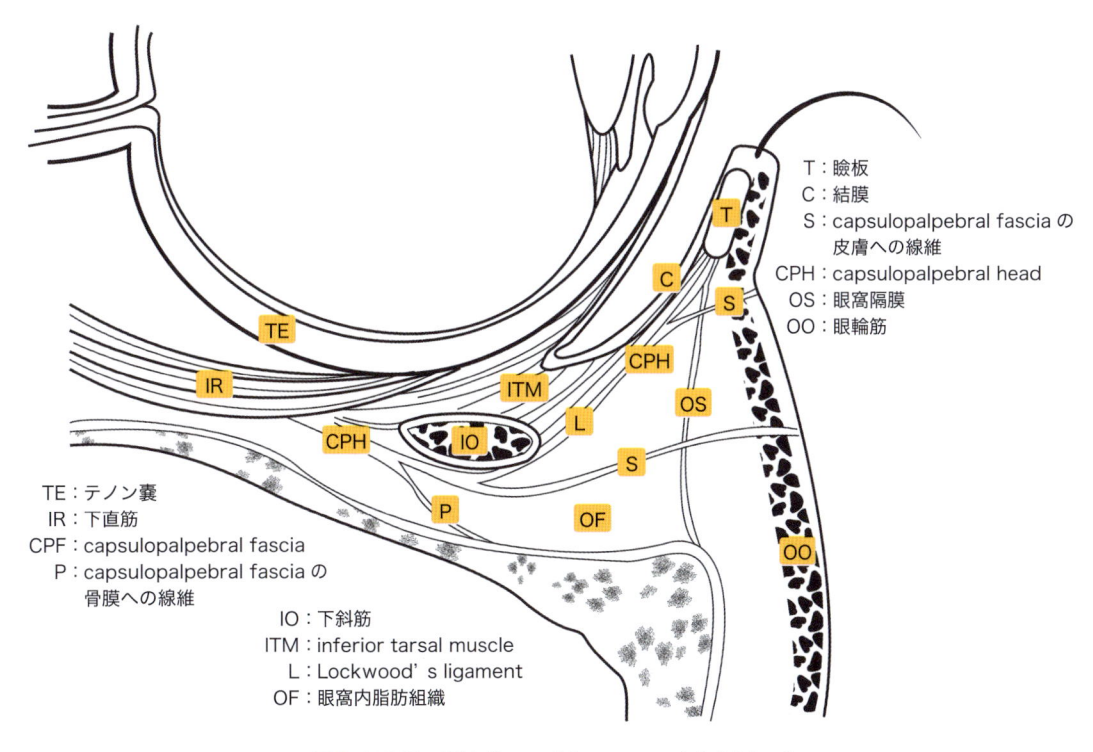

図2　下眼瞼の解剖（lower lid retractor を中心として）

- Capsulopalpebral fascia は瞼板の下端に付着するが一部は瞼板前方、後方にも付着する。さらに上方では capsulopalpebral fascia は結膜（C）の円蓋部からテノン嚢（TE）につながり、下方では眼窩骨膜（P）へも線維を出している。瞼板下縁直下では眼瞼結膜、capsulopalpebral fascia および眼窩隔膜が癒合して一体となっている。

2. 眼輪筋

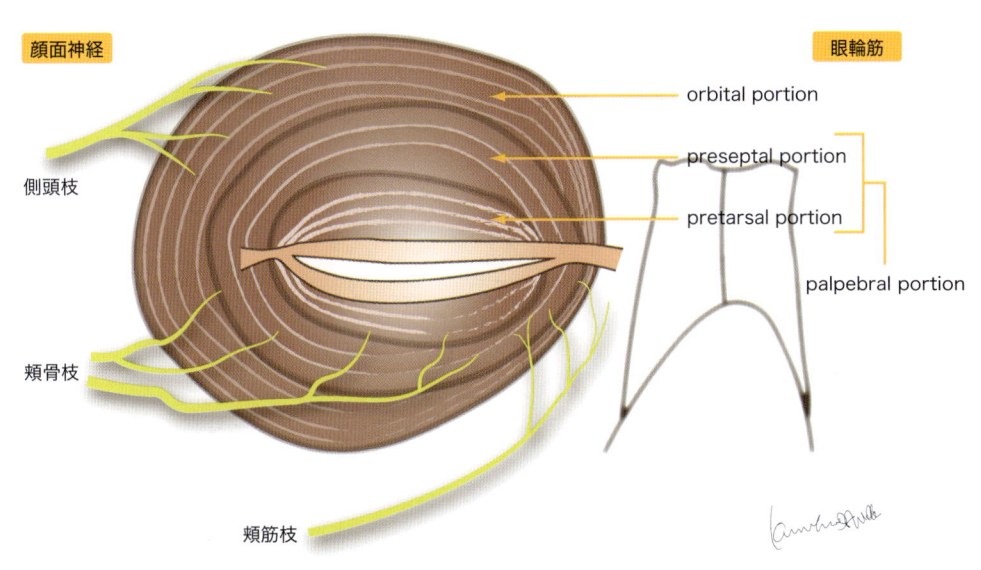

図3　眼輪筋の解剖と顔面神経支配
眼輪筋の支配神経は主に顔面神経の側頭枝と頬骨枝で外側より入って眼輪筋を裏側から支配する。下眼瞼は頬骨枝が内側と外側に分かれて分節状に支配し、さらに眼輪筋鼻側より頬筋枝が支配する。

- 眼輪筋は、眼窩縁を取り巻く orbital portion と眼瞼部の palpebral portion に分けられ、palpebral portion はさらに瞼板前方の pretarsal portion、眼窩隔膜前方の preseptal portion に分けられる。
- Orbital portion は眼窩内側縁、内眼角靱帯より起始し眼窩縁を同心円状に取り巻いており、目を力を入れてつぶるときに働く筋である。
- Palpebral portion は瞼裂を紡錘状に取り巻き、瞬きなど意識しないで目を閉じるときに働く筋で、下眼瞼と眼球が常に接触するよう緊張を保っている。
- 眼輪筋の支配神経は主に顔面神経の側頭枝と頬骨枝で外側より入って眼輪筋を裏側から支配するが、最近の知見では下眼瞼は頬骨枝が内側と外側に分かれて分節状に支配し、さらに眼輪筋鼻側より頬筋枝が支配するという。
- 睫毛下切開法では切開線よりも上方の眼輪筋の脱神経が起こりやすい。

眼窩下縁、眼窩内側壁、眼窩底への到達法

1. 睫毛下切開法

　睫毛下切開は本邦で最も多く用いられている術式で、睫毛縁より約2mm下方で皮膚を切開した後、以下の3種類のアプローチ法がある。

(1) 皮膚と眼輪筋を同一のレベルで切開し皮膚—筋肉皮弁として眼窩隔膜と眼輪筋の間で眼窩下縁まで剥離する。
(2) 皮膚のみの皮弁として眼輪筋の前方で眼窩下縁まで剥離する。
(3) 皮膚切開部より約2〜3mm皮膚のみの皮弁として下方に剥離し、眼輪筋の pretarsal portion には手術操作を加えず、その下方の preseptal portion で眼輪筋を切開し階段状の皮膚—筋肉

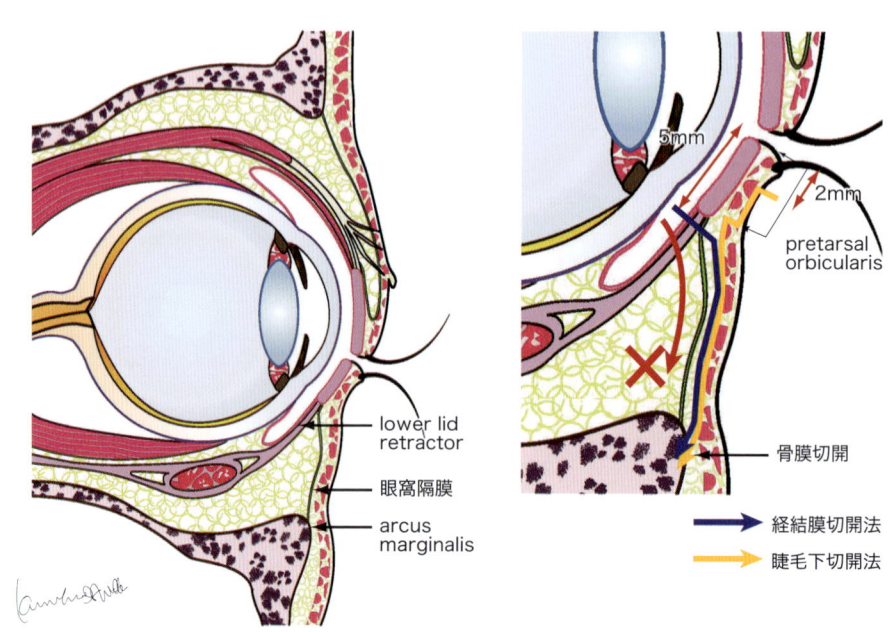

図4　眼窩の解剖と到達法

下眼瞼瞼板の高さは約4mmであり、経結膜切開法では lower lid retractor と眼窩隔膜が癒合している瞼板下縁から約1mmの部位、すなわち瞼縁から約5mmのレベルで切開する。瞼板下縁から離れすぎると眼窩隔膜内の脂肪組織に入ってしまう（→、✕印）。
睫毛下切開は瞼縁から約2mm下を切開し、眼輪筋 preseptal portion を瞼板に付着したまま、皮膚のみを約2mm剥離して、その後眼輪筋下に入り眼窩隔膜と眼輪筋の間を剥離する。

皮弁として眼窩隔膜と眼輪筋の間で眼窩下縁まで剥離する。
　（1）の方法では pretarsal portion で眼輪筋を切開することになり、切開部より上方の pretarsal portion の脱神経が起こるため術後の下眼瞼の外反変形を来たしやすいとされている。また（2）の方法は剥離皮弁が薄くなりすぎ、ボタン穴や皮膚壊死の合併症を作りやすく現在はほとんど行われていない。
　（3）の方法は最も推奨される方法で、下眼瞼を支持する眼輪筋 pretarsal portion が幅広く手術操作されずに温存され、外側からの顔面神経頬骨枝からの神経支配が温存されるため、（1）の方法に比較して術後の下眼瞼外反変形は少ないとされている。以後の操作は次に述べる経結膜切開と同様である。

■睫毛下切開法のポイント
外部から内側に向かって剪刀で切開する
　メスで皮膚全層を切開してもよい。しかし、外側の切開予定線をまずメスで全層切開し、そこから剪刀を内側に向かって挿入して皮膚と眼輪筋の間を剪刀の刃を開くようにして剥離してから剪刀で切開した方が、うまく切開できる。

外側への延長
　睫毛下切開を外眼角部を超えて延長する場合は、瞼縁の弯曲に沿って外眼角部まで上方に向かって延長し、それから皺の方向に沿ってやや外側下方に延長する。いったん外眼角部まで上がってそれから外側下方に延長しないで緩やかなカーブで延長すると、皮膚の瘢痕拘縮を来たしやすい。

2. 経結膜切開法

　術者は患者の頭側に立ち、結膜切開は下眼瞼瞼板下縁直下で結膜、眼窩隔膜と lower lid retractor が癒合しているレベルで行う。

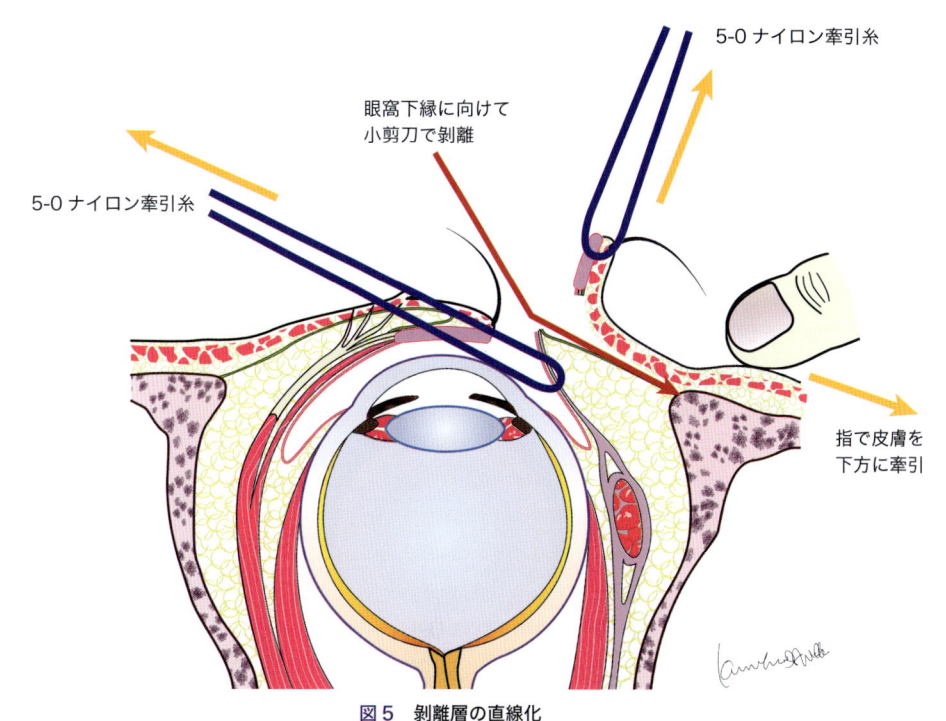

図5　剥離層の直線化
瞼縁にかけた支持糸を上方に牽引し、結膜にかけた支持糸を上方に牽引しつつ眼窩下縁のやや下方で指で皮膚を下方に牽引すると剥離層である眼輪筋と眼窩隔膜の間が直線化する。

①結膜切開予定線に10万分の1エピネフリン加1%塩酸リドカイン溶液を浸潤した後、下眼瞼縁より2～3mmのところに眼瞼全層を貫通するように5-0ナイロン糸を支持糸として1針かけ、さらに円蓋部手前の眼瞼結膜に5-0ナイロン糸を支持糸として1針かける。
②これらの支持糸を牽引しながら、瞼板下縁の約1mm下方で眼瞼結膜をNo.15メスで切開する。下眼瞼瞼板の幅は中央部で約4～5mmであるので、下眼瞼縁より約5～6mmの部位を切開することになる。あまり下方で結膜を切開すると眼窩隔膜を経て眼窩内脂肪織に入ってしまうので注意する（図4➡︎✕印）。この部は眼瞼結膜、capsulopalpebral fasciaおよび眼窩隔膜が癒合しており、解剖の断面図を頭に描きながらメスで切開する。
③その後、眼窩隔膜前方に入り眼輪筋のすぐ裏を小剪刀で、眼窩隔膜を破らないように注意しながら剥離する。この時に、下眼瞼縁にかけた糸を前方に牽引し、指で眼窩下縁部の皮膚を下方に牽引すると眼輪筋と眼窩隔膜の間の剥離層が直線化する。術者の左手の母指と示指で下眼瞼の支持糸を前方に牽引し、同じ左手の中指で下眼瞼皮膚を下方に牽引すると上手くいく。

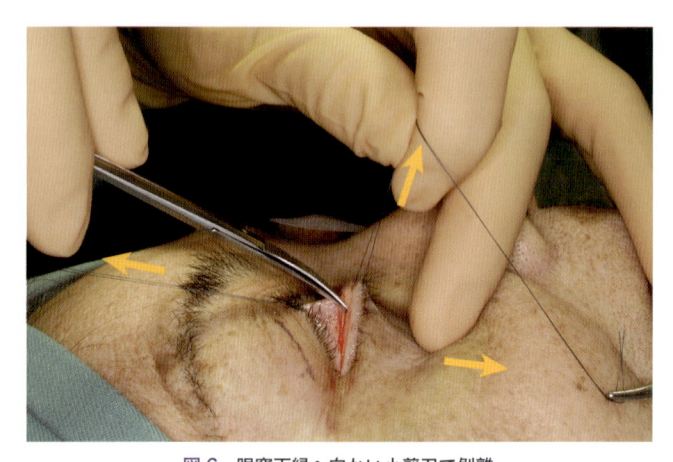

図6　眼窩下縁へ向かい小剪刀で剥離
術者の左手の母指と示指で下眼瞼の支持糸を前方に牽引し、同じ左手の中指で下眼瞼皮膚を下方に牽引すると上手くいく。結膜切開部から小剪刀の凸部を前方すなわち眼輪筋後方側に向けて眼窩下縁を目指して挿入する。下眼瞼皮膚に緊張がかかり、剥離層が直線化しているのがよくわかる。

④結膜切開部から小剪刀の凸部を前方すなわち眼輪筋後方側に向けて眼窩下縁を目指して挿入する。
⑤一気に小剪刀を眼窩下縁にまで挿入し、小剪刀の歯を開くことで剥離する。

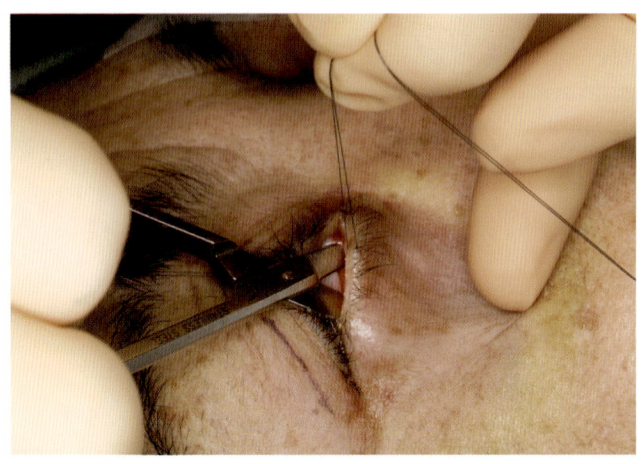

図7　小剪刀の歯を開いて剥離

Ⅱ章　基本的な技術

3. 顔面骨へのアプローチの基本

⑥いったん小剪刀を抜いて結膜を内側に向かって切開した後、剪刀の向きを変えて外側の結膜を切開する。結膜は、内側は内眼角まで、外側は外眼角まで充分に切開する。

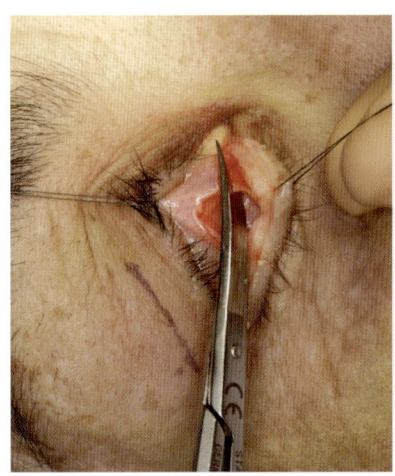

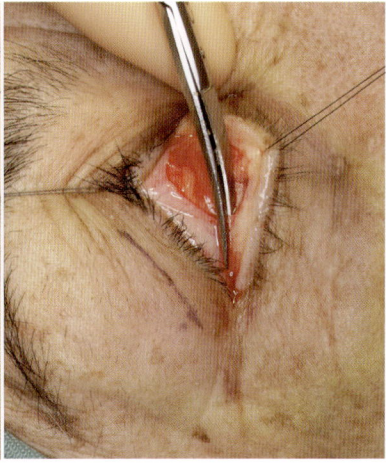

図8　充分な結膜切開

⑦小剪刀を開いて剥離された空間に小扁平鉤を挿入して助手に眼瞼を前下方に牽引させ、術者は幅の狭い脳ベラで眼窩隔膜を上方に圧排しながら剥離を進める。
⑧眼窩下縁付近で眼窩隔膜前方の薄い膜状の癒着を鋭的、鈍的に剥離していくと眼窩隔膜の眼窩骨膜付着部である arcus marginalis が同定される。眼窩隔膜は非常に薄く緩んでいるので同定が難しいが、眼球を軽く示指で圧迫すると、眼窩隔膜後方の脂肪が前方に突出し、眼窩隔膜が緊張するため同定しやすい。
⑨眼窩下縁骨膜は arcus marginalis のやや下方でメスで切開する。
⑩骨膜を針糸をかけられるだけ剥離したら6-0ナイロン糸にてマーキングする。これにより閉創時に眼窩骨膜の確実な同定が可能となり、術後の眼瞼変形と頬部軟部組織の下垂の防止に役立つ。

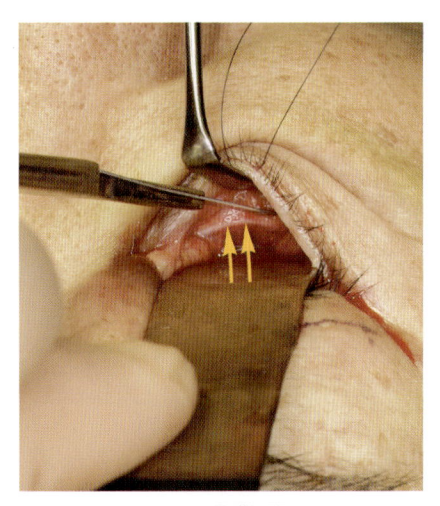

図9　骨膜切開
Arcus marginalis（黄矢印頭）の1〜2mm下方で骨膜を切開する。

■経結膜切開法のポイント
　大きく充分に結膜を切開すること
　これにより睫毛下切開に劣らない術野が展開できる。結膜切開を涙小点を越え涙丘に向けて鼻側に延長し、後涙嚢稜の後方を剥離すると、眼窩内側壁に到達する（経涙丘到達法）。涙丘とその外側の結膜半月ひだの間を切開し、後涙嚢稜の後方の硬い骨を触れながら剥離操作を進めると、前方の涙器と後方の内直筋の間を安全に剥離できる。術中は眼瞼結膜にかけた支持糸を上方に牽引し、結膜弁を反転して角膜を保護するので、角膜保護具は不要である。

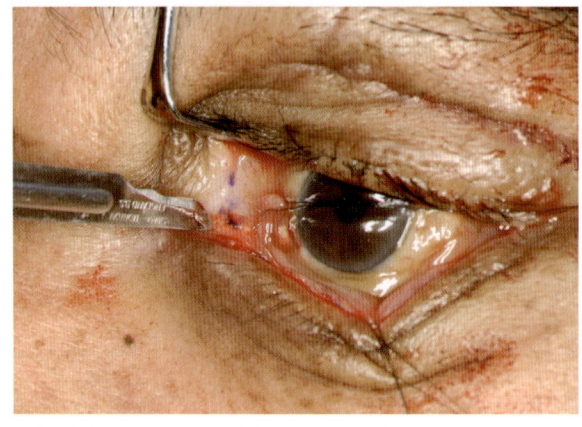

▲結膜切開を涙丘に向けて鼻側からさらに上方に延長する。 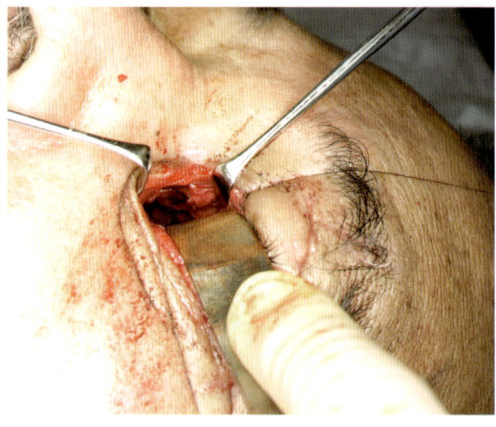　　▲眼窩内側壁上方への広い術野が得られる。

図10　経涙丘到達法

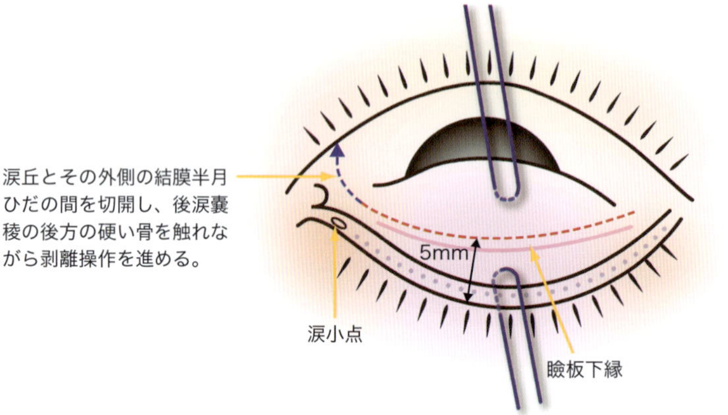

涙丘とその外側の結膜半月ひだの間を切開し、後涙嚢稜の後方の硬い骨を触れながら剥離操作を進める。

涙小点

5mm

瞼板下縁

図11　経結膜切開法と睫毛下切開法の延長
経結膜切開法は涙道の後方を切開するため、前方の涙道が術野展開の妨げにならず、涙丘に向かい切開を延長し経涙丘到達法と組み合わせることで眼窩内側壁への広い術野を得ることができる。

■術後合併症予防の工夫

- 眼窩骨膜は5-0PDSで数針結節縫合する。このとき誤って眼窩隔膜に縫合糸がかかると術後の下眼瞼拘縮変形の原因となるので注意する。
- 結膜の閉鎖は7-0バイクリルの連続縫合で行い、創の両端のみに結紮部を置くことで術後角膜を刺激しないようにしている。瞼板直下で切開した結膜を縫合することで、lower lid retractorは元の位置に固定される。
- 術後に高度の結膜浮腫が危惧される症例では、結膜脱出、嵌頓を防ぐ目的で角膜縁の外側に瞼縁縫合を術後数日置くようにする。

前頭骨頬骨縫合部への到達法

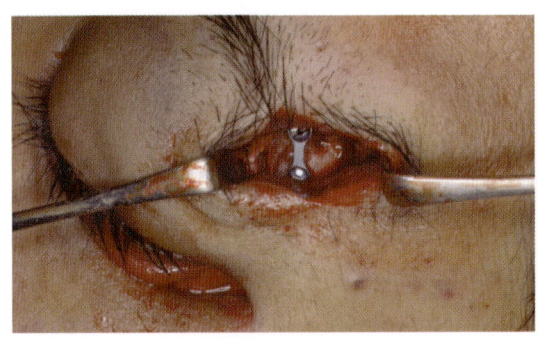

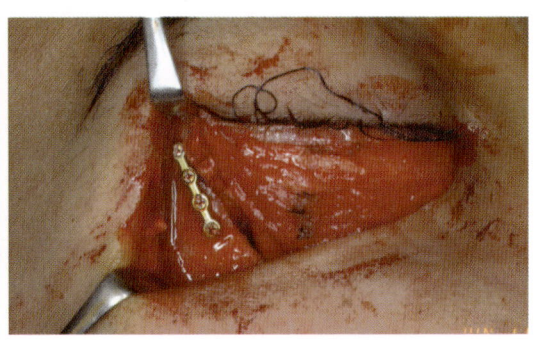

(a) 眉毛外側切開法

(b) 睫毛下切開法＋外眼角切開法

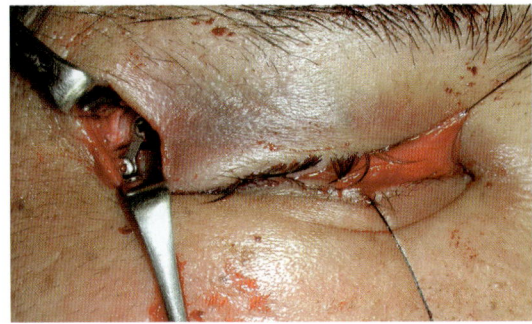

(c) 外側上眼瞼切開法

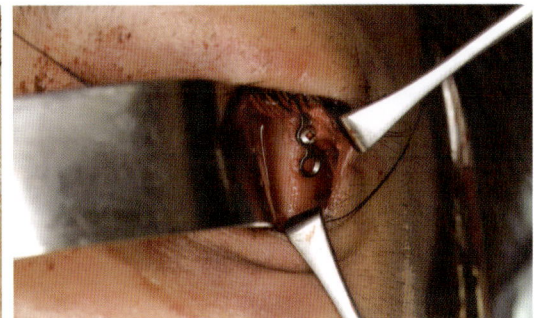

(d) 拡大経結膜切開法

図12　前頭骨頬骨縫合への到達法

1. 眉毛外側切開法（図12-a）

　古典的な方法で、眉毛外側を切開することにより良好な術野が得られる。しかしながら次に述べる外眼角切開法や外側上眼瞼切開法でも同様の術野が得られる。術後の瘢痕は眉毛外側の厚い皮膚を切開するために最も目立ちやすい。

2. 外眼角切開法（図12-b）

　睫毛下切開法、経結膜切開法ともに外側皮膚に切開を延長することで術野が飛躍的に拡がり、前頭骨頬骨縫合部から眼窩外側壁、頬骨体上部への良好な術野展開が可能となる。外眼角切開は上下眼瞼が交わる部分をまっすぐ外側に切開する方法（右図a）と外眼角のやや内側よりを斜めに切開する方法（右図b）がある。どちらもよい方法であるが、後者の方がより正確な解剖学的修復が可能で術後の変形が少ないとする報告もある。術野展開は外眼角切開法が他の方法に比べて最も優れ、特に頬骨体部の粉砕骨折で頬骨体部の整復固定が必要な症例に有用である。

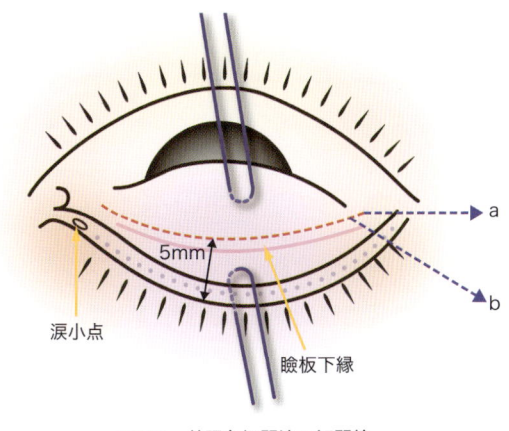

図13　外眼角切開法の切開線

3. 外側上眼瞼切開法（図12-c、図14-a）

　前頭骨頬骨縫合部は上眼瞼外側の皮下に位置するために、この部を皮膚割線の方向に切開する事で、容易に前頭骨頬骨縫合部に到達できる。上眼瞼切開は美容外科の眼瞼形成術に用いられる皮切で眉毛外側切開法に比べて整容的に優れた皮切である。

4. 拡大経結膜切開法（図12-d、図14、図15）

　経結膜切開法の結膜切開を外側に延長し、さらに骨膜切開を眼窩外側縁に沿って延長することで、術野の拡がりを妨げていた骨膜に付着する外眼角靭帯浅層部は骨膜が骨より剥離されるにつれ、外眼角切開を行わずに骨から剥離できる。
　眼窩外側縁の骨膜切開は剪刀の片方の歯を骨膜下に挿入しながら少しずつ切離を進める。骨膜剥離が進むにつれ徐々に術野は拡がり、皮切無しで前頭骨頬骨縫合部に到達し骨折の整復固定が可能となる。
　同時に眼窩外側の蝶形骨頬骨縫合の展開が良好に行うことができる。切開した眼窩外側縁の骨膜を縫合することで骨膜とともに剥離された外眼角靭帯浅層部は元の位置に修復される。

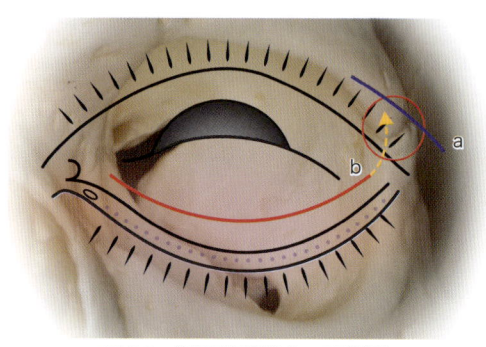

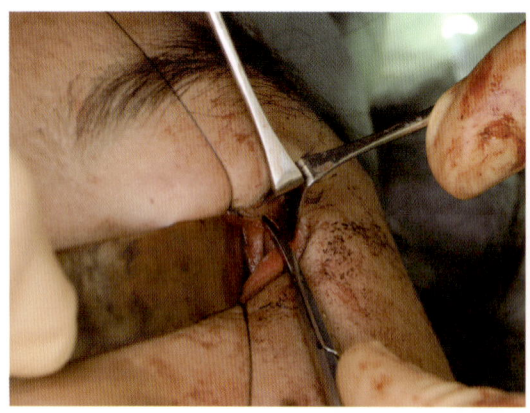

図14　前頭骨頬骨縫合への到達法
(a) 外側上眼瞼切開法：前頭骨頬骨縫合は上眼瞼外側に位置する。
(b) 拡大経結膜切開法：経結膜切開を外側に延長し、さらに眼窩外側縁の骨膜を剪刀で切離していく（黄矢印）ことで、術野展開を妨げていた外眼角靭帯浅層部は骨膜と共に剥離され術野が徐々に展開し、骨折の整復固定に必要充分な術野が確保できる。

①眼窩外側縁の骨膜切開
2本の扁平鉤を用い、1本は剥離した眼窩外側縁の骨膜を外側に牽引しつつ、もう1本の扁平鉤で眼窩外側縁の骨膜上の軟部組織を上方に牽引してまだ切開していない骨膜の下に剪刀の一方の歯を挿入する。骨膜の上に他方の歯を挿入して少しずつ切離を進めていく。

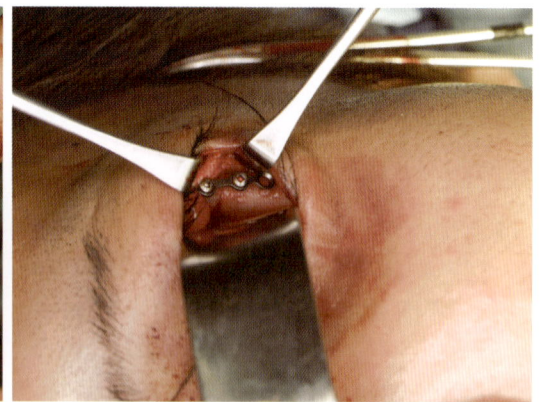

②前頭骨頬骨縫合部の整復固定
①の眼窩外側縁の骨膜切開を少しずつ進めていくことで、皮切なしで前頭骨頬骨縫合部の整復固定に充分な術野展開ができる。同時に眼窩外側壁の蝶形骨頬骨縫合の確認も可能となる。（なお、①とは別の症例）

図15　拡大経結膜切開法

5. 眼窩への術野展開のポイント

　眉毛外側切開法と外側上眼瞼切開法の最大の欠点は、眼窩の術野展開が2つに分かれ、睫毛下切開法あるいは経結膜切開法の術野と前頭骨頬骨縫合部への2つの術野を行き来しながら手術を行う必要があることである

- 眼窩下縁と前頭骨頬骨縫合部、さらに眼窩外側壁が1つの大きな術野に一望できることが外眼角切開法と拡大経結膜切開法の最大の利点である。

- 睫毛下切開法は涙点よりも内側に術野を延長できないが、経結膜切開法は涙点よりも内側に術野を延長でき、さらに経涙丘到達法と組み合わせることで眼窩内側壁への術野展開に優れる。

3-2 鼻篩骨眼窩骨折へのアプローチ

基本的な考え方

　鼻篩骨眼窩骨折では前頭骨鼻骨縫合部への到達が必要となる。幸い鼻篩骨眼窩骨折ではこの部に裂創を伴うことが多く、裂創を必要に応じて延長することで到達可能なことが多い。しかしながら、裂創を伴わないときにはどうしても皮切が必要になる。冠状切開法では鼻篩骨骨折部を大きく展開することが可能であるが、眼窩内側から眼窩下縁内側部への到達は冠状切開法と睫毛下切開法あるいは経結膜切開法が必要であり、挙上された冠状切開の皮弁をめくりあげたり、戻したりを繰り返して手術を進めることになり、決して効率的な操作ではない。

　鼻根部には縦皺があることが多く、皺に沿った局所切開や内側上眼瞼切開、あるいは皺がほとんどない症例は鼻根部の横切開などからアプローチした方が、冠状切開法に伴う出血も少ない。顔面神経損傷のリスクもなく、むしろ手術をスムーズに行うことができる。

　しかし、どうしても顔面の皮切を避けたいときには冠状切開法の適応となる。

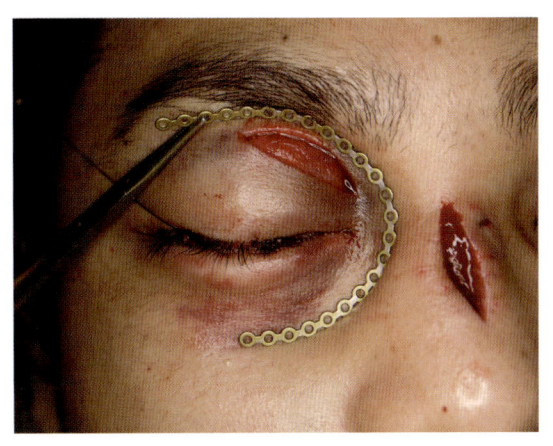

図16 鼻篩骨眼窩骨折へのアプローチ
鼻根部の小裂創を延長し、右内側上眼瞼切開を加えて右眼窩内側縁から鼻骨、眼窩下縁内側部にかけての骨折骨片の整復およびプレート固定を行った。眼窩下縁内側部は右経結膜切開からアプローチした。

解 剖

- 耳前部の切開創のすぐ前方を耳下腺の上方から浅側頭動静脈が走行するので損傷に注意する。
- 耳珠と外眼角を結ぶ線の中1/3には顔面神経の側頭枝（temporal branch）が存在する。
- 頬骨弓にアプローチするためには冠状切開を外耳道上端のレベルまで耳前部あるいは耳後部に延長する必要がある。浅側頭動脈前頭枝（frontal branch）は温存するが、頭頂枝（parietal branch）は切離する。
- 帽状腱膜（galea aponeurotica）は下方に向かって側頭線（temporal line）を越えると、側頭頭頂筋膜（temporoparietal fascia）となり、さらに下方に向かい頬部ではSMAS（superficial musculoaponeurotic system）に連続する。
- 深側頭筋膜は頬骨弓に近づくにつれ前後二葉（superficial and deep layer）に分離し、間に血管を含んだ脂肪織を内包し頬骨弓を前後からはさんでいる。
- 顔面神経側頭枝（temporal branch）は側頭頭頂筋膜内に存在し、冠状切開法では、それよりも

深層すなわち深側頭筋膜（deep temporal fascia）上で剥離すれば、顔面神経は挙上される頭皮弁に入り損傷しない。

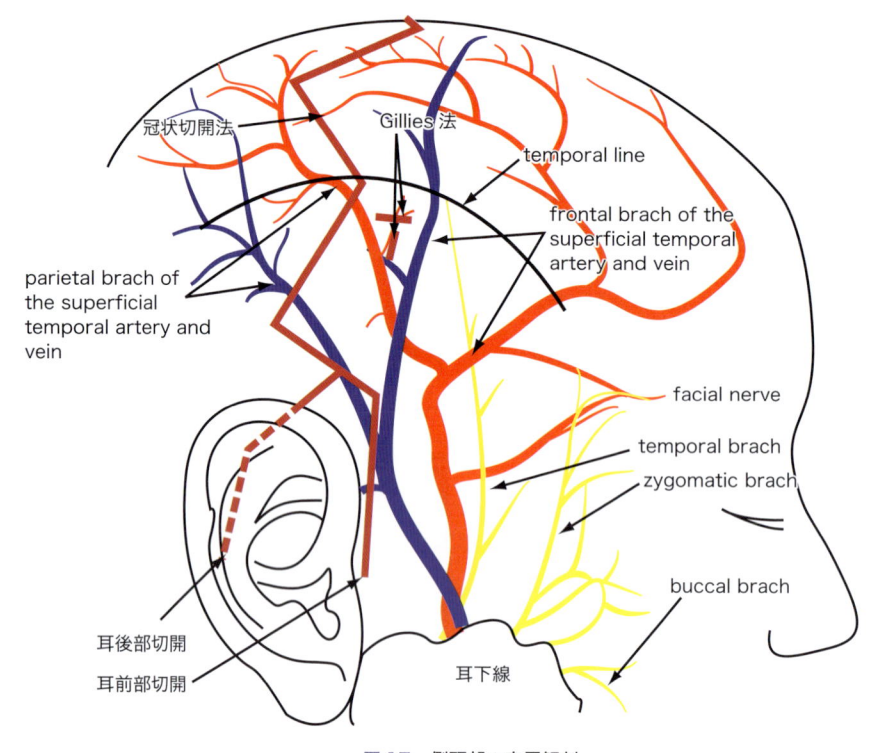

図17　側頭部の表層解剖

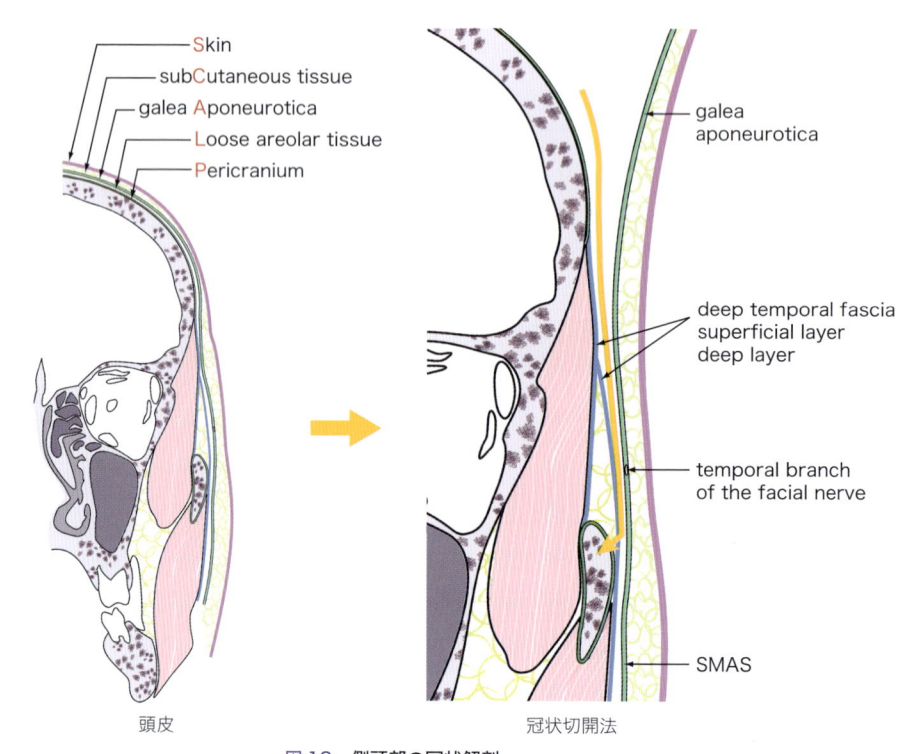

図18　側頭部の冠状解剖
頭皮は、"S"kin, sub"C"utaneous tissue, galea "A"poneurotica, "L"oose areolar tissue, "P"ericranium の5層から成る。それぞれの頭文字を取って SCALP と覚えるとよい。

前頭骨鼻骨縫合部への到達法

冠状切開法

① Zigzag切開にすると術後瘢痕が毛流と交差して目立たない。耳前部または耳介後部に延長する。
② 前方の剥離は帽状腱膜下の骨膜上で行い、側方は深側頭筋膜（deep temporal fascia）直上で帽状腱膜の連続である側頭頭頂筋膜（temporoparietal fascia）を剥離する。
③ 薄い疎性結合組織を剥離する頭皮側に付け、メスを用いて光沢を呈する深側頭筋膜から鋭的に剥離することで、顔面神経は頭皮弁に含まれ温存される。

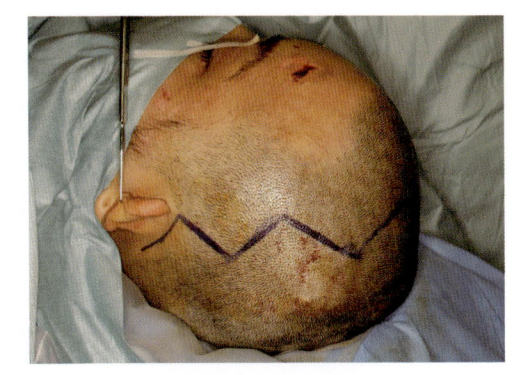

図19　Zigzag切開

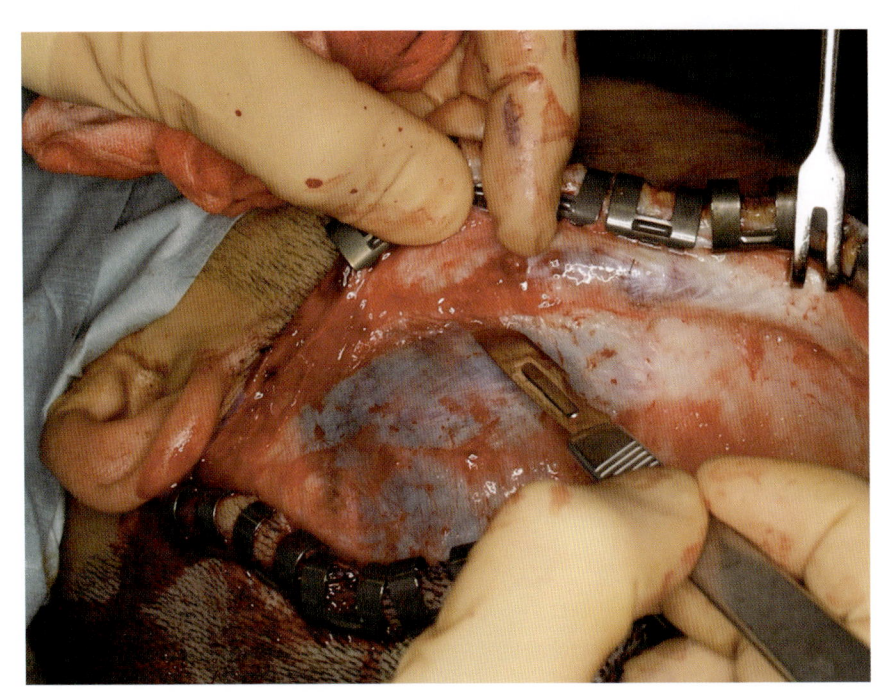

図20　冠状切開法：皮弁の剥離層
頭皮に疎性結合組織を付けて、光沢を呈する深側頭筋膜からメスで鋭的に剥離する。

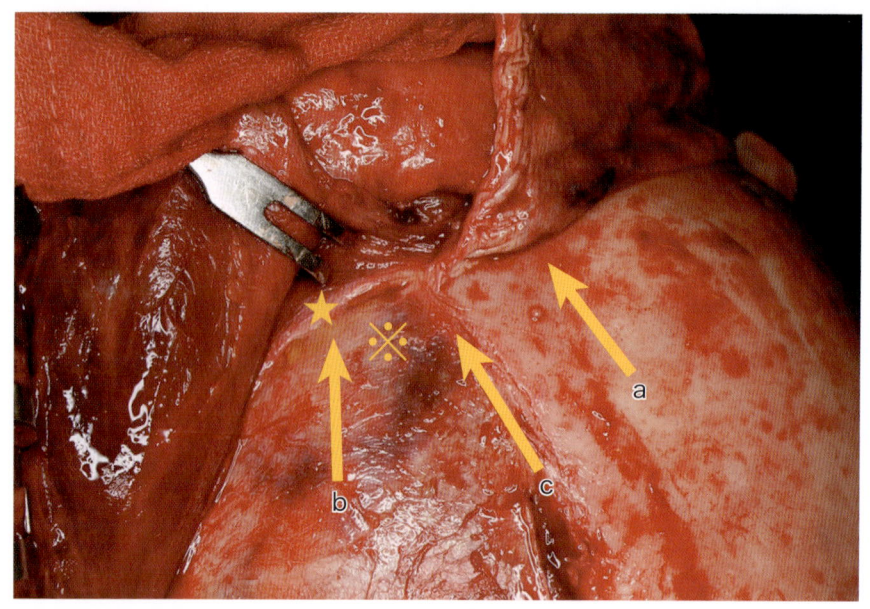

図21 冠状切開法：頰骨弓への到達

前方剝離（a）を骨膜下で、側方剝離（b）を深側頭筋膜直上で行ってから、両者の境界部の剝離（c）を行うと解剖が判りやすく容易にできる。頰骨弓が近づくにつれ深側頭筋膜は菲薄化し、下層の脂肪が透けて見えるが（※）骨膜切開はさらに下方の頰骨弓直上（★）で行う。
（本症例は頭蓋底処理のため骨膜および帽状腱膜前頭筋弁を挙上しているため、頭頂部からの骨膜下剝離となっている。）

④前方の剝離面（a）と側方の剝離面（b）の境界は側頭筋前縁（c）となる。この部分は頭皮が骨膜に固く癒着し両者を交通する血管もいくつか存在するので、丁寧にバイポーラ焼灼器で止血する。前方と側方の剝離を進めてから固く癒合した境界部を剝離していく。

⑤前方の剝離が眼窩上縁の約1cm手前に到達したところで骨膜を切開し骨膜下の剝離に入る。

〈前頭骨鼻骨縫合部から眼窩へ到達する場合〉

⑥眼窩上縁部を骨膜下に剝離すると内側で滑車上動脈と神経が現れ、中央部で眼窩上動脈と神経が現れる。眼窩上動脈と神経は眼窩上縁の神経孔を通っているため、頭皮弁をさらに剝離するためには神経孔の下縁をノミで削り落とす必要がある。薄刃のノミで神経の幅に沿って神経の外側と内側の下縁の骨を削り落とす。

　滑車上動脈と神経は前頭骨の凹みに沿って走行し骨膜下の剝離操作で眼窩上縁の骨から自然と剝離されることが多いが、まれに神経孔を通ることがある。その場合は、眼窩上動脈と神経と同様にノミで神経孔下縁の骨を削り落とす。

　眼窩上動脈と神経および滑車上動脈と神経の剝離が終わると眼窩上壁、眼窩外側壁、眼窩内側壁、および前頭骨鼻骨縫合部まで到達できる。滑車も骨膜下に剝離されるが、頭皮弁を元に戻したときに元の位置に戻されるので再建の必要はない。

⑦前頭骨鼻骨接合部からさらに下方へ剝離を進めると内眥靱帯に到達するが、内眥靱帯は骨から剝離しないよう注意する。

　（鼻骨の外側の皮膚を切開してさらに内眥靱帯を切離して眼窩内側壁に到達する方法もあるが、眼窩内側壁へは前述した経結膜切開法に経涙丘到達法を追加することで良好な術野が得られる。内眥靱帯を切離し、さらに鼻骨内部の皮膚も切開する到達法は薦められない。内眥靱帯を切離した場合は、内眼角が鈍角になる眼角解離を来たすため必ず再建が必要である。）

〈頰骨上顎複体骨折などで冠状切開から頰骨弓へ到達する場合〉

⑥皮切を耳介前方あるいは後方に延長し、浅側頭動脈本幹を確実に温存する。

⑦骨膜の切開は、眼窩外側上縁から眼窩外側縁に沿い、頬骨体部と頬骨弓の交点に向かって延長する。ここからの剥離層は前方は骨膜下、側方は深側頭筋膜直上となる。

⑧前方剥離を骨膜下に進めながら、側方剥離は深側頭筋膜直上で頬骨弓に向かいさらに尾側に進める。深側頭筋膜は頬骨弓に近づくにつれ前後二葉に分離し、間に血管を含んだ脂肪織を内包し頬骨弓を前後からはさんでいる。

⑨頬骨弓の3cmほど手前から深側頭筋膜前葉は菲薄化し下層の脂肪が透けて見える（図21 ※）。この部で筋膜下に入ると血管に富む脂肪織に入るので出血に難渋する。剥離を筋膜状で頬骨弓直上まで進め、深側頭筋膜前葉と頬骨弓が癒合するところで頬骨弓の骨膜を切開し、骨膜下に頬骨弓を露出する。頬骨弓の骨膜剥離を前方に続けると、眼窩外側縁の骨膜剥離層に連続する。

■ **冠状切開法のポイントとピットフォール**

皮膚、皮下組織、帽状腱膜、側頭頭頂筋膜、深側頭筋膜前葉と後葉、側頭筋、頬骨弓の層状の解剖を把握する

顔面神経側頭枝は側頭頭頂筋膜内に存在するが、術中は顔面神経を確認同定するのではなく、正しい層を剥離することで自然と保護されている。コツは、深側頭筋膜の光り輝く表面を見ながら少しの組織も深側頭筋膜面上に残さないことである。

剥離挙上された頭皮弁からの出血は圧迫止血に止める

顔面神経がすぐ下に存在するので、前述した側頭筋前縁の出血点以外は安易に電気メスやバイポーラ焼灼器を使用すべきでない。

頬骨弓は弯曲していない

「弓」という名前から弓状に弯曲している印象を受けるが、実際はほぼ直線で、弓状になっていると頬骨弓が弯曲して顔面の前後径が失われていることに注意する。

眼窩内側壁への到達

冠状切開法で得られる眼窩内側壁の術野は狭

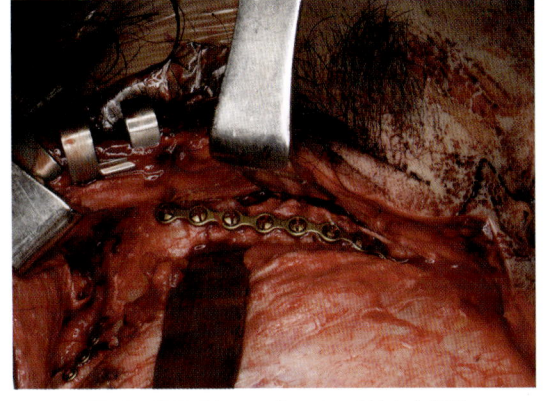

図22 頬骨弓をミニプレートで固定した状態
頬骨弓は実際は弓状に弯曲しておらず、ほぼ直線状である。

く、内眥靱帯の後方からアプローチする経涙丘到達法がはるかに優れる。眼窩内側壁の手術操作が必要な骨折は眼窩底への手術操作も必要なことが多く、冠状切開で眼窩内部壁にアプローチすると眼窩底へのアプローチが必要なときに頭皮弁を捲ったり戻したり繰り返して非効率的である。経結膜切開法と経涙丘到達法を組み合わせると眼窩底から眼窩内側壁までの術野が一望となる。

【参考文献】

1) Gruss JS, Mackinnon SE: Complex maxillary fractures; Role of buttress reconstruction and immediate bone grafts. Plast Reconstr Surg 78: 9-22, 1986
2) Gruss JS, Van Wyck L, Phillips JH, et al: The importance of the zygomatic arch in complex midfacial fracture repair and correction of posttraumatic orbitozygomatic deformities. Plast Reconstr Surg 85: 878-890, 1990
3) Longaker MT, Kawamoto HK, Jr.: Evolving thoughts on correcting posttraumatic enophthalmos. Plast Reconstr Sung 101: 899-906, 1988
4) Manson PN, Clark N, Robertson B, et al: Subunit principles in midface fractures; The importance of sagittal buttresses, soft-tissue reductions, and sequencing treatment of segmental fractures. Plast Reconstr Surg 103: 1287-1306; quiz 1307, 1999
5) Manson PN, Markowitz B, Mirvis S, et al: Toward CT-based facial fracture treatment. Plast Reconstr Surg 85: 202-212, discussion 213-204, 1990
6) Manson PN, Ruas E, Iliff N, et al: Single eyelid incision for exposure of the zygomatic bone and orbital reconstruction. Plast Reconstr Surg 79: 120-126, 1987
7) Ellis E, Zide MF: Surgical Approaches to the Facial Skeleton (2nd ed). Lippincott Williams & Wilkins, Philadelphia, 2005

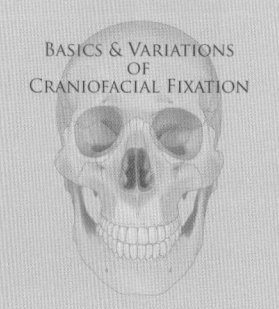

III章 頭蓋へのアプローチ

1. 前側頭開頭　frontotemporal craniotomy
2. Orbitozygomatic craniotomy
3. 両側前頭開頭　bifrontal craniotomy
4. 外側後頭下開頭　lateral suboccipital craniotomy
5. 経錐体法　transpetrosal approach
6. 経鼻的下垂体手術　transnasal pituitary surgery
7. 小児の開頭および整容的アプローチ　the craniotomy and cosmetic neurosurgical approach for pediatric cases
8. 減圧開頭後の頭蓋形成術　cranioplasty following external decompression surgery
9. 感染を併発後の頭蓋形成術　secondary cranioplasty following postoperative infection

1 前側頭開頭
frontotemporal craniotomy

順天堂大学浦安病院脳神経外科　安本幸正

適応疾患

- 脳動脈瘤（中大脳動脈、内頸動脈、前交通動脈など）
- 脳腫瘍（鞍結節部腫瘍、下垂体部腫瘍など）、頭蓋骨腫瘍など

ポジショニング

1. 体位

　以下、脳動脈瘤症例に対する開頭クリッピング術に用いる左前側頭開頭を説明する。
　マイクロサージェリーでは、顕微鏡の視軸が病変部に対して垂直になるようにポジショニングするのが基本である。

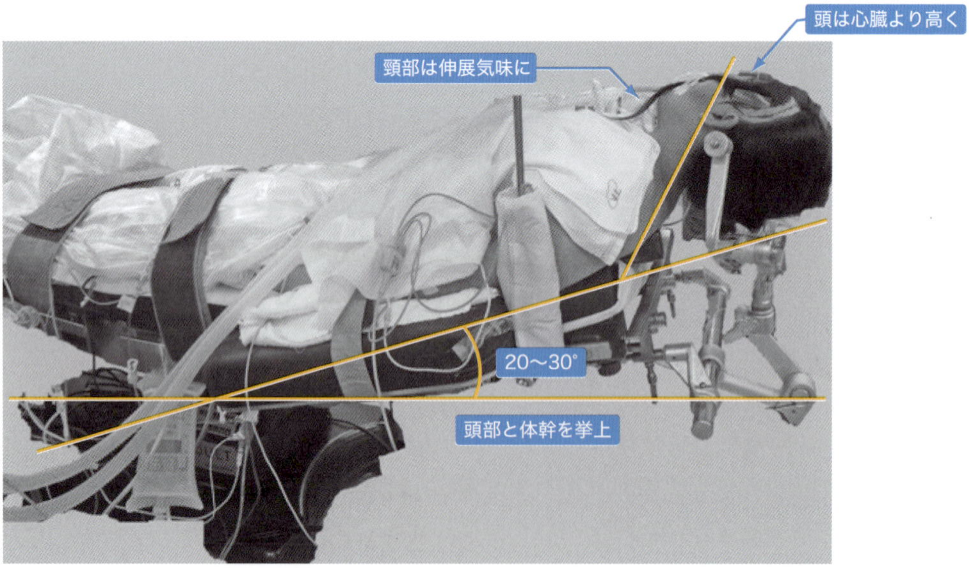

図1　体　位

- 前頭側頭開頭では、体は仰臥位
- 頭部は20〜30°挙上（手術台の背板を用いる）、約30°健側に回転させる
    - 静脈灌流を良くし、脳腫脹を防ぐために、頭部の位置は心臓より高くする。
    - 頸静脈の圧迫または気道閉塞を回避するため頸部屈曲が過度にならないように注意する。患側の肩下に枕を入れてもよい。
    - 気管チューブのずれ、抜けに注意する。
    - 仰臥位でも頭部を挙上しすぎると空気塞栓があり得る。
- 下肢も挙上する
    - 下肢の静脈灌流を良くする。

2. 頭部固定

■頭部は Mayfield 3点頭蓋固定器で固定する

　頭蓋固定装置のフレームは床に対し、垂直になるようにする。ピン固定により頭蓋骨を骨折する可能性（側頭骨）がある。浅側頭動脈（STA：superficial temporal artery）損傷に注意する。杉田式頭蓋固定装置で頭部を固定する術者も多い。

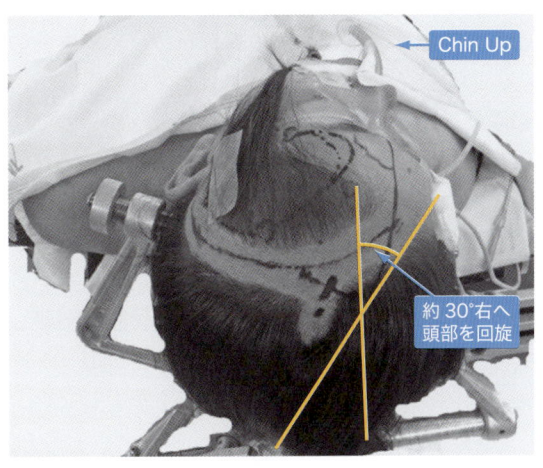

図2　頭位と頭部固定

開　頭

　剃毛：麻酔導入、ポジショニング後、開頭部位と頭皮切開線をデザインしてから行う（クリッピング術では通常使用しないが、腫瘍除去術ではナビゲーションシステムで開頭部位を決定する）。頭皮切開線に沿って2〜3cm外側までの部分剃毛を行う。消毒は、頭皮切開線を中心に剃毛した部位と頭髪部位も含めて行う。

1．皮膚切開

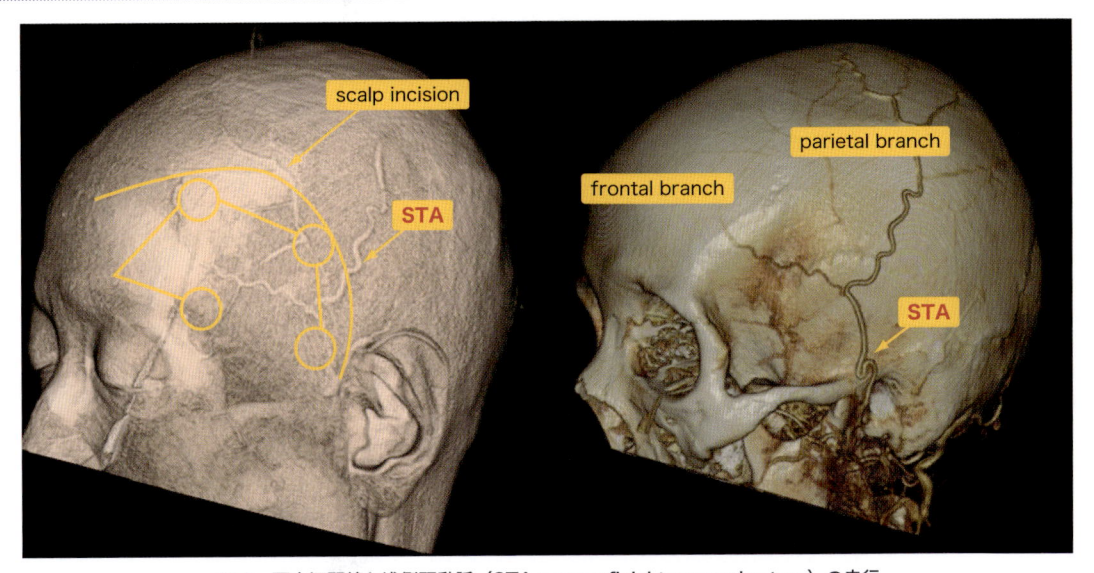

図3　頭皮切開線と浅側頭動脈（STA：superficial temporal artery）の走行
開頭をデザイン後に、STAの本幹を避け、骨弁の外側に頭皮切開線を決定する。

❶頭皮切開線は開頭のマーキングを行ってから、デザインする
　　前頭側頭開頭の頭皮切開は、耳介の前方、頬骨弓から上側頭線を越え、正中線上に終わることが多い。
❷耳介前方に浅側頭動脈の本幹があり、皮膚弁の血行を考慮し頭皮切開時に損傷しないようにする
　　頭頂枝と前頭枝末梢は切断せざるを得ない。
❸顔面神経が頬骨弓の皮下組織を走行するので、切り込まないようにする
❹皮膚弁は、骨弁よりやや大きめにする
　　頭皮切開線と開頭特にバーホールが一致しない方がよい。
❺頭皮からの動脈性出血に対してバイポーラ鑷子で止血し、その他は頭皮クリップで止血する
　　創部壊死防止のために、執拗に止血しない。
❻ラスパートリウムで前頭側頭部の骨膜を剥離し、全層一塊にした皮膚弁を翻転する
　　皮膚弁の基部に先端が鈍なフックを引っかけ、ペアンでフックについたゴムを牽引し織布に固定する。側頭筋の虚血を防ぐため強く牽引しない。

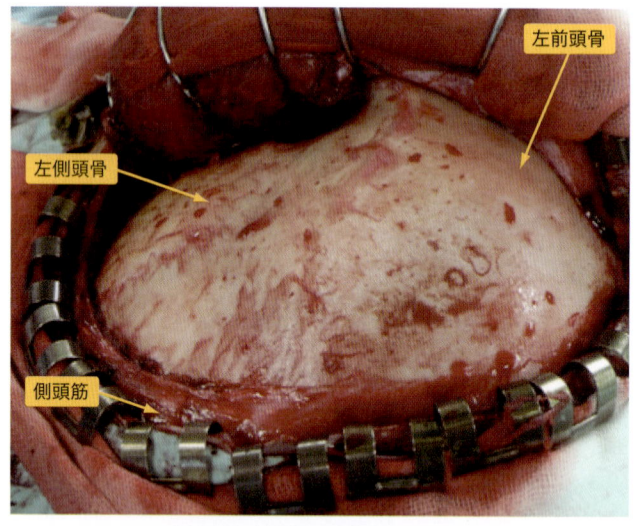

図4　頭皮切開、開頭範囲の頭蓋骨を露出した状態
頭皮は皮下組織まで切開、バイポーラで止血し、頭皮クリップを装着する。バイポーラによる止血は徹底しない方がよい。血流障害を危惧し、頭皮クリップを使用しない術者もいる。
Galea、側頭筋をメスまたは電気メスで頭蓋骨まで切開し、エレバトリウムで骨膜を頭皮弁に付着させたまま、頭皮弁を翻転し頭蓋骨を露出する。

2. 開頭

❶穿頭は蝶形骨大翼にキーホールをおき、図4のように穿頭を追加し、骨切りを行う
- キーホールと耳介前方のバーホール間の骨切りは通常中断するので、バーホールからエレバトリウムを挿入し、骨片から硬膜を剥離しつつ、残存した中頭蓋窩側を「てこの支点」として円蓋側から骨片を起こし、支点を骨折させる。骨片は free bone flap となる。側頭筋を骨片に付着したままの有形骨片にする場合もある。
- 骨切りの際に、硬膜損傷を起こさないように、バーホールから充分に硬膜を頭蓋骨から剥離する。先がL字型

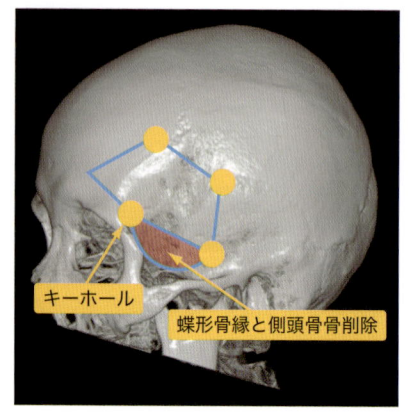

図5　左前頭側頭開頭術の穿頭場所と骨切りおよび蝶形骨縁骨削除部位

になったペンフィールド粘膜剥離子をバーホールから挿入し、全周性に硬膜と頭蓋骨を剥離する。バーホール間は、線鋸通しを挿入し剥離する。線鋸通しで硬膜損傷を起こすことがあり、無理をせず、バーホールを追加することを躊躇しない。特に高齢者には注意が必要である。
- 硬膜損傷は脳損傷も起こし得る。また、術後髄液漏になり頭皮下髄液貯留が遷延する。

❷側頭骨、蝶形骨縁と硬膜の間をペンフィールド粘膜剥離子でよく剥離し、側頭骨のsquamous partはリュールで切除、蝶形骨縁をダイヤモンドドリルとリュールで切除し、前頭葉底部が直視できるようにする

前床突起まで骨削除を行うこともある。

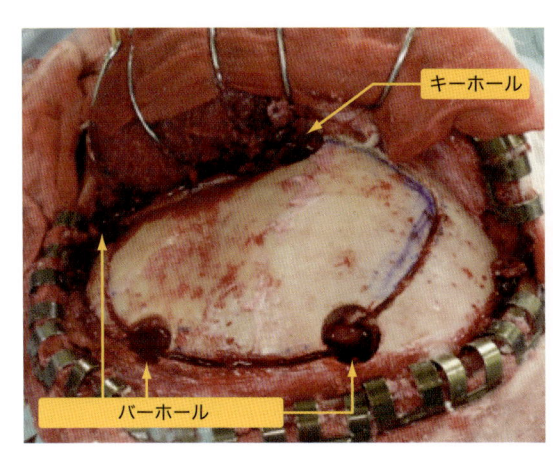

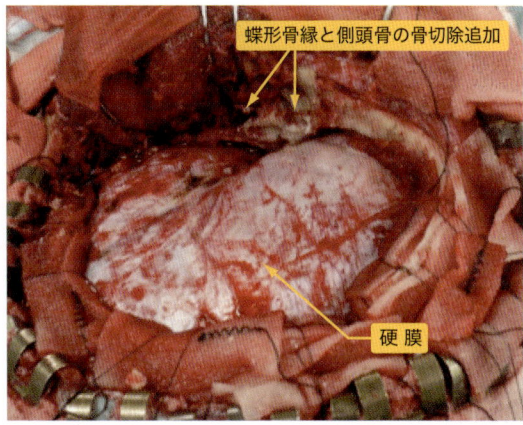

図6　左前頭側頭開頭
前額部陥没を防止するために前頭部底部にバーホールを設けない。骨と硬膜の癒着が高度の場合はバーホールの追加を躊躇しない。

3. 硬膜切開

■頭蓋底部を基部とした弓状の切開とする

硬膜を牽引翻転し、頭蓋底へのアプローチの支障にならないようにする。

脳の露出が不足する場合は、頭蓋冠方向に切開を追加する。

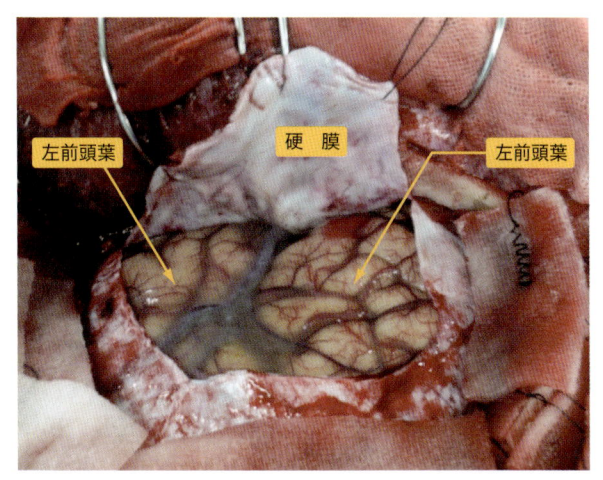

図7　硬膜切開
頭蓋底部を基部とした弓状の硬膜切開を起き、硬膜弁を側頭筋に付着させ、左前頭葉と側頭葉を露出した。

閉　頭

1. 硬膜閉鎖

> **POINT**　髄液漏を起こさないように硬膜をタイトに閉鎖することが大切である

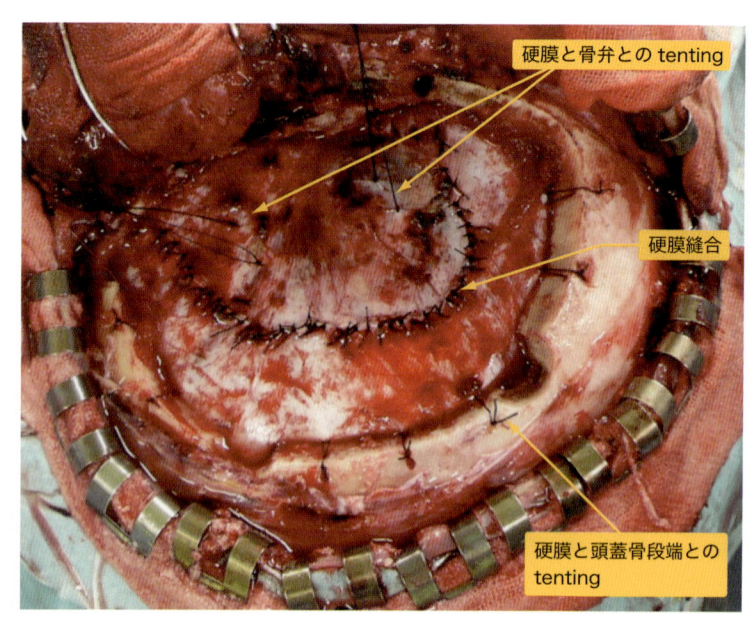

図8　硬膜閉鎖
硬膜を watertight に縫合する。術後硬膜外血腫を防止するために、硬膜の tenting を頭蓋骨断端にバーホール間に2～3カ所行う。骨片と硬膜との tenting も2カ所行う。

- ■通常、ブレイド形状の合成非吸収性縫合糸（4-0）で密に硬膜を縫合する

　間隔は2～3mm で密に硬膜を縫合する。

- ■硬膜弁が乾燥しないようにする

　硬膜弁は乾燥すると収縮し、閉鎖しにくくなるため、マイクロサージャリー中は生食で浸したコットンを硬膜弁上に起き、乾燥しないようにする。硬膜閉鎖は両端から縫合し始めるよりは、途中に stay suture を置き、その間をタイトに縫合するとよい。硬膜が脆弱で、縫合部に欠損が生じる場合は、筋肉片を欠損部に置き縫合する。

- ■髄液漏が予測される場合

　フィブリングルー（フィブリノゲン添加第13因子であるボルヒール®またはベリプラスト®）を約3ml 硬膜上に塗布し硬膜をシールする。最近 polyethylene glycol hydrogel sealant であるデュラシールブルースプレーを塗布することができるようになった。

- ■硬膜欠損の補填には、癒着を生じない人工硬膜（ゴアテックス®）を使用する

　生体硬膜と人工硬膜との隙間または生体硬膜に縫い付けるための針穴から髄液が漏れるため、生体に生着する吸収性の人工シート（バイクリル®メッシュまたはネオベール）を人工硬膜上に添付し、フィブリングルーを塗布する。

2. 骨片の修復

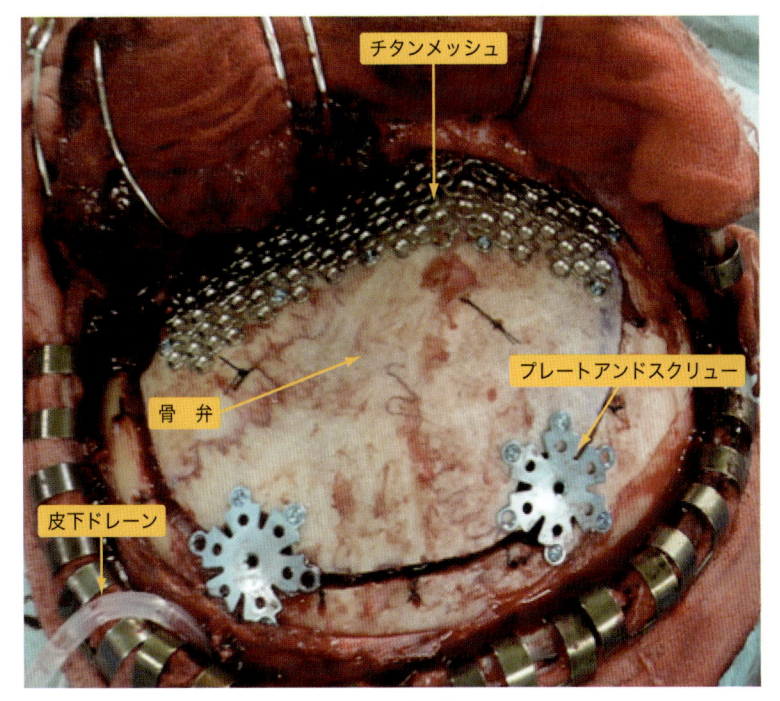

図9 骨片固定
花弁状のプレートアンドスクリュー（SPプレート）を頭蓋円蓋のバーホールに装着し、チタンメッシュで前頭部と側頭部の骨欠損部を補填し頭蓋骨を固定する。側頭骨・蝶形骨縁側は側頭筋の落ち込みを防ぐため、スクリューで固定せず、メッシュを浮上させる。

- ■骨片と頭蓋骨の間隙が最小限に、骨の段差がないように頭蓋骨固定を行う
- ■閉頭時の頭蓋骨固定に金属固定具を用いる
   頭蓋骨端と骨弁の固定が強固となり、骨弁が陥没することは少なくなった。
- ■金属固定具として、挟み込み式とプレートアンドスクリューがある
   どちらも金属プレートの菲薄化と円滑化により、固定部の違和感が生じることが少なくなった。
- ■プレートアンドスクリューを使用することが多い
   SPプレート（エス・アンド・ブレイン社）は0.5mmと薄く、プレートの縁が滑らかであることより頭皮への刺激が軽減される。固定部の違和感が少ないため筆者は頻用している。
- ■前側頭開頭で蝶形骨大翼切除を行った場合、側頭部頭皮の落ち込みを防止するために、チタンメッシュで骨欠損部を補填する
   L字型のキーホールプレートも有用である。チタンメッシュは側頭骨と蝶形骨縁側は固定せず、浮上させ、側頭筋の落ち込みを防ぐ。
- ■バーホールは、極力平坦にする
   金属固定具、ハイドロキシアパタイトから成るバーホールボタンまたはメチルメタクリレートから成るクラニオプラスチックキットを用いて、極力平坦にする。バーホール部位の頭皮陥凹予防として骨屑をバーホールに充填する方法がよく用いられるが、再手術時にその効果を疑問視することが多い。
- ■頭蓋骨腫瘍または脳腫瘍で骨片に腫瘍の浸潤があれば、その部位を除去し戻す
   浸潤が広範であれば、チタンメッシュを用いて、骨片全置換を行う。

3. 皮膚縫合

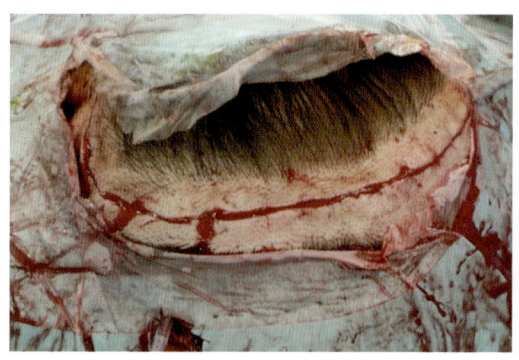

▲側頭筋と皮下組織の中縫い、頭皮の段差がないように対称的に針を刺入する。

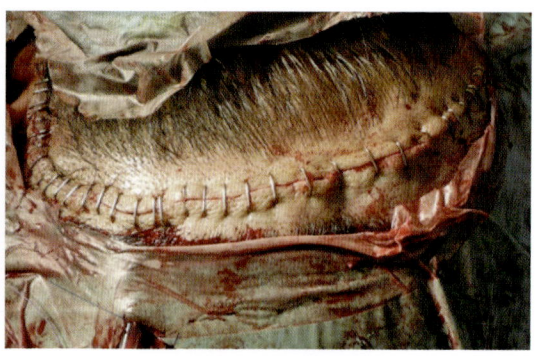

▲ステイプラーで頭皮を縫合、先細のセッシを用い、頭皮の段差を修正しながら、頭皮を圧迫するようにして鉤を放つ

図 10　頭皮縫合

■ 抗菌性のバイクリル®プラス（エチコン社）3-0を用い、側頭筋そして皮下組織を中縫いする

　側頭筋を縫合する際、筋膜と筋肉を一塊にして縫合、または、筋肉と筋肉そして筋膜と筋膜それぞれ縫合してもよい。皮下組織の縫合は、針挿入程度を両断端対称的にし、頭皮断端の段差がないようにする。

■ 初回手術では、ステイプラーで頭皮を縫合する

　その際も、頭皮の段差が起きないように注意する。

■ 再手術の際、頭皮はマットレス縫合を行い、皮膚の落ち込みを防ぐ

　4-0 または 5-0 ナイロン糸で行う。

臨床のヒント

術後管理の注意点

髄液頭皮下貯留
- 髄液頭皮下貯留は自然に吸収されることが多い。頭皮ステイプラー除去を遅らせ、創部哆開を防ぐ。
- 改善しない場合は、穿刺排液を繰り返すと髄液貯留が消失することがある。
- まれに再開頭髄液漏閉鎖を行う場合もある。
- まれに脳室−腹腔シャント術を行うこともある。

創部感染
- 前頭洞が開放されたときに起きやすい。
- 抗生物質投与で改善しない場合、また硬膜外膿瘍を形成している場合は、再開頭、骨片除去し、3〜6カ月後に頭蓋形成術を行う。

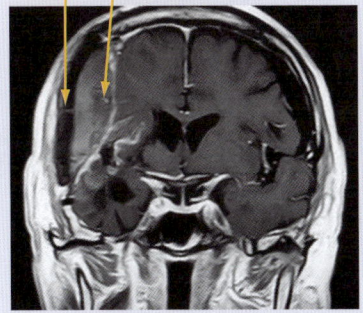

▲MRI 造影で人工骨下に硬膜外膿瘍を認めた

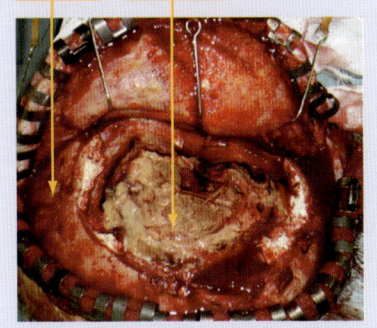

▲開頭し膿瘍を除去した

図　術後硬膜外膿瘍の症例
他院で破裂脳動脈瘤に対し開頭クリッピング術を施行され、頭皮創部から膿が流出した症例。前頭洞は開放されておらず、原因は不明。

整容的な結果を得るための工夫

- 頭皮血流を保つように頭皮切開をデザインする
  - 手指で浅側頭動脈の位置を確認する。3D-CTアンギオグラフィーで浅側頭動脈の走行を確認する。浅側頭動脈本幹を皮弁側または頭皮側に避けてデザインする。頭皮切開線直下に浅側頭動脈がある場合は、モスキートペアンやメッチェンバウム剪刀で meticulous dissection を行い、浅側頭動脈を確保し温存する。
- 頭皮切開線が開頭ライン特にバーホール上にならないように開頭ラインより拡大する
  - バーホール内に頭皮が落ち込み、頭皮は菲薄化し、感染や頭皮欠損が起こり得る。
  - バーホール上に頭皮切開線がある場合は、バーホールに花弁上のチタンプレートを装着するかバーホールボタンを挿入し、頭皮の陥没を防ぐ。
- 閉頭時、前額部の段差をなくすために
  - 骨片は前頭部骨断端に合わせ、金属固定具で固定する。
  - 側頭骨と骨片との間隙は側頭筋でカバーする。
- 金属固定具は極力薄く、縁が滑らかなプレートを用いる

こんなことが起こったら

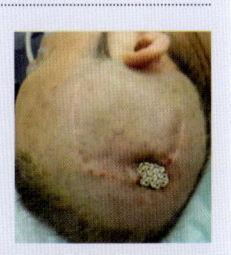

頭蓋骨腫瘍除去後、チタンメッシュで骨弁全置換を行った。10年後に、チタンメッシュが頭皮から飛び出したため、再開頭し、チタンメッシュを除去し、骨欠損のまま閉創した。チタンメッシュによる骨弁置換の際、メッシュ断端部は、頭蓋骨断端部のカーブに合して加工することが容易でないため、通常よりスクリューを多く用いてメッシュ断端部が頭皮側に突出しないように頭蓋骨固定を念入りに行う必要がある。術後は定期的に創部のチェックすることが大切である。

【参考文献】
安本幸正：頭頂後頭開頭．NS NOW 13　整容脳神経外科 Update, pp36-43　メジカルビュー社, 東京, 2011

2 Orbitozygomatic craniotomy

杏林大学医学部脳神経外科　野口明男

適応疾患

Cavernous sinus や parasellar lesion、petroclival lesion、middle fossa などの病変に対して行われる。

ポジショニング

以下、便宜上右側で説明する。

1．体位

基本的に pterional とほぼ同様である。

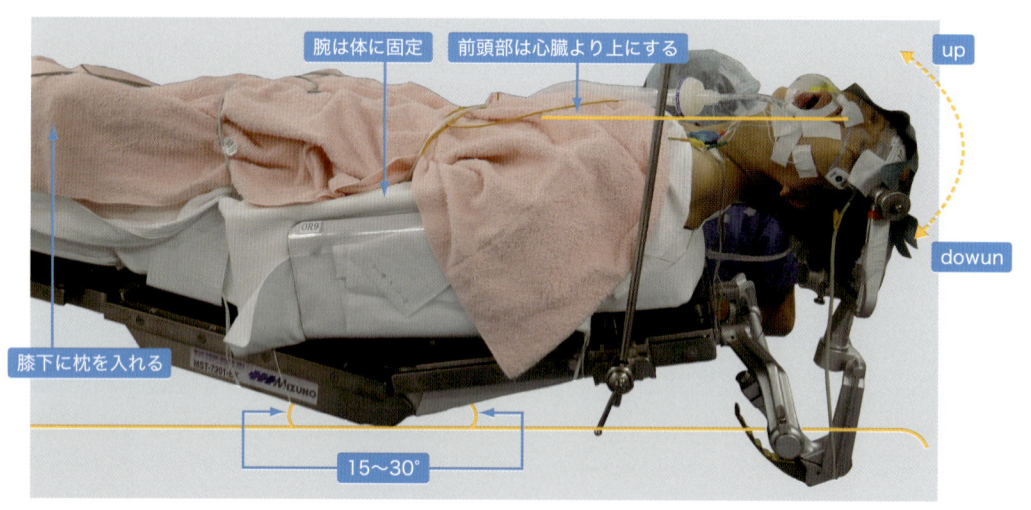

図1　体　位

- 上体と下肢の挙上それぞれ15〜30°挙上
- 頭部は健側へ約30°回旋させやや chin up させる
    - 脳底部で高位病変を下から見上げる場合 vertex down とする。
    - Cavernous sinus 腫瘍などの頭蓋底病変に対しては vertex up とする。
- 空気塞栓予防かつ静脈出血コントロールのため、前額部を右房より上位にする

2. 頭部固定

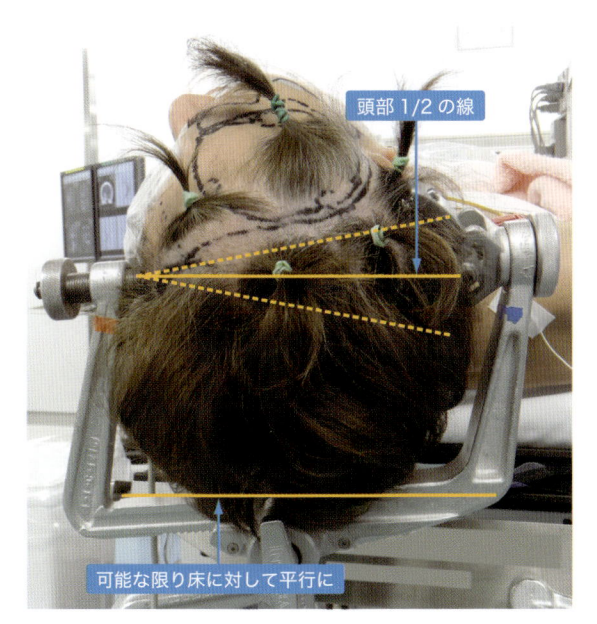

(図中ラベル) 頭部 1/2 の線
(図中ラベル) 可能な限り床に対して平行に

図2　頭位と頭部固定

■Mayfield 3点頭蓋固定器を用いて固定する
- ピンの固定位置は縫合線や骨の薄い側頭骨、前頭洞、側頭筋直上を避ける。
- フレームは可能な限り、床と平行にすることが望ましい。
- 2ピンと1ピンで作られる二等辺三角形の重心線は、頭部の半分を通ることが望ましい。

3点固定を終えたら、皮膚切開線をデザインし記入、バリカンで部分剃毛を行う。術野に露出される毛髪はゴムであらかじめ結んでおき、この後 SEP・MEP モニターの準備をし、手術のセットアップ完了とする。

開　頭

POINT Orbitozygomatic approach の開頭方法にはさまざまなバリエーションがあるが、その簡便性・安全性から、通常の前頭側頭開頭に加え第2骨片（oribitozygomatic bar）を作成する two piece osteotomy が推奨される

剃毛：毛髪の温存、美容的問題、皮膚の損傷などから無剃毛の皮切が汎用されているが、切開の容易さ、縫合および抜糸時の煩雑さなどから、部分剃毛を行う。

1．皮膚切開

> **POINT** 側頭筋切開に関しては、顔面神経側頭枝の損傷にもっとも注意を払わなければならないが、この神経を術中視認することは不可能である。このため、顔面神経が走行する層の解剖学的理解が重要である

■**手術に必要な局所解剖**

側頭筋部の組織層構造は、分布する血管網から4層よりなっている。第1層は皮膚・浅側頭筋膜層 superficial temporal fascia であり、この浅側頭筋膜層は顔面神経に関して最も重要である。第2層は疎性結合組織層 loose areolar tissue で、以下第3層の深側頭筋膜層 deep temporal fascia（これは眼窩上縁から頬骨弓付着部にかけてさらに2層に分かれる）、第4層の側頭筋層 temporal muscle へと続く。このうち顔面神経は浅側頭筋膜層にある脂肪層を走行するため、側頭筋切開は神経からより遠い側頭筋層にある脂肪層（deep temporal fat pad）を利用し、神経の損傷を回避する。

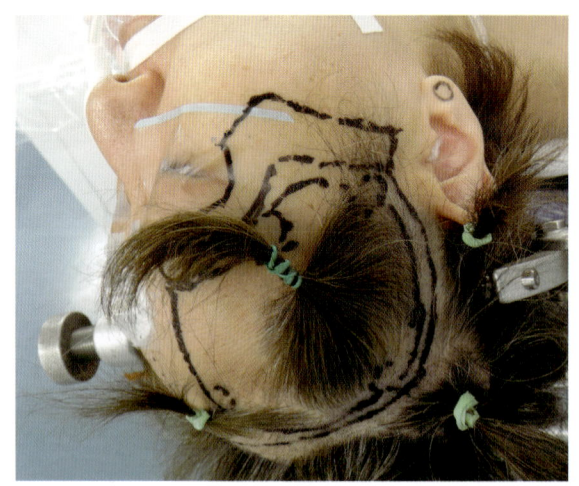

図3　皮膚切開

■耳介直前外耳道前方約1cm 頬骨下縁から hair line 内に半円弧状の切開を、正中を越え反対側に伸ばす。浅側頭動脈前頭枝は皮弁側につけて温存する

開頭時に前頭洞が開放されることがあり、この場合は pericranial flap を作成しておいてもよい。

2．側頭筋切開

顔面神経を温存する安全な deep temporal fat pad を利用する subfascial dissection で行う。

❶**深側頭筋膜と側頭筋間の脂肪組織を利用し皮膚と筋膜を一塊に翻転する**

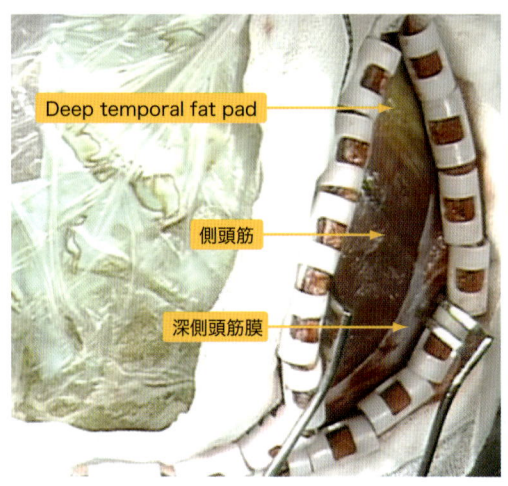

▲右開頭。深側頭筋膜を切開し側頭筋の脂肪層（deep temporal fat pad）に入る。

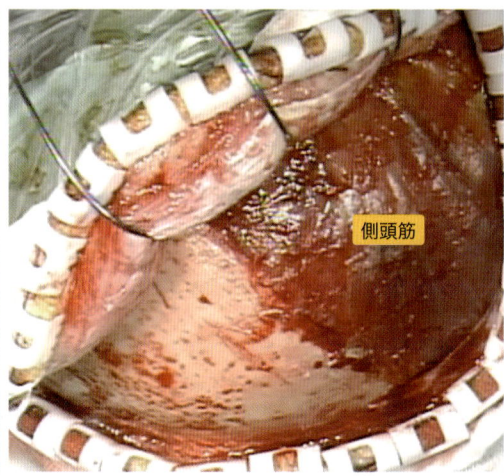

▲側頭筋の脂肪層（deep temporal fat pad）を基点とし、皮膚・深側頭筋膜を一塊に翻転すると、側頭筋が露出される。

図4　側頭筋膜切開と側頭筋の露出

Ⅲ章 頭蓋へのアプローチ
2. Orbitozygomatic craniotomy

❷眼窩の上外側縁と zygomatic arch を露出し、これらをラスパトリウムや電気メスを利用しながら前後につなげ、orbitozygomatic root を完全に露出させる

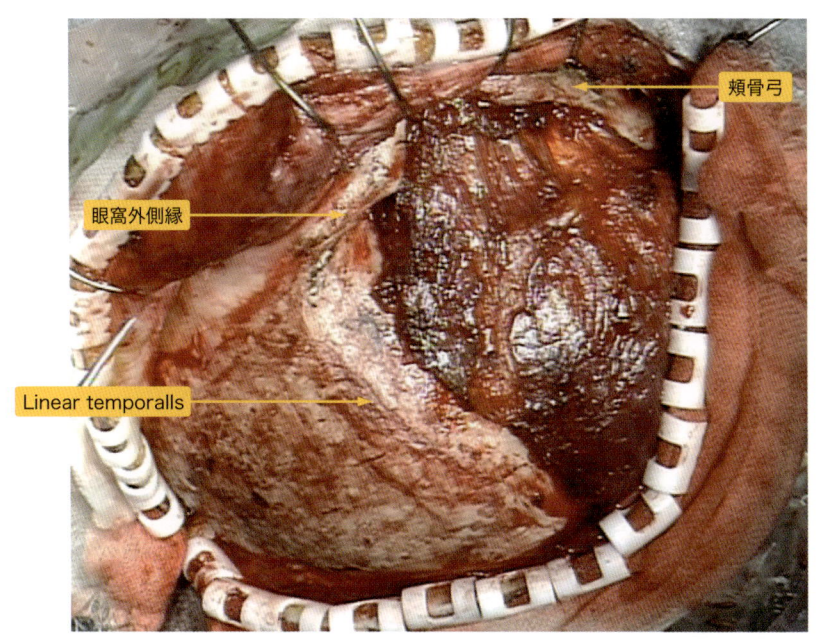

図5 眼窩上・外側縁から頬骨弓の露出
側頭筋を残し眼窩上縁から外側縁、さらに頬骨弓までを露出させたところ。

❸側頭筋を linear temporalis から切り離し、これを下方へつなげて下眼窩裂まで露出し、皮膚・筋膜と一塊に翻転する

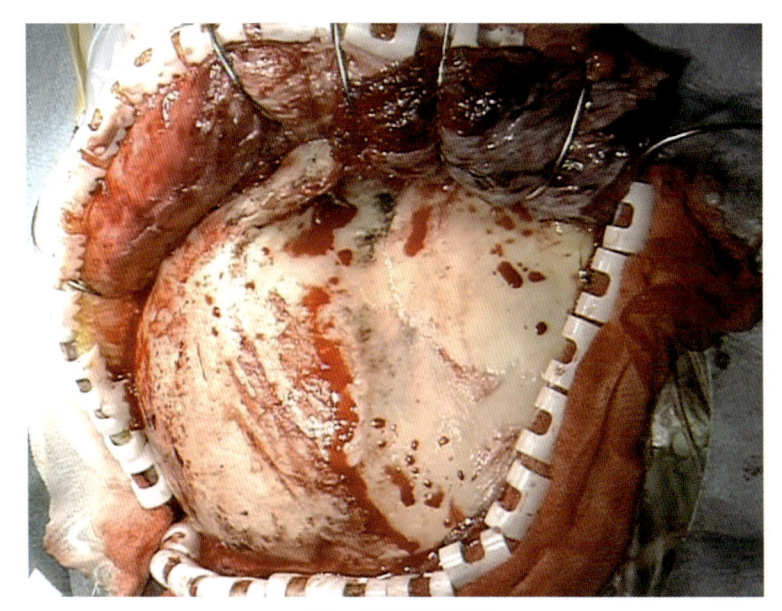

図6 前頭側頭開頭前
図5から側頭筋を翻転し、前頭側頭開頭の準備に入る。

3. 開頭

> **POINT** 前頭側頭開頭を行うときは、第2骨片（orbitozygomatic bar）を作成しやすいように、前頭側を眼窩上縁に近いところまで開頭する

❶前頭葉側に広い術野が要求される場合は、眼窩上神経を温存するために supraorbital foramen を開放しておく
❷バーホールは pterion のキーホールを含めた計4カ所に設け、広めの前頭側頭開頭を行う

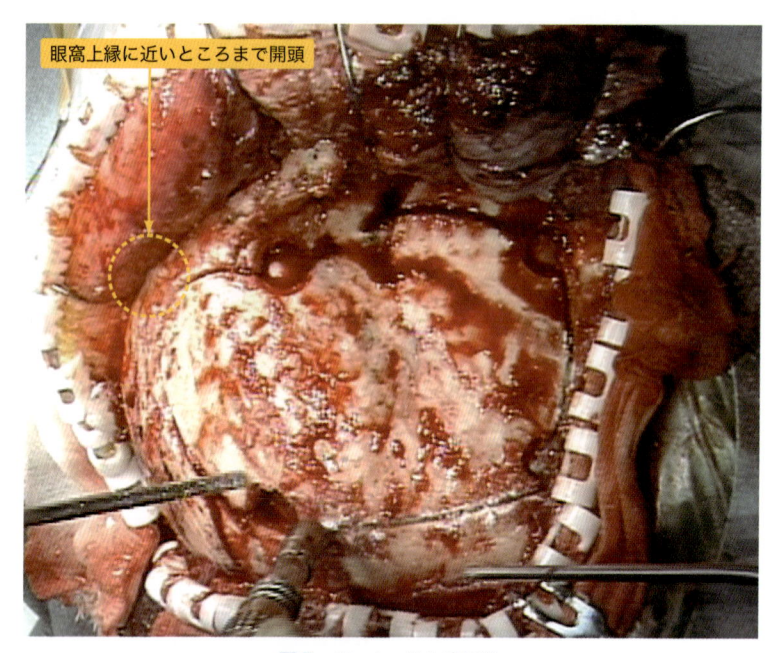

図7　バーホールと骨切開
右前頭側頭開頭を行っている。

❸蝶形骨の ridge を削開し、蝶形骨小翼の骨を硬膜の折返りが露出されるまで充分に剝離する
❹第2骨片である orbitozygomatic bar の作成：頰骨弓下の側頭筋を前後に充分剝離し、まず頰骨弓基部（耳側）を bone saw などで切離する
❺眼窩骨膜（periorbita）を上壁、外側壁から剝離し、次に前頭葉・側頭葉硬膜を頭蓋底から充分に剝離する
❻眼窩骨膜（periorbita）を脳ベラなどで保護しながら、眼窩上縁の骨を切離し、最後に眼窩外側と頰骨を切離する。眼窩外側と頰骨の切離は、上眼窩裂と下眼窩裂をつなげるとよい

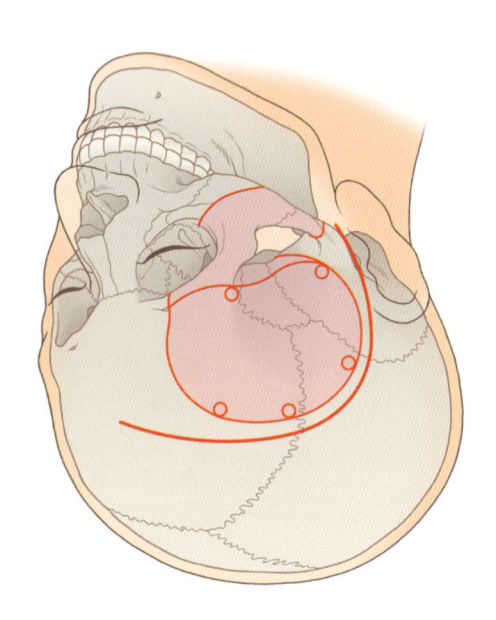

図8　開頭範囲（右側）
前頭側頭開頭と第2骨片のシェーマ。

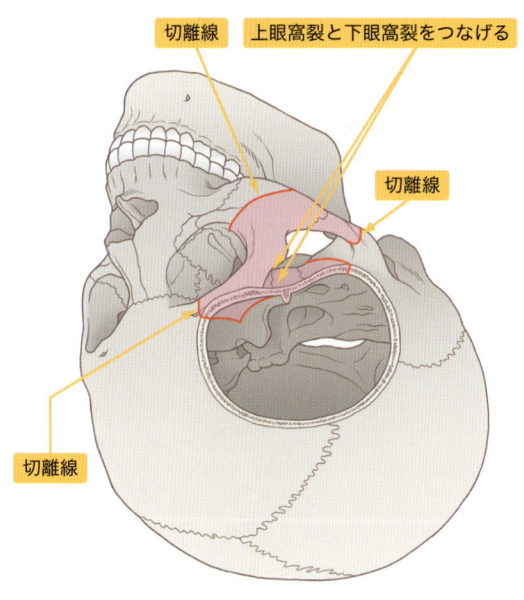

図9　第2骨片の切離線

❼ Bone saw のみでは骨の切離は不可能である。骨ノミを使用するとよい

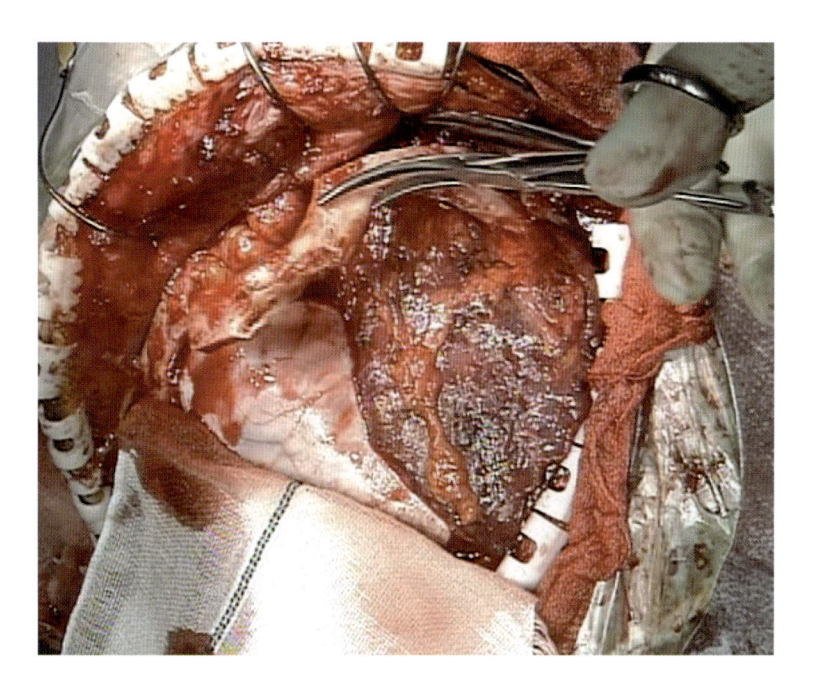

図10　第2骨片の切離（右開頭）

4. 硬膜切開

症例によって異なるが、通常は半円孤状の切開を置く。前床突起を削除した場合などは、これに加え同側の内頚動脈に向かって直の切開を加える。

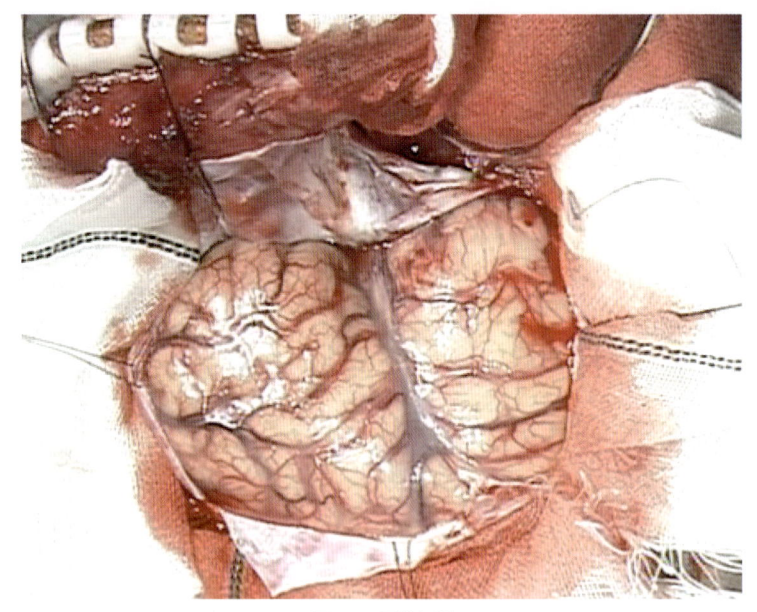

図11　硬膜切開

閉　頭

1. 閉頭

髄液漏が起こらないように硬膜をタイトに縫合する。

2. 頭蓋形成

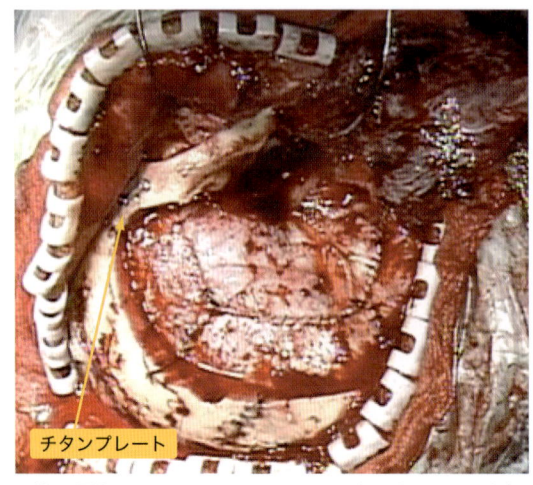

▲第2骨片の orbitozygomatic bar をチタンプレートで形成 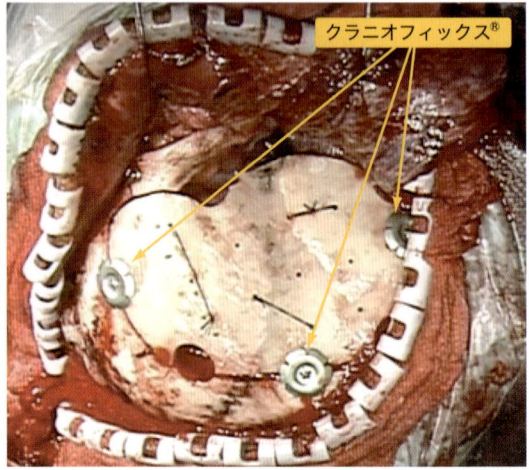　　▲次に第1骨片をチタン製頭蓋骨固定システム（クラニオフィックス®）で形成

図12　頭蓋形成

Orbitozygomatic bar はチタンプレートで固定し、骨弁はチタン製頭蓋骨固定システムで固定する。また骨の間隙はペースト状骨充填材（バイオペックス®）で補填する。

3．筋肉・筋膜縫合

　筋肉はあらかじめ linear temporalis に固定用小ホールを開けておき、これに縫合する。
　筋膜は切開線をそれぞれ縫合する。

4．皮膚縫合

　2層に縫合し、手術終了とする。

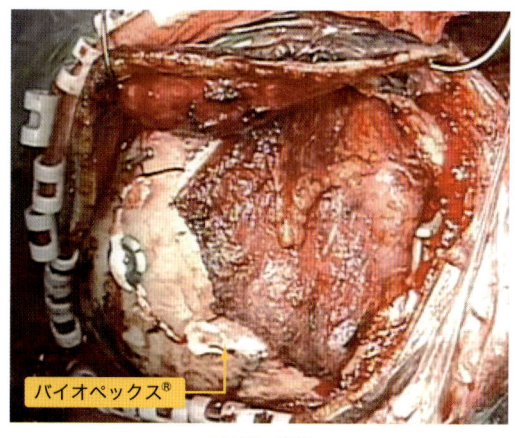

図13　閉頭
骨の間隙をペースト状骨補填材（バイオペックス®）で補填し、側頭筋を linear temporalis に固定した。

臨床のヒント

術式のバリエーション：術野拡大の工夫

バリエーション1

　基本的な orbitozygomatic approach を元に、いくつかのバリエーションがある。その中で著者らが頻回に行っているのが通常の前頭側頭開頭に orbital rim の除去を加えて行う方法である。前頭側頭開頭と orbital bar を一塊に取り除く開頭方法で、orbital roof の骨は非常に薄いため、容易に骨折させることができて、操作の安全性からも非常に有用である。
　この開頭の術野は通常の orbitozygomatic approach とほとんど変わりがないが、脳底部で高位病変を下から見上げることが要求される場合は、頬骨弓の除去だけを加えればよい。

バリエーション2

　Orbitozygomatic approach に前床突起削除を加えることによって、さらに術野の展開が広がることがある。内頚動脈一眼動脈分岐部動脈瘤や脳底動脈先端部動脈瘤および上小脳動脈分岐部動脈瘤などの際役に立つ。また extradural temporopolar approach でダンベル型の三叉神経鞘腫に対しても応用可能である。

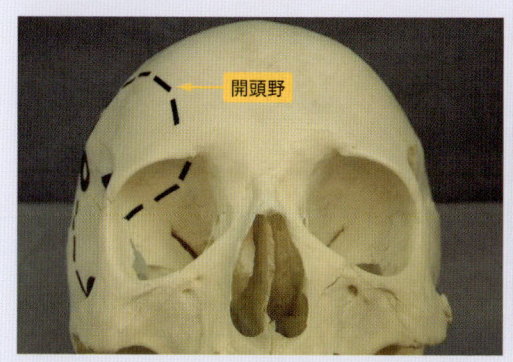

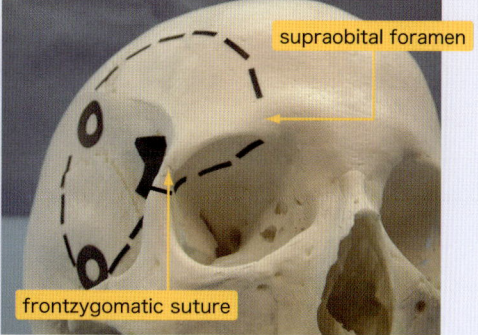

図　Orbitozygomatic approach の modification

3 両側前頭開頭
bifrontal craniotomy

北里大学医学部脳神経外科　久須美真理・岡　秀宏

適応疾患

- 脳動脈瘤（前交通動脈瘤、遠位部前大脳動脈瘤など）
- 脳腫瘍（頭蓋咽頭腫、下垂体腺腫、鞍結節部・前頭蓋底部髄膜腫、など）

ポジショニング

以下、頭蓋咽頭腫など鞍上部腫瘍に対する両側前頭開頭について説明する。
顕微鏡の視軸が病変部に対して垂直に入るようにやや vertex down する。
開頭を頭蓋底部ぎりぎりまで行うか否かは病変の位置と架橋静脈の位置によって決める。

1．体位

- 両側前頭開頭では、体位は仰臥位を基本とする
- 頭部は10〜20°挙上（手術台の背板を用いる）、下肢も挙上し、軽度Ｖ字にする
  - 静脈還流をよくし上矢静洞からの静脈性出血を防ぎ、脳腫脹を少なくするため、頭部の位置は心臓より高くするが、静脈からの空気塞栓を防ぐため、心臓の高さから15cmまでとする。
  - 静脈還流障害を予防するため、頸静脈の圧迫がないように注意する。

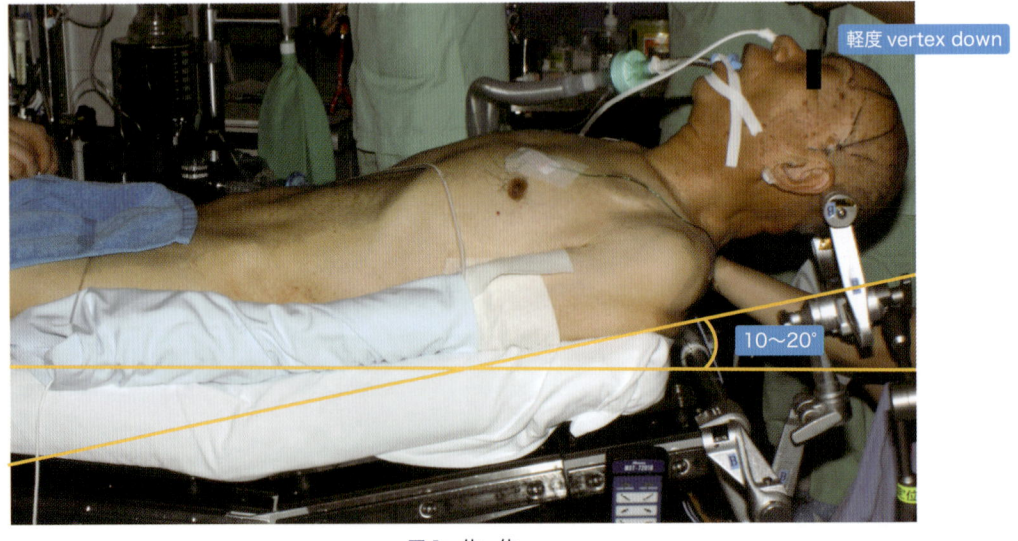

図1　体　位

Ⅲ章 頭蓋へのアプローチ
3. 両側前頭開頭

2. 頭部固定

- ■頭部は左右に回転せず中間位で、水平もしくはやや vertex down する
- ■Mayfield 3点頭蓋固定器で固定する
  - 頭蓋固定器のピンは側頭骨の squamous suture から耳介の骨の薄い部分を避けて打つ。
  - バディーハローをつける場合は、できるだけ左右のヘッドピンが床面に水平になるように留意する。
  - 浅側頭動脈（STA: superficial temporal artery）損傷に注意する。

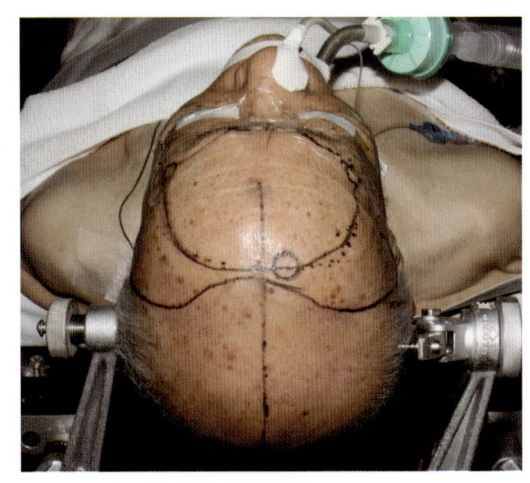

図2　頭位と皮膚切開
軽度 vertex down、左右には振らない。

開　頭

剃毛：麻酔導入しポジショニング決定後、頭皮切開線をデザインしてから行う。頭皮切開線に沿って2cm程度の幅で部分剃毛を行う。消毒は、切開線を中心に広く行う。また、止血のため、消毒の時点で1％キシロカイン・エピネフリン入り 20ml の局所麻酔薬を切開線に注入する。

1. 皮膚切開

❶頭皮切開線は開頭のマーキングを行ってからデザインする
❷頭皮切開線はできるだけヘアラインの内側に来るようにデザインする
　皮切が目立たないように富士型の皮切をとっている。通常の開頭であれば、頬骨弓を超えて下方への切開は不要である。

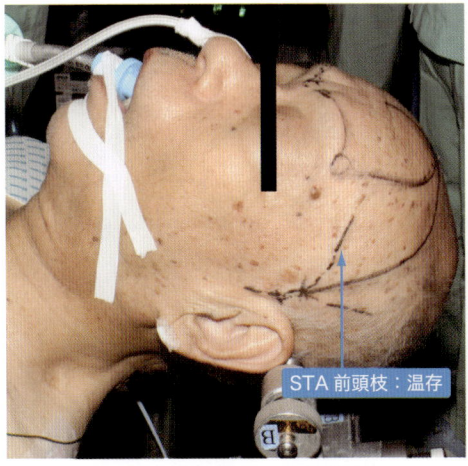

図3　頭皮切開線と浅側頭動脈
（STA：superficial temporal artery）

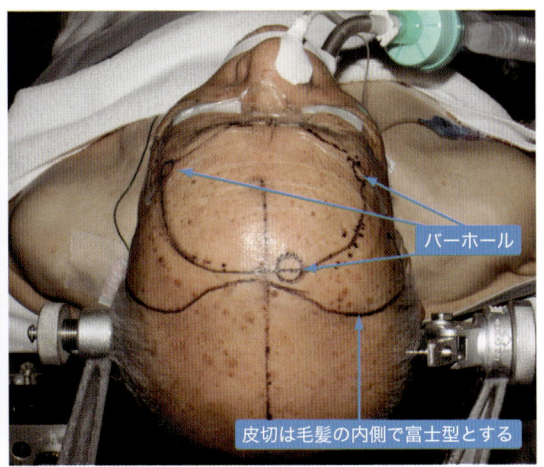

図4　頭皮切開線と骨切りライン

❸耳介前方に浅側頭動脈の本幹があり、皮膚弁の血流を考慮し温存する
　前頭枝は温存可能だが、頭頂枝は切断せざるを得ないことがある。
❹頭皮下の動脈性出血はバイポーラ鑷子にて止血し、皮膚は止血しない
　エピネフリン入りの麻酔薬が局注されているので、皮膚からの出血はごく少量のはずである。皮膚にガーゼをあてて保護し、ガーゼとともに頭皮クリップにてはさみ、止血を完全なものとする。
❺骨膜弁を採取する場合（前頭洞が解放されるケース）は、帽状腱膜まで切開し皮弁を翻転とする。帽状腱膜下結合組織は骨膜側へ残し、骨膜とともに有茎皮弁として採取する
　Linear temporalis より下では結合組織は帽状腱膜側につけるようにし側頭筋膜は温存する。

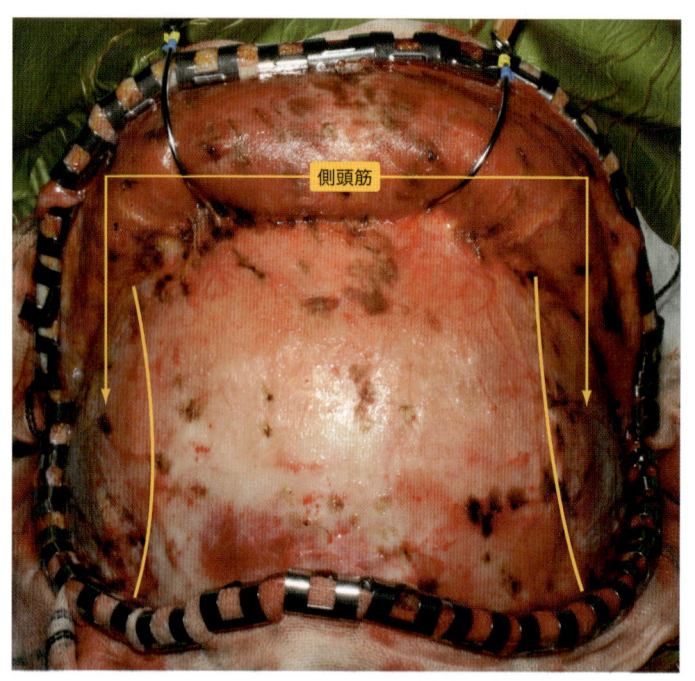

図5　有茎骨膜弁作成の準備
Linear temporalis の内側で骨膜弁をとる。

❻皮弁の翻転は basal interhemispheric approach では nasion まで行う
* 眼窩上神経に留意し温存に努める。皮弁が眼球圧迫を起こさないように注意する。

2. 開頭

POINT　前頭蓋底側の骨欠損を少なくする

❶穿頭は眼窩上縁外側に2つと上矢静洞の右側に1つあるいは左右両側におき、それらをつなげる
* 骨窓は通常、linear temporalis の側頭側まで広げる必要はない（側頭葉を露出する必要がないため）。
* 前方では上矢状静脈洞は細くなっており、通常、上矢状静脈洞を挟む形でバーホールをおかなくとも、片側バーホールから上矢状静脈洞部を剥離するだけで、開頭可能である。
* 骨切りの際には硬膜損傷を起こさないように、バーホールからペンフィールドの剥離子を挿入して硬膜と頭蓋骨を剥離する。特に上矢状静脈洞の上は丁寧に剥離しておく。これは、上矢状静脈洞に骨が癒着している場合があり、骨片をはずす際、静脈洞損傷のリスクがあるためである。

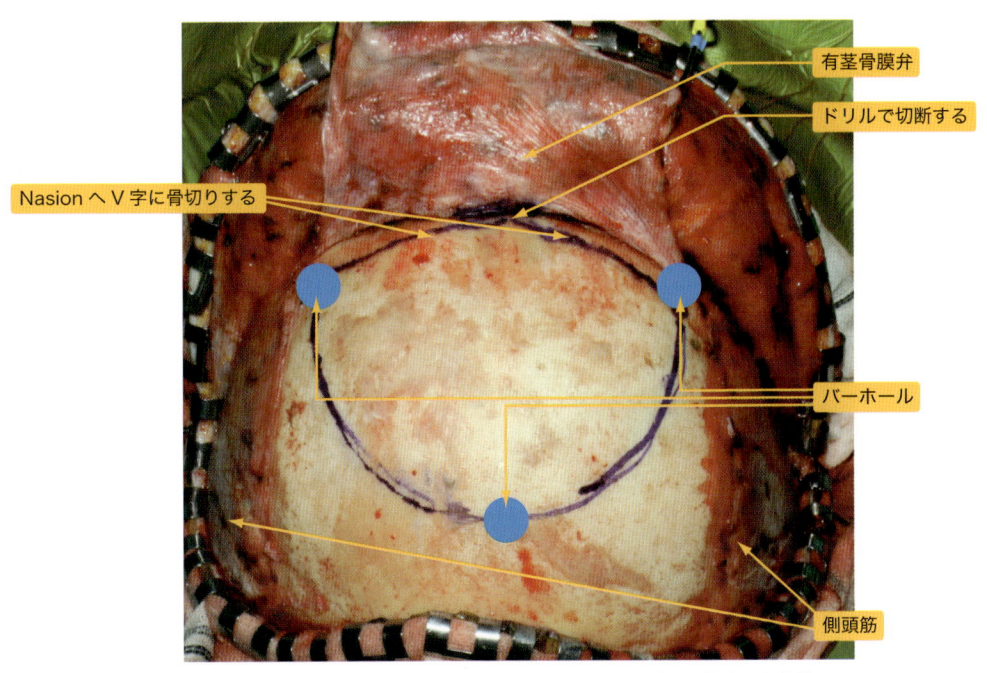

Ⅲ章　頭蓋へのアプローチ
3. 両側前頭開頭

図6　頭皮切開、有茎骨膜弁の作成と開頭範囲の頭蓋骨を露出した状態

❷ Basal interhemispheric approach では、前頭蓋底側をできるだけ頭蓋底まで開頭するため、nasion に向けて V 字に切る

Crista gali があるため正中部分の骨切りは困難であるため、ドリルで溝を付けてから骨折させる。

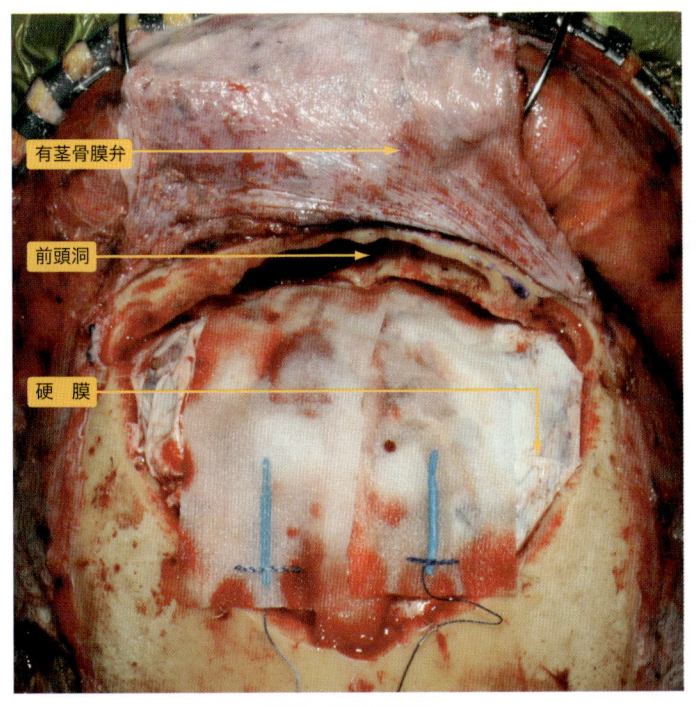

図7　両側前頭開頭

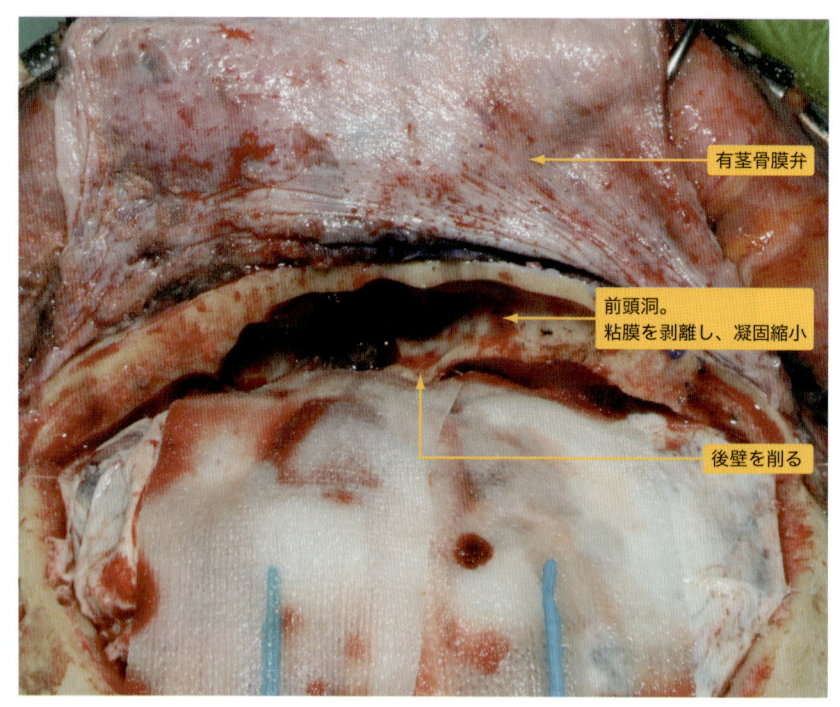

図8　前頭洞露出と内板切削、前頭洞粘膜の処置

❸前頭洞が開放した場合、粘膜は骨から剥離し、鼻前頭管へ向けて凝固収縮させる
　側頭筋肉片をフィブリングルーをつけて貼りつける。前頭洞の後壁をできるだけ前頭蓋底を平らにするように削る。
❹Crista gali の上の硬膜を電気メスで切開し、マイクロリュエルにて切削する

3．硬膜切開

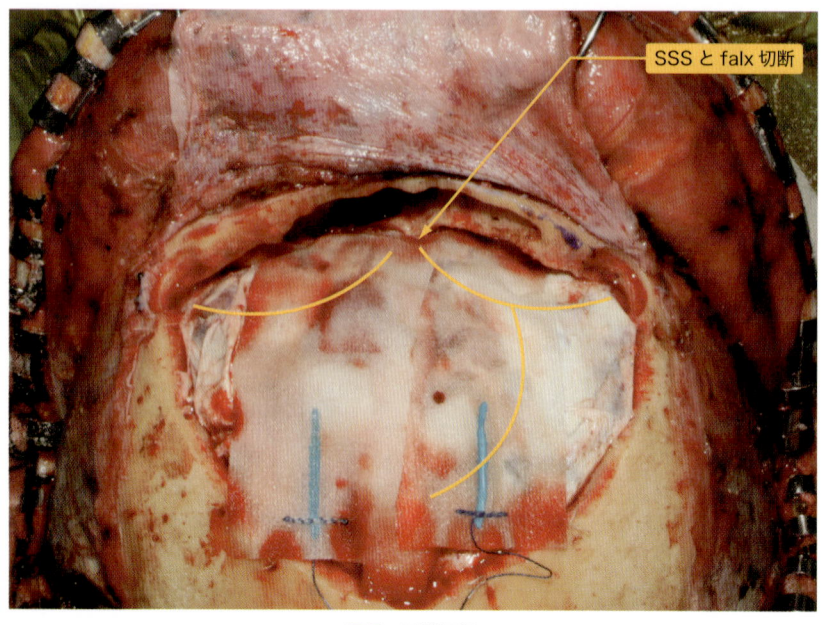

図9　硬膜切開

❶ Falx を切る場合、falx を中心として前頭蓋底に対して M 字の硬膜切開をおき、上矢状静脈洞を前頭蓋底ぎりぎりで二重結紮し、切断、falx を離断する
　　必要に応じて硬膜切開は後方へ追加する。
❷ Falx を切らない場合、主に右の硬膜を切開する
　　上矢状静脈洞に対して逆 U 字になるような切開とする。

閉　頭

1. 硬膜閉鎖

POINT 髄液漏を起こさないように硬膜を watertight に閉鎖する

- 通常、4-0プロリーン® などの丸針の糸で連続縫合する
  - 途中、stay suture をおくとよい。
  - 間隔は 2〜3mm で密に縫合する。
- 硬膜弁が乾燥しないようにする
  - マイクロサージャリー中はコットンを硬膜弁上におき、wet に保つ。
- 硬膜欠損部の補填は筋肉片を挟んで縫合、または筋膜で補填する
  - 欠損が大きい場合は人工硬膜（ゴアテックス®）を使用する。
- 髄液漏防止のため、縫い代の上にゼルフォーム® にフィブリングルーをつけて貼りつける
  最後にフィブリングルーをスプレーする

2. 骨片の修復

- 骨片はできるだけ前頭蓋底の欠損が少なくなるようにする。欠損はつくらないように開頭するが、欠損が大きくなった場合は、プレートや人工骨で欠損部を補填する。頭蓋底に押さえつけて固定する
  骨膜弁で前頭洞を閉鎖している場合も同様。骨の段差を作らない。
- チタンプレートを用いて固定する
- 前頭洞内にスクリューを打たないように注意する
- バーホールは平坦にする
  花型のプレートを用いて閉鎖するか、バーホールボタンなどを用いる。

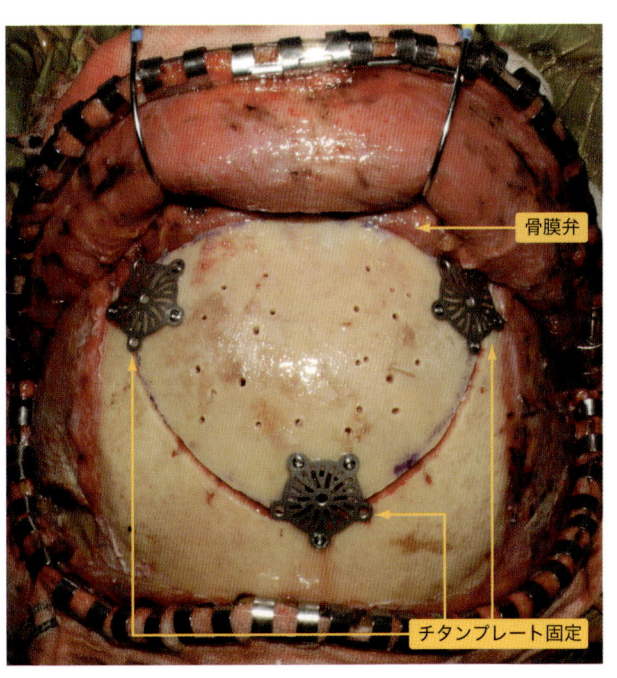

図10　骨片の修復

3．皮膚縫合

- ■抗菌性の3-0バイクリル®プラスを用い、皮下縫合を行う

  皮下縫合とは帽状腱膜縫合のことである。
- ■皮膚はステープラにて縫合することが多い

  毛髪がない部分はなるべく細い糸（5-0 プロノバなど）で細かく縫合する。

臨床のヒント

HINT 術後管理の注意点

髄液頭皮下貯留
- ▶ 自然に吸収されることが多い。改善しない場合、穿刺吸引し、弾性包帯を巻くことがある。

創部感染予防
- ▶ 術中、抗生物質を3時間ごとに投与する。開頭・閉創時に創部を充分に洗浄する。硬膜を water tight に縫合する。

HINT 整容的な結果を得るための工夫

- ●頭皮血流を保つように皮切をデザインする
  - ▶ STA をできる限り温存する。
- ●頭皮切開線を富士型にし、直線にしない
- ●頭皮切開線状にバーホールが来ないようにする。プレートを頭皮切開線におかない
- ●皮弁の血流が悪化しないように、マイクロサージャリー導入時など術野休止中は皮弁を戻す

- ●前頭蓋底部では外板はできるだけ温存し、内板のみを切削する
  - ▶ Basal interhemispheric approach の場合は、開頭時、できるだけ頭蓋底までV字に開頭ラインをとることが大事である。

HINT 症例による応用

- ●病変の高さ、見る方向（look-up なのか、look-down なのか）、架橋静脈の位置によって、開頭の位置（主に頭蓋底方向）を決める
- ●嗅神経温存のためには falx 切開しない方法もある
  - ▶ 片側 interhemispheric approach では対側の前頭葉底くも膜を切らないため対側の前頭葉下垂による対側嗅神経損傷は防ぐことができる。症例に応じて falx 切断の有無は検討するべきである。

4 外側後頭下開頭
lateral suboccipital craniotomy

▶横浜市立大学附属市民総合医療センター脳神経外科　坂田勝巳

適応疾患

■後頭蓋窩、特に小脳橋角部腫瘍（聴神経腫瘍、髄膜腫など）
■脳動脈瘤（後下小脳動脈、椎骨動脈など）

ポジショニング

以下、小脳橋角部腫瘍に対する外側後頭下開頭を説明する。

1. 体位

外側後頭下開頭では、体位は park bench position とする。

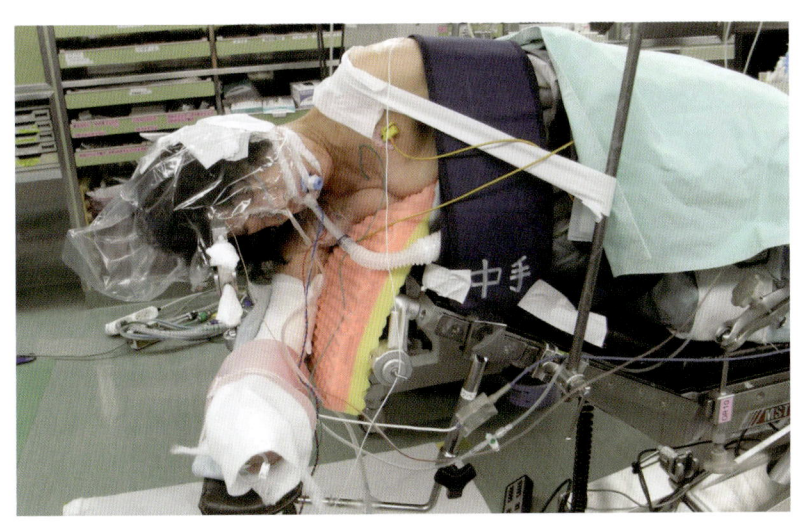

図1　体　位
Park bench position 用手台は下方の上肢の固定に有用である。

■褥瘡の予防にテガダームロールを貼る
　●ベビーパウダーがよいとの報告もある。
■手術台の上で体幹を90°回旋し、マジックベッドおよび抑制帯にて保持する
■上半身を約30°ほど挙上。深部静脈血栓症を予防するために弾性ストッキングを装着し、手術台を折るようにして下肢も少し挙上する
■下になる上肢、上になる上肢ともに肘、肩関節に無理がかからないように気を配る
　●特に上になる肩を牽引する場合は腕神経叢障害を来さないように気をつける。
　●内側（頸部側）に力が加わると腕神経叢損傷の危険が生じる。
■ややうつぶせ気味にする
　●尾側から顕微鏡を入れる際に肩が邪魔にならない。

2．頭部固定

■頭部は健側に約20°回旋し、さらに健側に側屈し、杉田4点固定器で固定する
- 頸部の屈曲は下顎と胸骨との間に2横指は入ることを確認する。

〈臨床上のコツ〉
　頭部固定器は術者の好みであるが、筆者は杉田4点固定器を愛用している。理由はできるだけ術者の視軸、姿勢を維持して術野を展開するためである。例えば脳幹側を見る場合は病側に回旋し、内耳道側を見る場合は健側に回旋する。もちろん状況に応じてこまめに顕微鏡を動かしたり、ベッドを回旋させることも重要である。できるだけ無理のない姿勢を維持することが、長時間手術では重要であると考える。

開　頭

剃毛：麻酔導入、ポジショニング後、皮膚切開周囲の剃毛を行う。

1．皮膚切開

❶皮膚切開は開頭範囲や術者の好みによってhockey stick、S字、C字を用いる
　大きな腫瘍の場合はhockey stick incisionを用いると術野が浅くなり、術者には有利である。

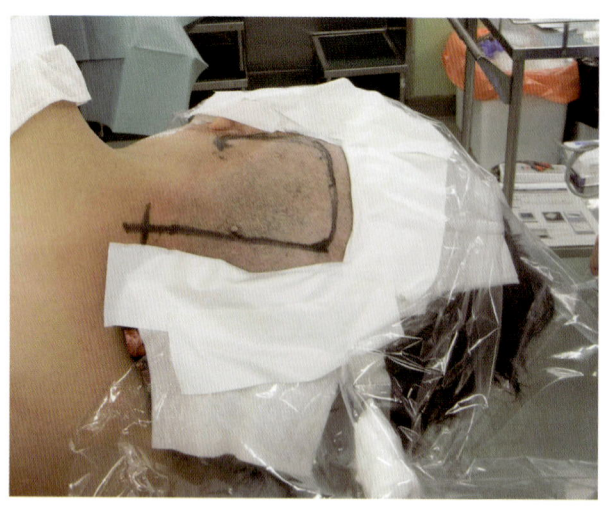

図2　皮膚切開

❷皮下を剥離し筋膜を採取しておくと、硬膜形成が必要になった場合に利用することができる
❸筋層の解剖をよく理解しておくことが重要である[1]
　術者によって筋層を切離して左右に剥離する方法、層々に剥離する方法、一塊として下方に剥離、翻転する方法がある。大きな腫瘍の場合は筋層を一塊として尾側に翻転する方が、術野が浅くなり有利と考える。

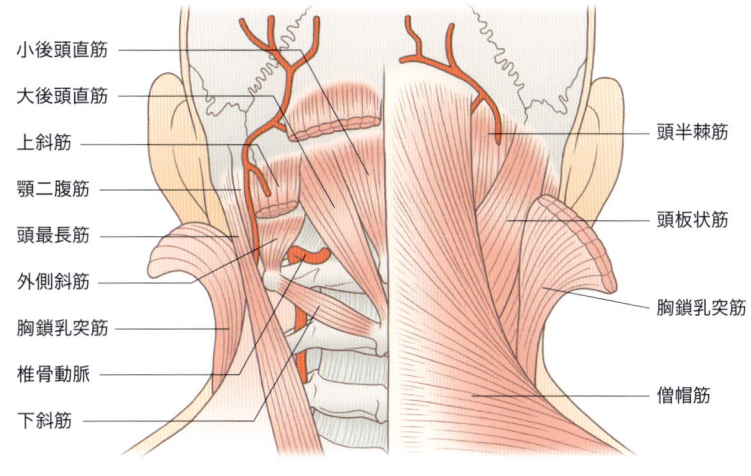

図3 後頭下筋層

2. 開頭

〈術前評価〉

術前の3DCTAで環椎（C1）後弓とVAの関係、AsterionとTransverse Sigmoid Junction（TSJ）の位置関係、marginal sinusやoccipital sinusの有無を把握しておくことが重要である[2]。

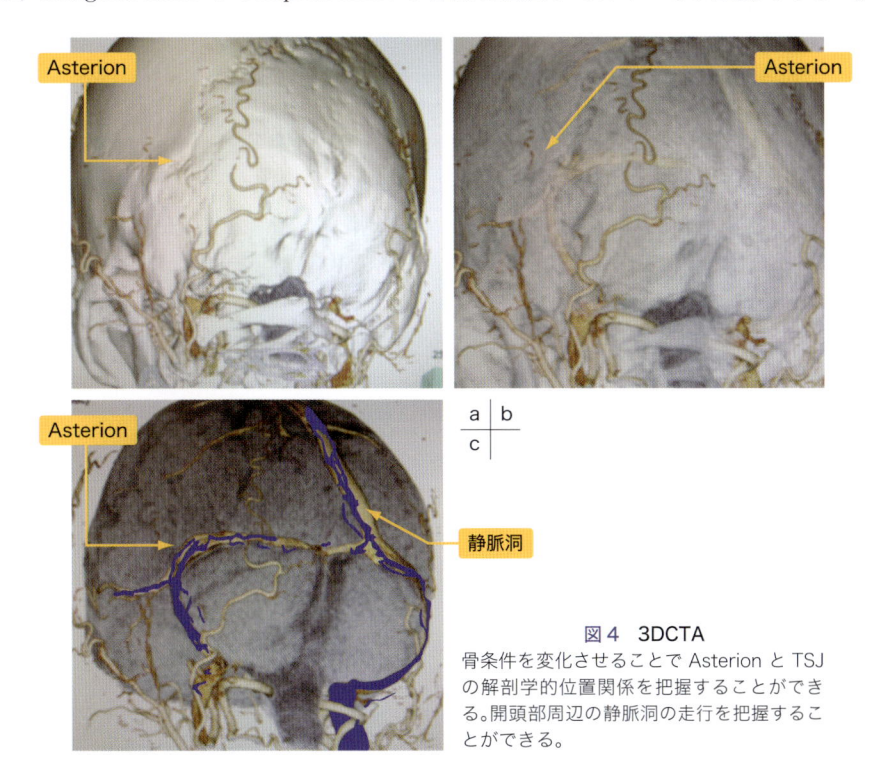

図4 3DCTA
骨条件を変化させることでAsterionとTSJの解剖学的位置関係を把握することができる。開頭部周辺の静脈洞の走行を把握することができる。

❶2〜4カ所にバーホールをおき、craniotomyを行い、ドリルやリュエルを用いて周囲の骨削除を追加する
- Asterionの1cm後方、1cm下方にキーホールを穿ち、横静脈洞の下縁を確認し、TSJ、S状静脈洞の順に確認していく。慣れないうちは、craniotomyの範囲をやや小さめにしておき、ドリ

ルを用いて静脈洞状の骨皮質を削除し、静脈洞直上の骨を薄くしてから、硬膜外を剥離し、リュエルなどで骨削除を行い静脈洞の外側縁を露出する方が安全である。
- 乳突蜂巣が発達している場合は、蜂巣内部からS上静脈洞部の骨皮質の膨隆を確認できることがある。
- 横静脈洞は平坦で剥離しやすいが、S状静脈洞は上に凸で剥離の際出血しやすいので注意する。

❷ S状静脈洞の内側縁に沿って下方に骨削除を進める
- 静脈洞は前方（腹側）に曲がっていく。同部の内側の骨削除を充分に行うと頸静脈孔へのアクセスが容易になる。
- そのさらに内側には condylar fossa が存在する。Posterior condylar emissary vein の発達は個人差がある。通常の外側後頭下開頭であれば、condylar fossa まで削れば充分である[1]。

❸ Condylar fossa approach と transcondylar approach
- Emissary vein を骨膜下に剥離し、尾側に移動させ、condylar fossa の一部の骨削除を追加すると下方への術野が拡げることができる（condylar fossa approach）。
- Transcndylar approach の場合は、emissary vein を凝固切離し、術野をさらに下方に展開し、condyle の一部を骨削除する。

POINT 以下の4つのポイントをクリアすれば最大の術野が得られる

1) TSJを確保する
    Transverse-Sigmoid Junction（TSJ）は多くの場合、Asterion の直下に位置する。したがってキーホールは Asterion の下方約1cm、内側約1cm 内側におくと、静脈洞を損傷することなく TSJ 付近が穿頭される。ただし個々の症例によって違うので、できれば術前に 3DCTA にて解剖学的位置関係を把握しておく[2]（図4）。

2) 横静脈洞の下縁、S状静脈洞の内側縁を確認する
    乳様突起が発達している場合は、躊躇なく乳突蜂巣を開放し、静脈洞縁を確認する。乳突蜂巣が開放されても、しっかり骨ロウで閉鎖すれば、多くの場合、髄液鼻漏を来たさない。乳様突起の含気が非常に発達し、隔壁が粗な症例では筋肉片などで閉鎖した方が安全である。硬膜は可及的に water tight に縫合することは言うまでもない。

3) 大孔を開放する
    大孔を露出する場合、椎骨動脈（V3）を損傷しないように注意を払う。
    後頭骨と環椎（C1）の間の後環椎後頭膜（posterior atlanto-occipital membrane）を切離し、後頭骨および環椎を正中から外側に骨膜下に剥離し、上下から挟み込むように剥離を進めると椎骨動脈や周囲の静脈叢の損傷を避けることができる。

4) Condylar fossa を確認する
    太い PCEV を認める場合は骨膜下に剥離し、下方に移動させると術野を確保できる（Transcondylar approach の場合は凝固切断）。

3. 硬膜切開

❶ 硬膜切開の最初の段階で髄液を抜く
- その方が後の手技がやりやすくなる。髄液の抜く場所は大孔近傍か頸静脈孔方向の外側小脳延髄槽になる。
- 大きな腫瘍の場合は大孔近傍で髄液を抜く方が安全である。
- 腫瘍により小脳扁桃がC1レベルまで下垂している場合は C1 laminectomy を追加することもある。術前 MR、CT の矢状断で確認しておく必要がある。

❷大孔付近に切開をおき、髄液を抜いた後に TSJ に向かって弧状の硬膜切開を行う
- 切開中央部から S 状静脈洞の下縁内側に向かって補助切開をおく。

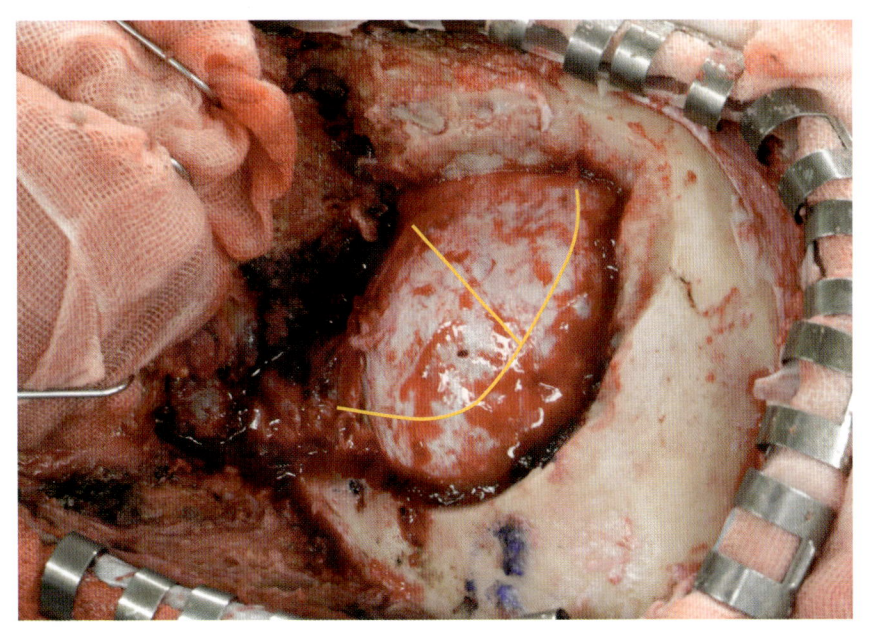

図5　開頭範囲と硬膜切開

〈ちょっとしたコツ〉
- 頭蓋底側と S 状静脈洞側の硬膜は皮下組織に縫合牽引すると有効な術野が得られる。
- 硬膜外のたれ込み防止や髄液吸引の目的にて硬膜外大孔下方（術野最下点）にアトムチューブを留置して持続吸引を行う。硬膜外の止血を充分に行うことも重要である。

閉　頭

1. 硬膜閉鎖

■可及的に watertight に縫合する
- 通常 4-0 プロリーン® にて連続縫合を行う。

■硬膜形成を行う
- 用意した筋膜や、場合によってゴアテックス® を用いる。
- 硬膜形成を行った場合は、ネオベールおよびフィブリングルーにて補強する。

2. 後頭骨の形成

■骨片を戻し、フィブリングルーでかためた骨片を用いて骨形成を行う（煮こごり法）
- できるだけ上方の骨欠損部を形成する。
- 場合によっては、骨片上を残ったネオベールおよびフィブリングルーで補強する（サンドウィッチ法）。

■骨形成は開頭部の上方（横静脈洞側）を重点的に行う
- こうすると術後の段差や違和感が軽減する。

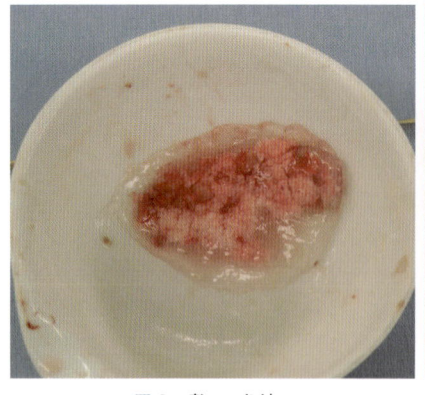

図6 煮こごり法
骨削除時に採取した骨片と骨粉をフィブリングルーで固めて、欠損部の骨形成に用いる。欠損部の形状に合わせて自由に形を作ることができ、骨癒合も良好なので非常に有用である。

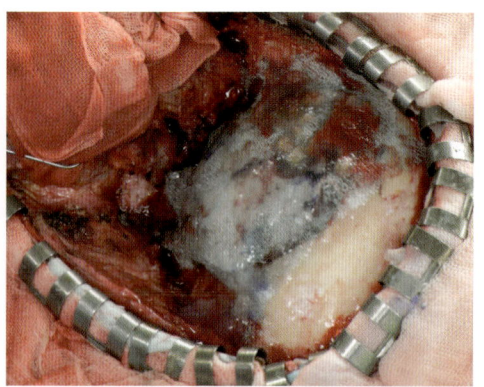

図7 サンドウィッチ法
ゴアテックス®などを用いて硬膜形成を行った場合、ネオベール®とフィブリングルーにて補強する。そこに前述の骨弁および骨片煮こごりを敷きつめ、さらに骨膜代わりに残りのネオベールで覆い、フィブリングルーで補強する。

3. 皮膚縫合

- 筋層、皮下は3-0バイクリル®で縫合閉鎖する
- 皮膚は2-0ニューロロン®またはステイプラーで縫合する

臨床のヒント

手術ポイントと合併症回避の工夫

- 術前に3DCTAを用いて開頭部周囲の解剖学的位置関係を把握しておく
- 髄液の抜き処を意識した開頭、硬膜切開を考える
- ゴアテックス®を用いて硬膜形成を行う際は、できるだけ欠損の形にトリミングしてドッグイヤーにならないように配慮する
  ▶ 後頭蓋窩AVM摘出術後10年にゴアテックス®のドッグイヤーに起因する創部離開を来たし、ゴアテックス®を除去し、筋膜を用いた硬膜形成を行った症例もあった。
- ネオベールは骨縁にかからないようにトリミングして硬膜形成面にフィットさせると効果的である
- 骨欠損部の形成は、骨弁と煮こごり法を用いて行う
  ▶ 骨欠損の上方を修復し、段差をなくすことが術後の違和感を軽減する。骨形成後、残ったネオベールを用いて骨膜形成を行うとさらに段差が目立たなくなる（サンドウィッチ法）。

術後に髄液頭皮下貯留を来たした場合

- ほとんどの場合、弾性包帯などで圧迫していると自然に消失する
- 創部を穿刺して貯留液を吸引するのはあまり勧められない
- 腰椎穿刺が有用な場合もある
- 髄液鼻漏を来たした場合：
  ① まず安静臥床
  （セミファーラ位：頭部挙上15°〜20°）
  ② 腰椎穿刺にて間歇髄液採取
  ③ 持続的腰椎脊髄ドレナージ
  ④ それでも止まらない場合は、再手術を行う

【参考文献】
1) 坂田勝巳：後頭蓋窩頭蓋底の解剖総論．ビジュアル脳神経外科 7　頭蓋底2　後頭蓋窩・斜台錐体部．斉藤延人編；pp2-15, メジカルビュー社, 東京, 2012
2) 坂田勝巳, 村田英俊, 田邊豊, ほか：脳腫瘍手術における新世代3DCTAを用いた術前シミュレーション：脳腫瘍の外科－合併症のない脳腫瘍の外科を目指して．黒岩敏彦編；pp321-325, メディカ出版, 大阪, 2007

5 経錐体法
transpetrosal approach

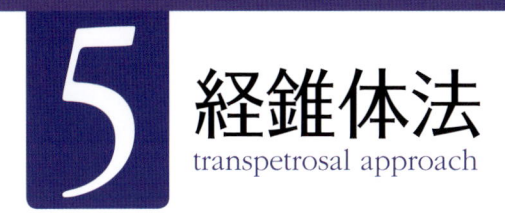

Ⅲ章 頭蓋へのアプローチ
5. 経錐体法

東京警察病院脳神経外科　福井 敦・河野 道宏

はじめに

　経錐体法とは、錐体骨を削り、主に小脳橋角部を含む脳幹の前側方のスペースに進入する方法である。用語に関してはさまざまな呼称があるが、主として anterior transpetrosal approach（以下 ATPA）、posterior transpetrosal approach（以下 PTPA）、もしくはその両者を用いる combined transpetrosal approach（以下 CTPA）の総称と考えられる[1]。

　呼称の多様性から初学者は混乱するが、頭蓋底外科の理解においてはアプローチの名称が重要なのではなく、何の目的でどの部分にどの程度操作を加えるかを理解することが肝要である[2]。

〈経錐体法の適応疾患〉
■小脳橋角部・斜台部の疾患（髄膜腫、神経鞘腫、類上皮腫、脊索腫、軟骨肉腫等）
■脳幹腹側の血管性病変（脳底動脈瘤、前下小脳動脈瘤等）
■脳幹病変（海綿状血管腫、グリオーマ等）

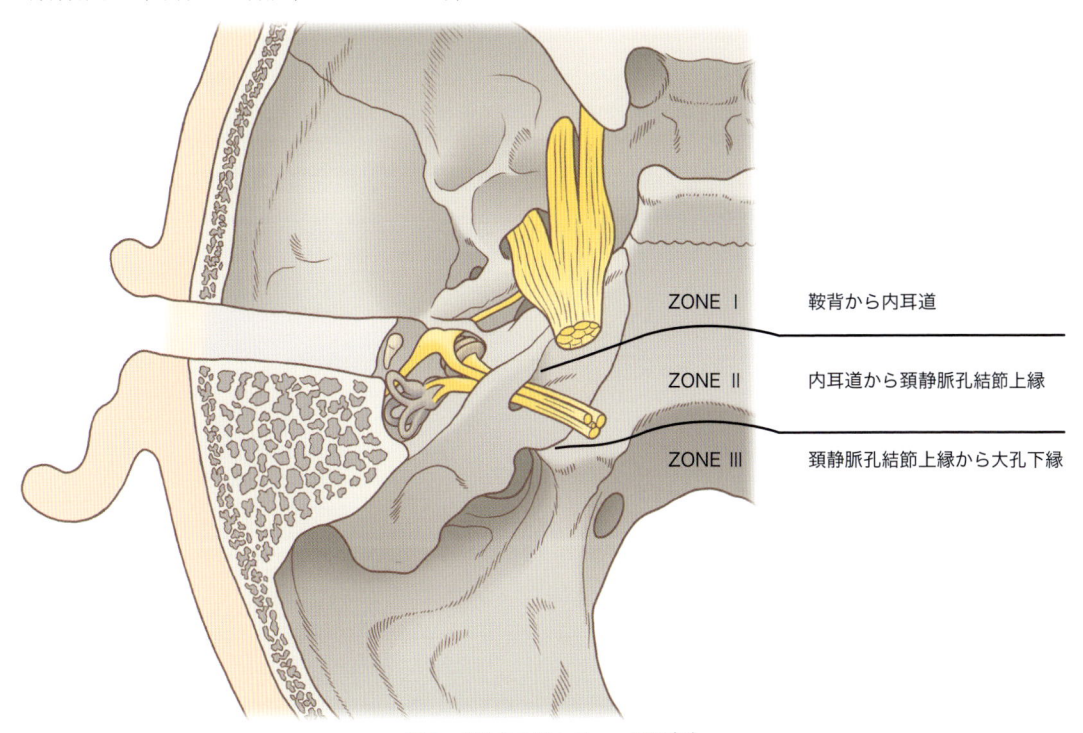

ZONE	範囲
ZONE Ⅰ	鞍背から内耳道
ZONE Ⅱ	内耳道から頚静脈孔結節上縁
ZONE Ⅲ	頚静脈孔結節上縁から大孔下縁

図1　錐体斜台部の Zone 分類[3][4]

POINT Transpetrosal approach（以下 TPA）の適応を決める原則[3][4]

- ATPA は Zone Ⅰの病変、PTPA は Zone Ⅰ・Ⅱの病変が適応となる。
- Zone Ⅲには retrosigmoid approach（以下 RS）、transcondylar approach が用いられる。

5-1 Anterior transpetrosal approach

　ATPAとは錐体骨先端部を削り、主に小脳橋角部を含む脳幹の前側方のスペースに進入する方法である。錐体骨先端部をどれくらい削るかにはvariationがあり名称も変わる。"ATPA"と呼称した場合はKawaseの菱形部を削ったapproachを一般的にさす。

　歴史的には拡大中頭蓋窩法（extended middle fossa approach）から発展した方法でsubtemporal transtentorial approachのみでは後頭蓋窩を天幕上から充分みることができず、側頭葉の牽引が強くなるのを錐体骨先端部削除により改善した方法である。

　以下に利点と欠点を述べる[5)～8)]。

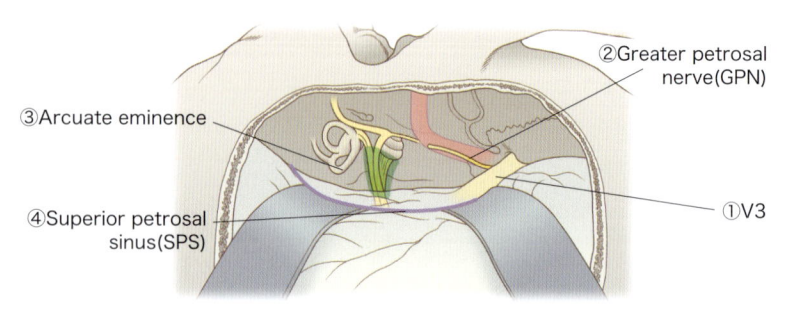

②Greater petrosal nerve(GPN)
③Arcuate eminence
④Superior petrosal sinus(SPS)
①V3

Middle Fossa (MF)

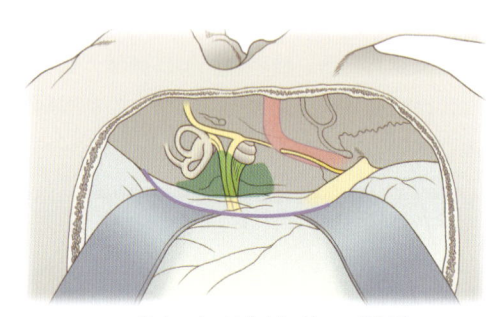

Extended Middle Fossa (EMF)

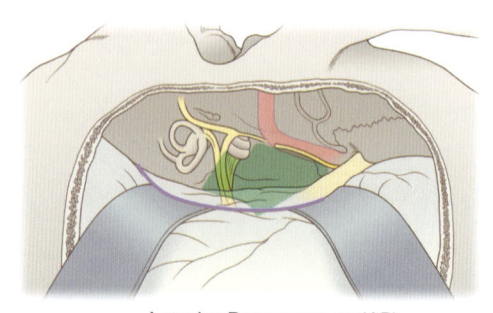

Anterior Petrosectomy (AP)

図2　ATPAの分類と錐体骨削除範囲（緑色の部分）

〈利点〉
- 傍鞍部への展開が容易である
- Labbe静脈損傷が少ない
- 顔面・蝸牛神経より前方に直接侵入するため顔面神経・聴力温存がしやすい
- テント動脈を離断できるため、それを主たるfeeding arteryとした腫瘍摘出に際しては出血を少なくすることができる

〈欠点〉
- 術野が狭く、working spaceも小さい
- Superficial sylvian veinの灌流がsphenobasal patternでは、静脈灌流の温存から適用しづらい
- 内耳道レベル以下の下位脳神経の操作には適さない

適応疾患

　Zone Ⅰまでの後頭蓋窩病変でかつ中頭蓋窩に進展する腫瘍がよい適応となり、メッケル腔に進展するテント上髄膜腫やダンベル型の三叉神経鞘腫がよい適応となる。また、橋海綿状血管腫や脳底部動脈瘤など前方からの視野が必要な場合にも適応となる。
　Zone Ⅰに限局する腫瘍では基本的にはRSで摘出する場合が多い。

ポジショニング

1. 体位

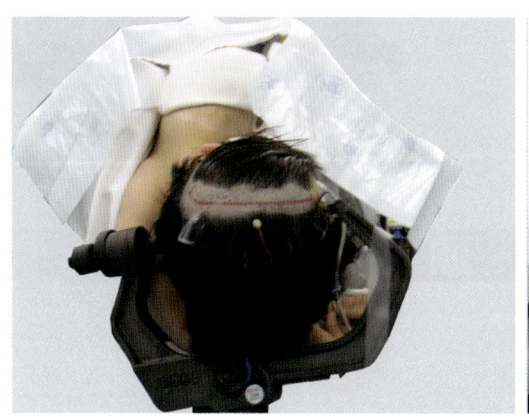

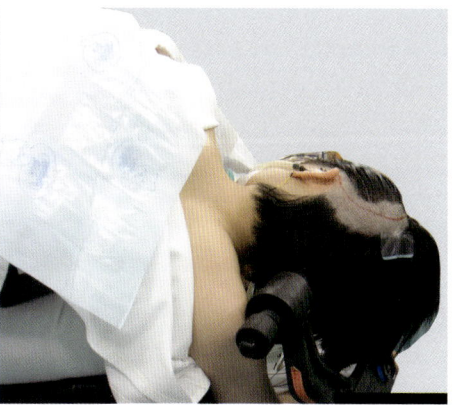

図3　体　位
橋海綿状血管腫に対するATPA。頭部は水平に固定する。（以下全ての写真は左側が手術側）

- ■ATPAでは麻酔後、腰椎ドレナージを留置する
  - 頭蓋内圧を低下させることにより硬膜外操作と側頭葉挙上を容易にする。
  - 術後の髄液漏を予防する。
- ■ATPAはsupine lateral position、park bench positionのいずれもとり得る
  - Supine lateral positionは簡便であるが、頭部回旋により静脈圧が上がる懸念があり、また過度の回旋は気道を圧迫し気道内圧を上昇させ、挿管チューブのカフ圧との関係で声帯麻痺を起こす可能性がある。
  - ATPAの場合には術者は患者の頭部から操作を行うが、錐体削除が終わりテント切痕より頭側を見上げる必要がある場合は後頭下側に回ると手術がしやすい。その際、park bench positionでは、患者の肩が邪魔にならずワーキングスペースを広くとれる利点がある一方、体側部の褥瘡の懸念がある。当科では通常park bench positionを用いている。
- ■頬骨が一番高くなるように頭頂部を下げる
  - ATPAにおいては側頭葉の牽引による合併症を避ける必要があり、頭頂部を下げることにより、脳の自重による自然な牽引をかけることができる。
- ■患側の肩を前下方へ牽引し、頭部を前方に出し、あごを引く
  - ワーキングスペースを広くするために重要である。
  - あごを過度に引くと頸静脈が圧迫されるため、下顎と頸部に2横指入ることを確認する。
  - 腕神経叢の障害を起こさないように肩の牽引後、肩を軽く下方に押して可動性を確認する。

- 背板を20〜30°挙上する

    静脈圧を下げることにより、脳腫脹を防ぎ、硬膜外静脈からの出血を減らす。

2．頭部固定

- ATPAにおいて脳幹部腹側の視野が重要な場合は0°（水平）で、小脳橋角部病変が主体の場合には、後頭蓋窩を見やすいように約20°天井側に頭部回旋している

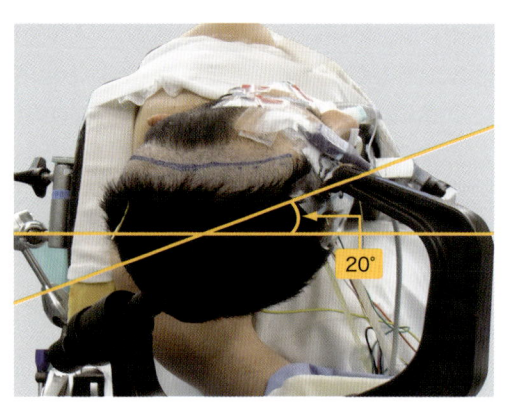

図4　頭部固定
顔面神経背側走行の聴神経腫瘍に対する拡大中頭蓋窩法の頭部固定（約20°天井側に頭部回旋）

開　頭

1．皮膚切開

　開頭範囲は小さいものの、なるべく前方まで側頭開頭を行いたいことと、髄液漏対策として有茎のpericranial flap を大きく取る必要性から、大きい皮膚切開を行っている。

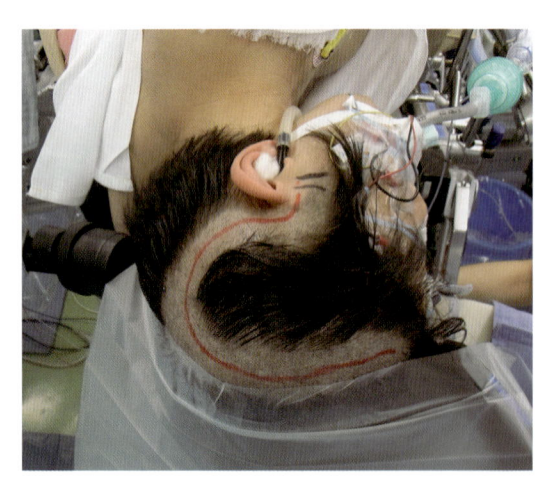

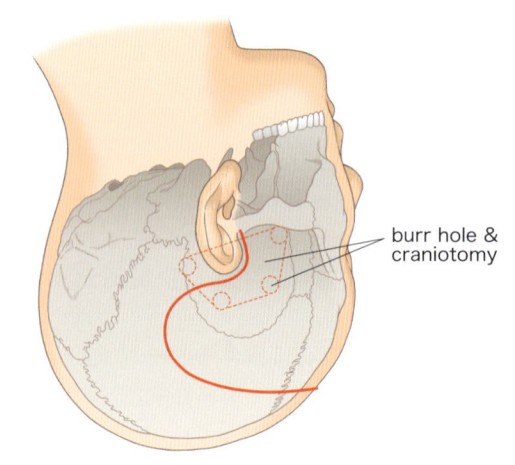

図5　ATPAの皮膚切開線

❶メスでgalea下まで切開する

　浅側頭動脈からの出血に対してはバイポーラで適宜止血を行う。Galea下のloose areolar tissueを1cmほど剝離し、頭皮クリップで止血していく。

❷皮弁をgalea下で、loose areolar tissueを骨膜の方になるべく残すように剝離して、厚いpericranial flapを作成する

　顔面神経の前頭枝周囲は、神経温存のため逆にloose areolar tissueを皮弁側に残すように剝離する。

2. Pericranial flap の採取

　TPA では修復時に硬膜切開部をすべて縫合することが難しい場合が多いため、flap や脂肪等を用いた髄液漏予防が必要である。Flap の取り方はいろいろ報告があるが、どの方法でも膜構造の理解が必須である（臨床のヒント参照）。

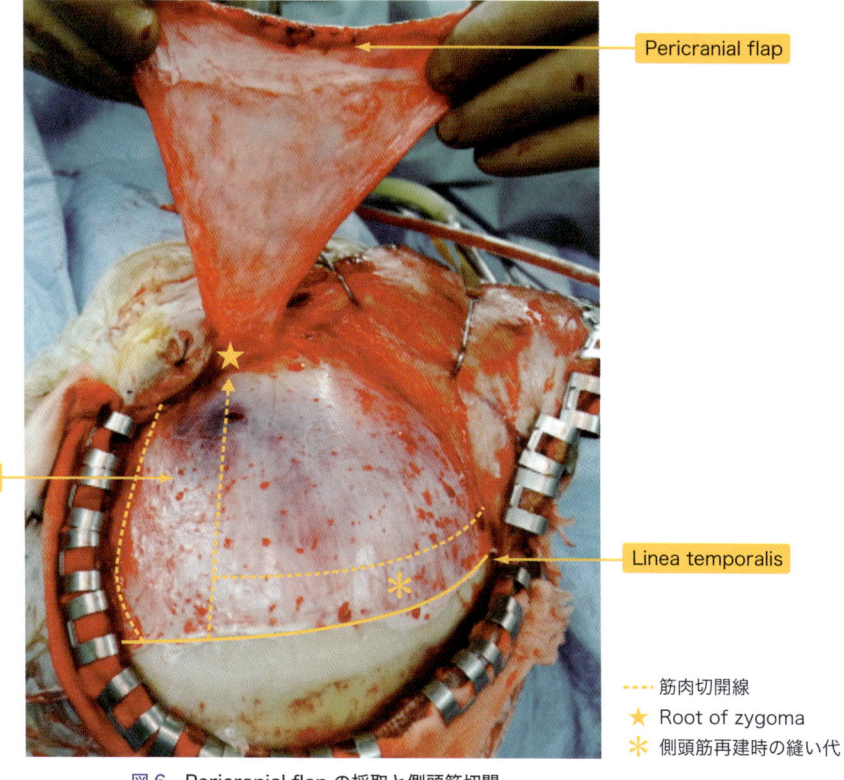

図6　Pericranial flap の採取と側頭筋切開

❶充分大きな有茎の pericranial flap を採取するために、皮膚切開線より頭頂側まで電気メスで骨膜を切開していく
　　無鉤摂子で骨膜を挙上しつつ linea temporalis まではラスパトリウム等で剥離していく。
❷耳介上部の temporal fascia 上で loose areolar tissue をメスで慎重に切開し、そこからメッツェンバウム剪刀で側頭筋上の loose areolar tissue を頭頂部に向けて剥離していく
❸最後に linea temporalis 上にのみ付着している部分を、メッツェンバウム剪刀で剥離する
　　Linea temporalis 上の癒着が一番強く、その部分から剥離すると flap に穴があくリスクが高いので、linea temporalis の部分を最後に処理するとよい。

3. 側頭筋切開

❶Root of zygoma を触知し、そこに向けてに切開を加える（図6）
❷後方部はさらに皮膚切開線で切開し筋肉弁として利用する
❸前方部は側頭筋の再建時の縫いしろ（cuff）を残し切開する（図6の＊）

4. 開頭

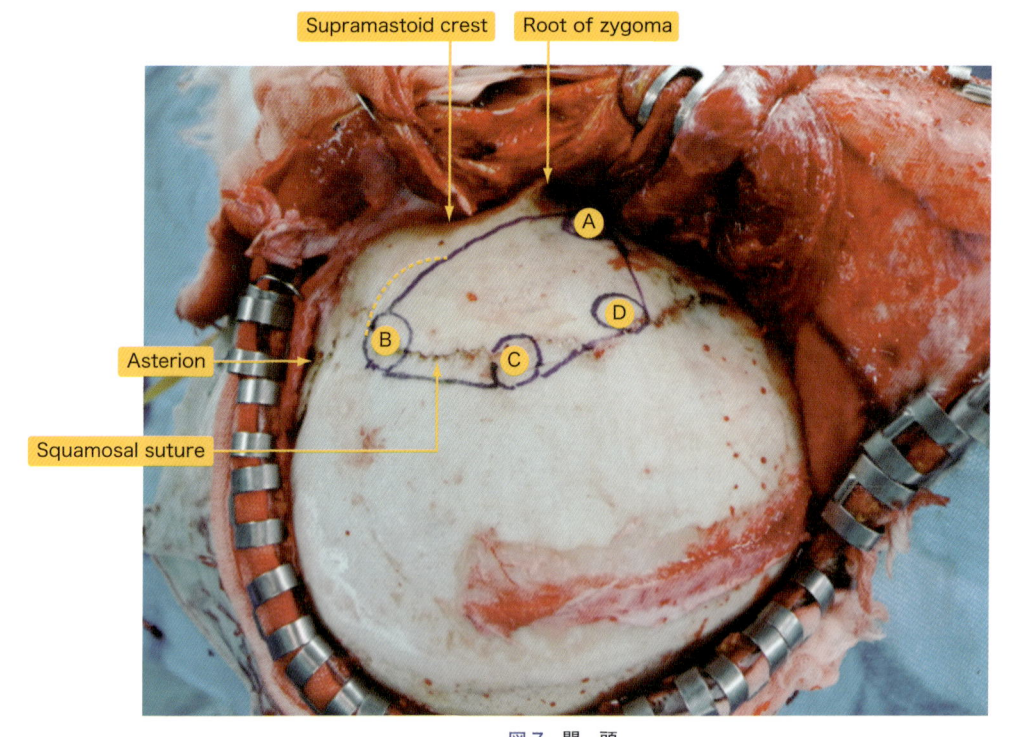

図7 開頭
Root of zygoma は中頭蓋底、supramastoid crest の後縁は中頭蓋底後方部、asterion は横静脈洞 S 状静脈洞移行部をそれぞれ示す骨表面のランドマークである。

> **POINT** 中頭蓋底まで充分に開頭することがポイント

❶ **バーホールのデザイン**
　A は、中頭蓋底に近く、なるべく前方に置く。
　B は、supramastoid crest の頭側に置く。
　C・D は、A・B を底辺とする台形を作るようにデザインする。

❷ **ドリルで穿頭を行う**
　側頭骨、特に鱗部は薄いことに充分注意して行う。
　鋭匙にて硬膜側のバーホールのエッジを充分に削ることで、剝離子による硬膜剝離を安全に行うことができる。

❸ **L 字の剝離子にて硬膜を剝離し、カッターにて骨切りを行う**

閉 頭

1．硬膜閉鎖

POINT 髄液漏を起こさないポイントは、死腔を作らないことである

採取した pericranial flap でも足りない場合は、腹部または大腿部から脂肪を採取する。
❶ドリリングで開放された部位にボーンワックスを丁寧につめた後、有茎の pericranial flap で覆う
❷その後、側頭葉硬膜に 4-0 サージロン® で数カ所固定し、フィブリングルーを塗布する。その上にゼルフォーム® でさらにシールしていく
❸筋肉弁をさらにあてて、硬膜吊り上げを 2 カ所行った後、吊り上げの糸を骨片の中心に通し骨を戻す

■ATPA にて硬膜縫合が困難なため、髄液予防の処置が必須である
上記の処置に加えて髄液漏予防のため術後 4〜7 日間、腰椎ドレナージを行っている。

Pericranial flap の茎　　　　　　　　　　　　　フィブリングルーでゼルフォーム® を固定

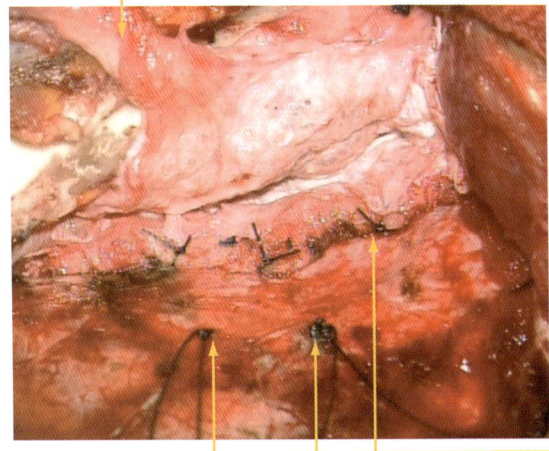

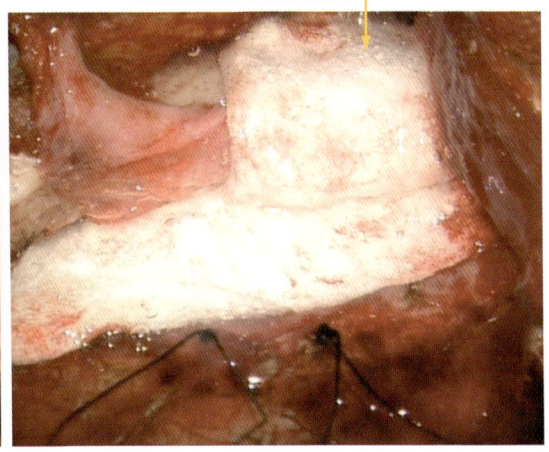

吊り上げの糸　Flap と硬膜を数カ所固定

図 8　硬膜閉鎖

2．骨片・筋肉の修復

❶骨はチタンプレートで 3 カ所固定する（図 9-A）
❷筋層下ドレーンを留置する
❸側頭筋弁をあらかじめ作っておいた側頭筋の縫いしろ（cuff）と縫合していき、側頭筋の再建を行う（図 9B）

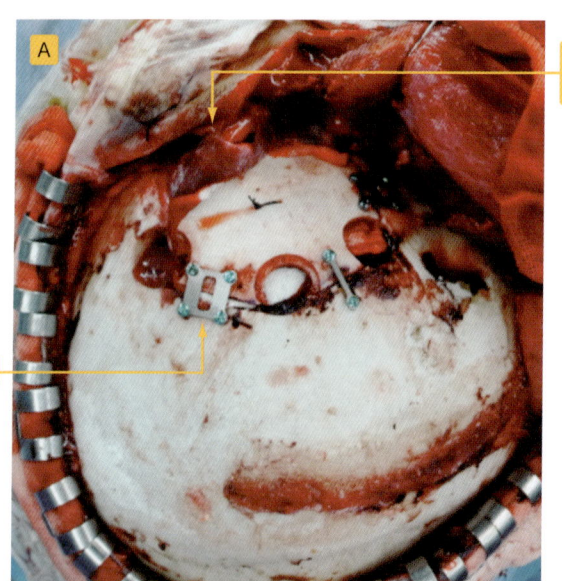

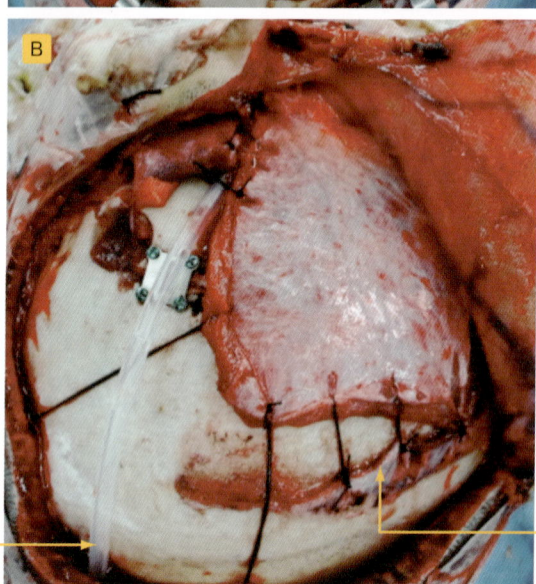

図9 骨片・筋肉の修復
ドレーンの刺入部は創縁からなるべく離し、ドレーン感染を予防する。

3. 皮膚縫合

Stay suture を 2 カ所で行い、galea、fascia をレイヤーごとに 3-0 バイクリル® で縫合していく。3-0 ナイロンで皮膚縫合を行い、手術を終了する。

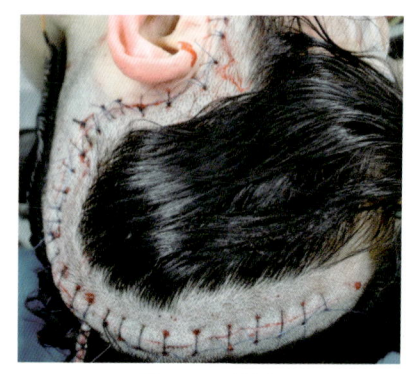

図10 頭皮縫合

Ⅲ章 頭蓋へのアプローチ
5. 経錐体法

5-2 Posterior transpetrosal approach

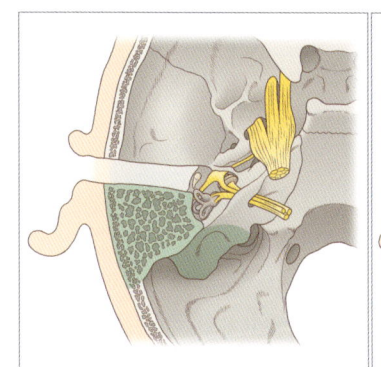

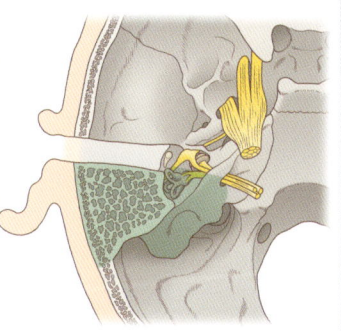

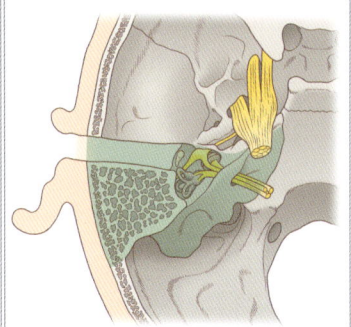

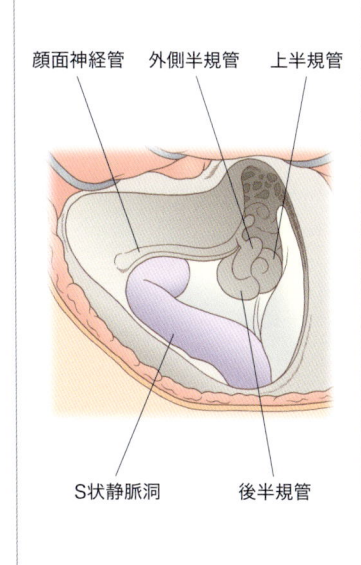

Retrolabyrinthine
- 顔面神経管
- 外側半規管
- 上半規管
- S状静脈洞
- 後半規管

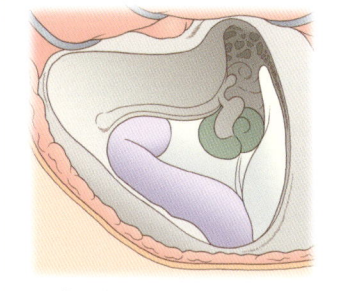

Partial translabyrinthine
- 上半規管、後半規管の膨大部から総脚まで削除
- 聴力の温存が可能なアプローチ

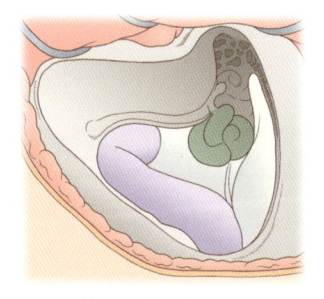

Translabyrinthine
- 上記に加えて後半規管・前庭を削除
- 聴力は温存できない

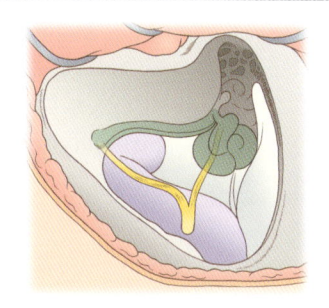

Transchochlear
顔面神経の rerouting を行う
House & Hitselberger の原法では中耳と外耳道は温存

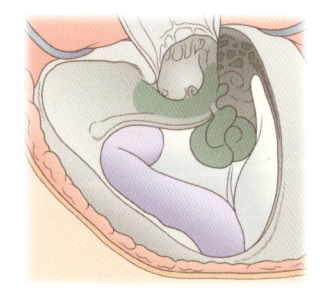

Transotic
中耳と外耳道を取り除くが、顔面神経の rerouting を行わない。顔面神経の rerouting をさらに追加するものは modified transchochlear approach と呼称されることもある

図11 PTPA の分類と錐体骨削除範囲（緑色の部分）

PTPA とは錐体骨後半部すなわち乳様突起を削り、主に小脳橋角部を含む脳幹の前側方のスペースに進入する方法である．乳様突起を削り、S 状静脈洞の前方の硬膜を切開して主に小脳橋角部を含む脳幹の前側方のスペースに進入するため、transmastoid approach、presigmoid approach とも呼ばれている[9],[10]。

乳様突起削除（mastoidectomy）の仕方により、以下に分けられる。

   retrolabyrinthine approach
   partial translabyrinthine approach
   translabyrinthine approach
   transotic approach
   transchochlear approach

削る領域が広ければ working space は広くなるが、聴力・顔面機能を喪失する可能性が高くなる[11][12]。機能温存時代の昨今の脳外科手術において transotic, transchochlear approah が用いられる機会は少ないが、聴力消失例で translabyrinthine approach は主として欧米でよく用いられている。PTPA が脳外科領域でもっとも用いられるのは、迷路を温存した retrolabyrinthine approach に側頭開頭を付け加えた transtentorial approach を併用したものである。これにより小脳テント、上錐体静脈洞切断し、露出された S 状静脈洞を後方に移動させることによるテント上下の広範囲の術野を得ることができる。"PTPA" と単に呼称された場合は、脳外科では この retrolabyrinthine transtentorial approach として使用されていることが多い。PTPA は側頭開頭の併用、anterior transpetrosal approach の併用、transcondylar approach の併用、high cervical exposure の併用などが可能で汎用性が高く頭蓋底外科の肝であり、以下に利点と欠点を述べる。

〈利点〉
- 最小限の小脳の牽引で脳幹前面部へ到達が可能
- 広い working space と浅い術野での手術が可能
- 術中に顔面神経を損傷した場合に、顔面神経管が同一術野にあるため顔面神経再建を行いやすい

〈欠点〉
- 手術手技が煩雑
- mastoidectomy に伴う静脈洞損傷、神経損傷の危険性

適応疾患

POINT　PTPA の要諦は小脳テント、上錐体静脈洞切断し、露出された S 状静脈洞を後方に移動させることによるテント上下の広範囲の術野を得ることができることである

これが脳神経外科で適応をきめるうえでの key となる。ゆえに、PTPA はテント上下にわたって広い術野が必要な腫瘍性病変、後頭蓋窩の主にバイパスを必要とする動脈瘤などがよい適応である。

後頭蓋窩（Zone Ⅱ、Ⅲ）のみの病変であれば、脳神経外科では基本的には RS が選択されることが多い。

ポジショニング

基本的にはATPAと考え方は同じである。以下相違点を中心に記述する。

1. 体位

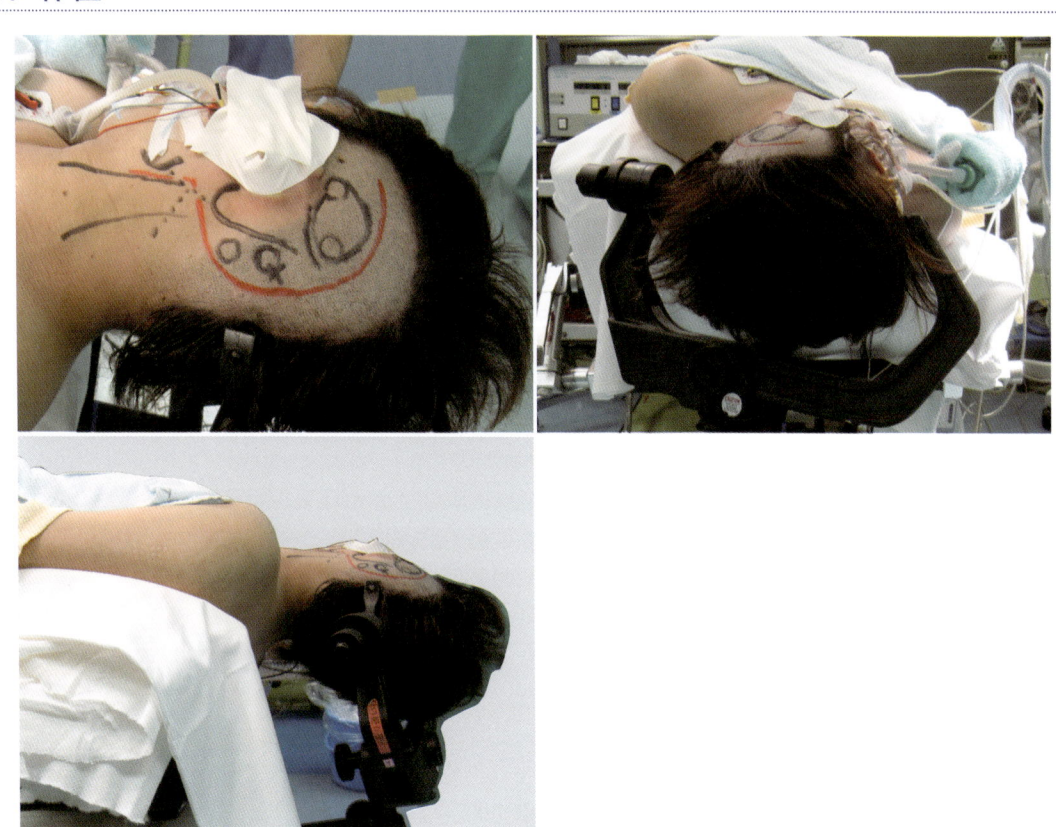

図12　High cervical exposure を併用する場合の supine lateral position

- PTPAの場合には術者は患者の背部から操作を行うため、当科ではATPAと同様、基本的にpark bench positionを用いている。しかし、high cervical exposureを併用する場合のみ、頚部の剝離が必要なためsupine lateral positionで行っている。

2. 頭部固定

側頭部が床と水平となるようにする。頭頂部は下げることは必須ではないが、テント上の病変への到達を目的とする場合には下げた方が手術しやすい。

開　頭

1. 皮膚切開[10]

■PTPA 単独の皮膚切開

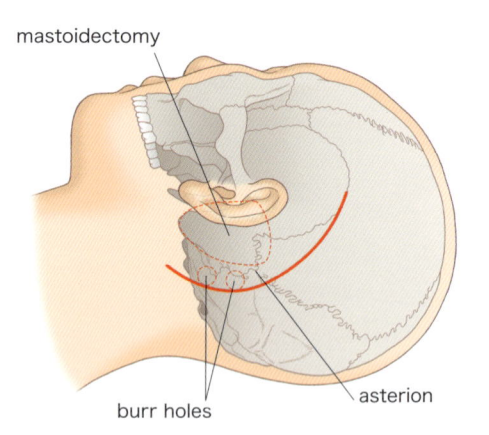

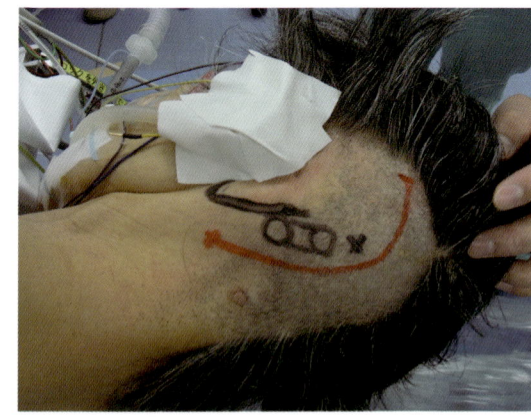

図 13　PTPA 単独の皮膚切開

- 脳外科領域において PTPA を単独で用いる場合はほぼ translabyrinthine approach 使用時に限られる。
- 乳様突起の脇に 2 カ所おいたバーホールは、実際の開頭範囲には貢献しないが、短時間で安全に S 状静脈洞の露出を行うために有用である。この 2 つのバーホールをつなげて、そこからベンシーツ® をコトル剥離子などで少しずつすべり込ませて硬膜と S 状静脈洞を剥離し、骨を小リュエルで削除していく。

■Transtentorial approach を併用した場合の皮膚切開

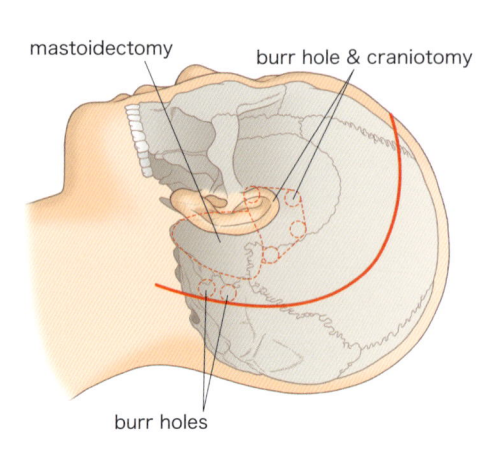

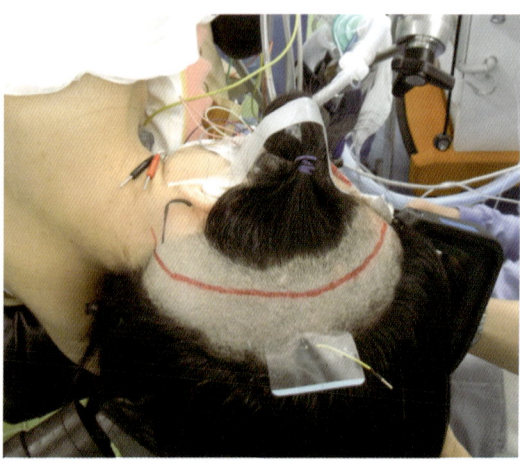

図 14　Transtentorial approach を併用した場合の皮膚切開

- 耳介前方から耳介を取り囲み後頸部へと至る皮膚切開で行うことも可能だが、図 14 の皮膚切開では充分な pericranial flap を採取できる。

Ⅲ章 頭蓋へのアプローチ
5. 経錐体法

■Combined transpetrosal approach（PTPA + ATPA）
- ATPA併用の場合は側頭部の前方を展開するために、耳介前部にも皮膚切開をのばす。
- 耳介部が前後方向に皮膚切開線が入るため、外耳道内に血液等が入りやすく聴性脳幹モニタリングがとれなくなる可能性があるため、耳介をステイプラーで固定している。

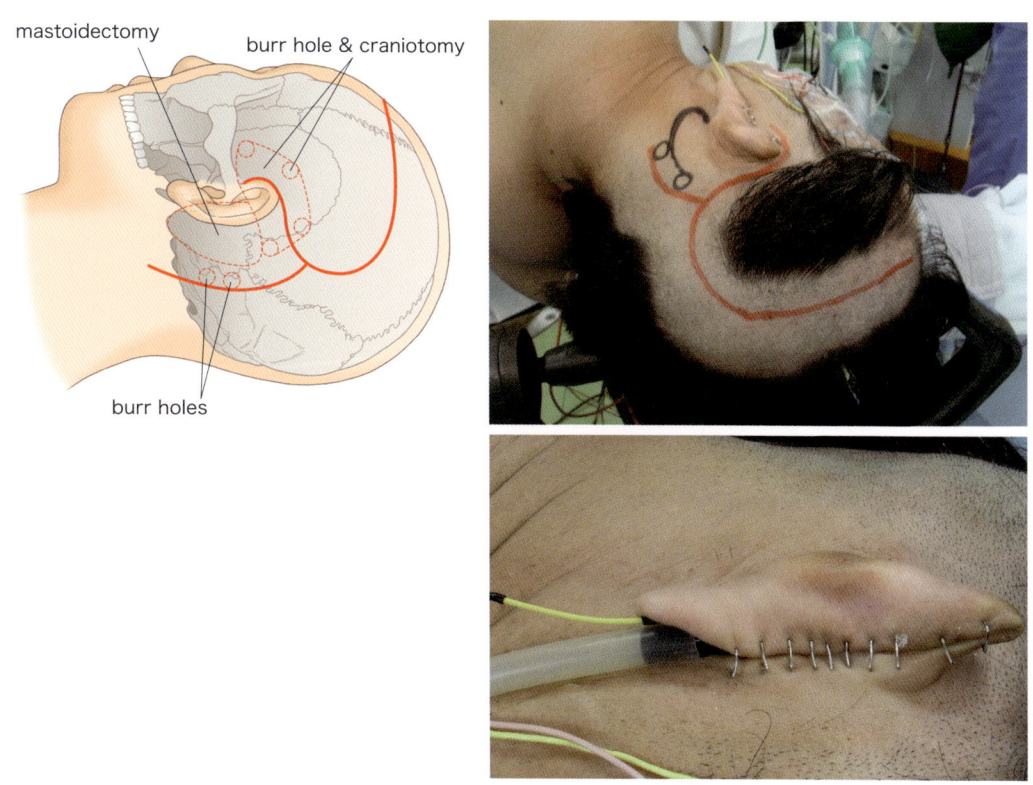

図15 CTPAの皮膚切開

ATPAの皮膚切開と同様であるが、後頭部に関しては前頭後頭筋の後頭筋の上の皮下で剥離を行う。そして胸鎖乳突筋、頭板状筋上でも剥離し、これらを連続させる。

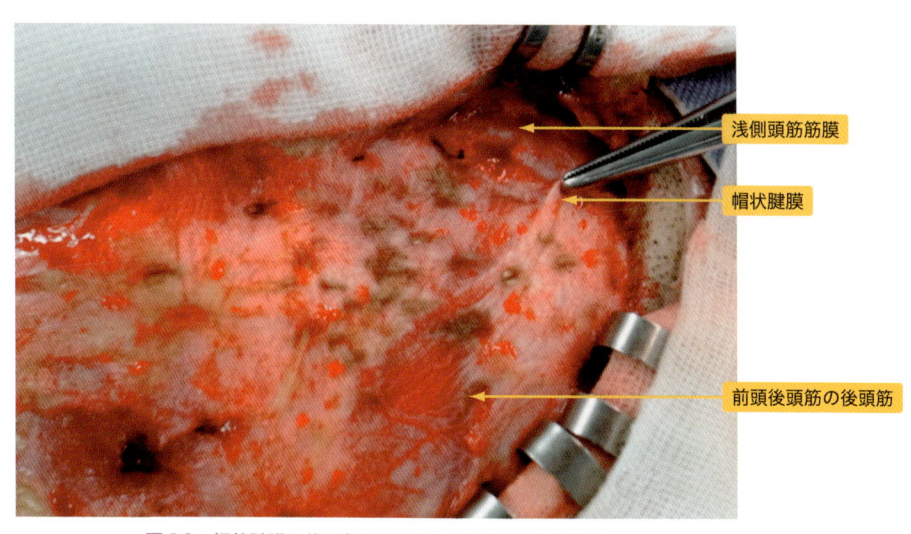

図16 帽状腱膜と後頸部の連続性（後頸下開頭の写真）
浅側頭筋筋膜、前頭後頭筋の後頭筋の表層と帽状腱膜が連続していることがわかる。

95

以下は transtentorial approach を併用した場合を例にとり、解説する。

2. Pericranial flap の採取

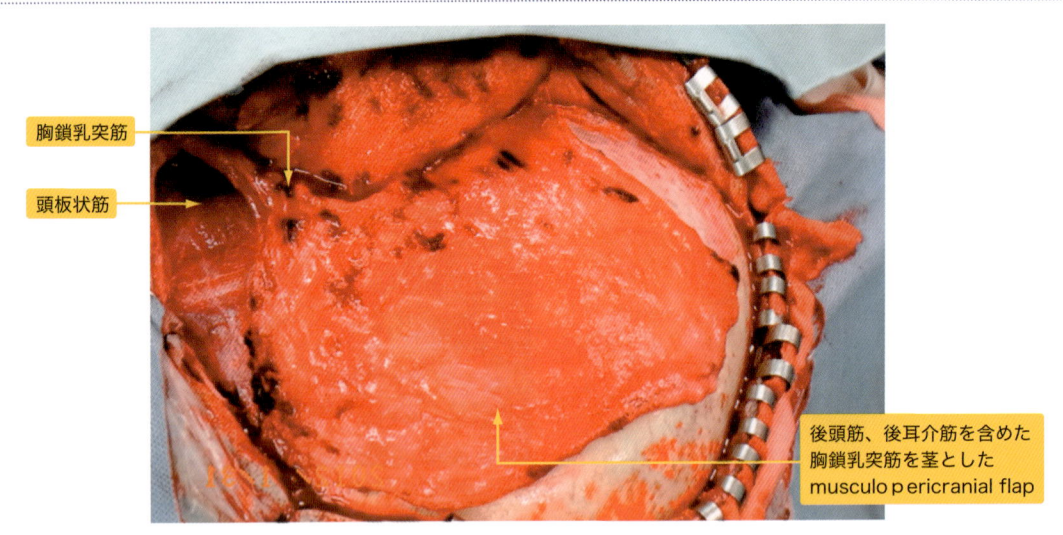

図17 Pericranial flap の採取

　Pericranial flap を ATPA の採取時よりも後方に拡大するように確保する。側頭筋後縁で骨膜下に入り、上項線から頭板状筋と胸鎖乳突筋の間を剥離していき、胸鎖乳突筋を茎とした flap を作成する

3. 側頭筋切開

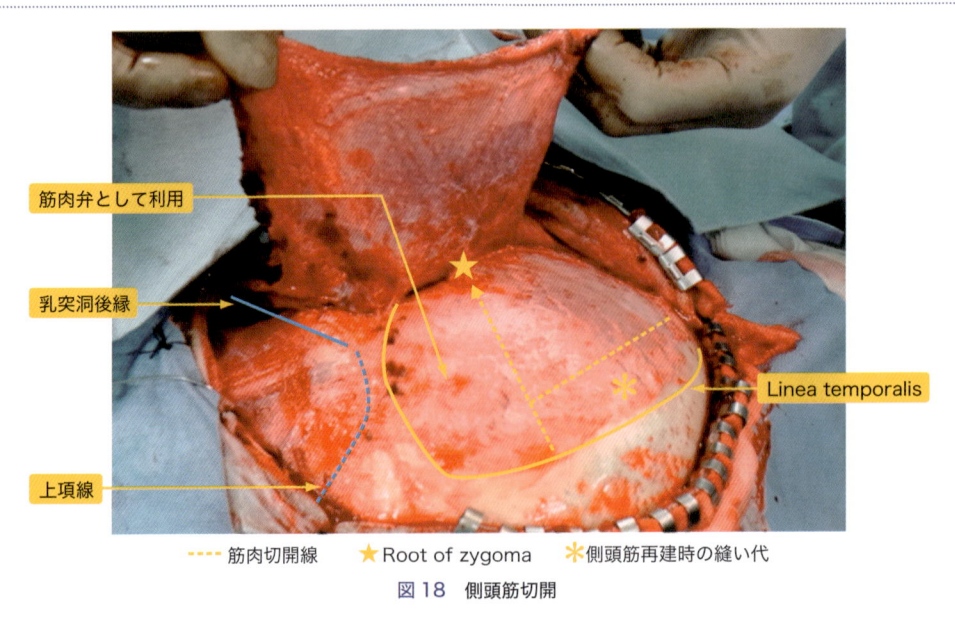

図18 側頭筋切開

❶ Root of zygoma を触知し、そこに向けて図のように切開を加える
❷後方部はさらに皮膚切開線で切開し筋肉弁として利用する
❸前方部は側頭筋の再建時の縫いしろ（cuff）を残し切開する（図18の＊）
❹後頭筋群は一塊として上項線、乳突洞後縁から後尾側へ翻転する

4．開頭

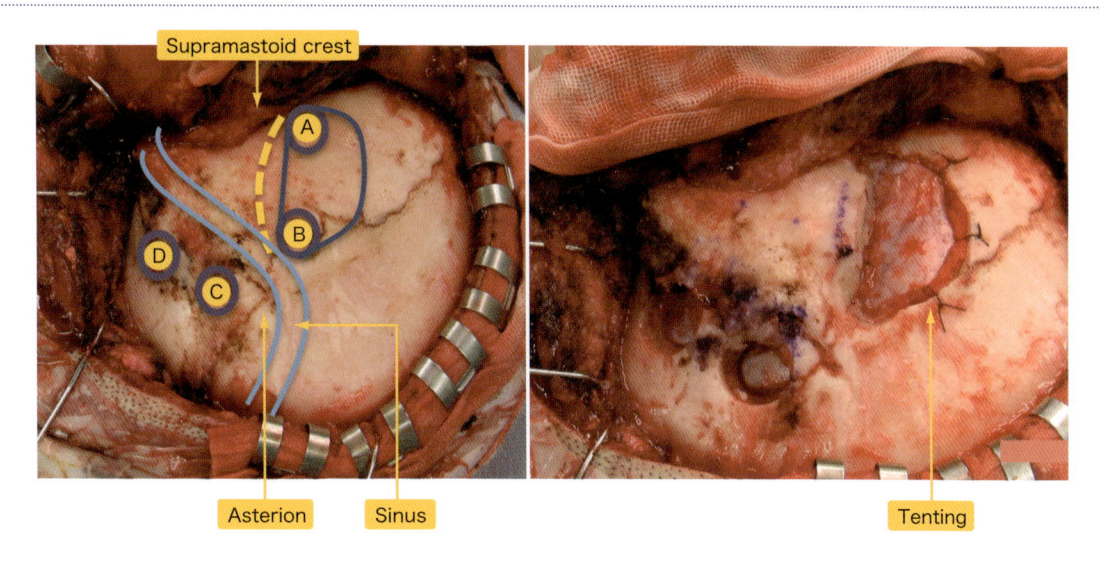

図19　開頭

❶中頭蓋底の開頭に関してはどの程度テント上からの視野が必要かを考慮して行う

　図は PTPA に必要な最低限の開頭である。B のバーホールは横静脈洞をまたぐように ATPA の開頭よりも後方へずらす。

❷バーホールをあける

　乳様突起後方の 2 つのバーホールは mastoidectomy の基点となるものであるが、穿頭位置は S 状静脈洞の後方である。Asterion との関連を考慮して、C のバーホールを asterion の後下方に、D のバーホールはそこからバーホール半個下方に離してあける。

> **POINT**　静脈洞と骨ランドマークでは、Asterion と横静脈洞 S 状静脈洞移行部との関係が重要である

　種々の報告があるが、われわれの施設では asterion をバーホールの上端としてバーホールを半個外側に穿頭すると横静脈洞 S 状静脈洞移行部の内側縁がでると考えて開頭を行っている。実際、88 例の症例で検討したところ 80 例の症例で内側縁をバーホール内に確保できた（約 91％）。

❸側頭部の開頭野の上方はゼルフォーム® で tenting を行う

閉　頭

1．硬膜閉鎖

❶ドリリングで開放された部位にボーンワックスを丁寧につめた後、有茎の pericranial flap で覆う
❷その後、側頭葉硬膜に 4-0 サージロン® で数カ所固定し、フィブリングルーを塗布する。その上にゼルフォーム® でさらにシールしていく
❸筋肉弁をさらにあてて、硬膜吊り上げを 1〜2 カ所行う

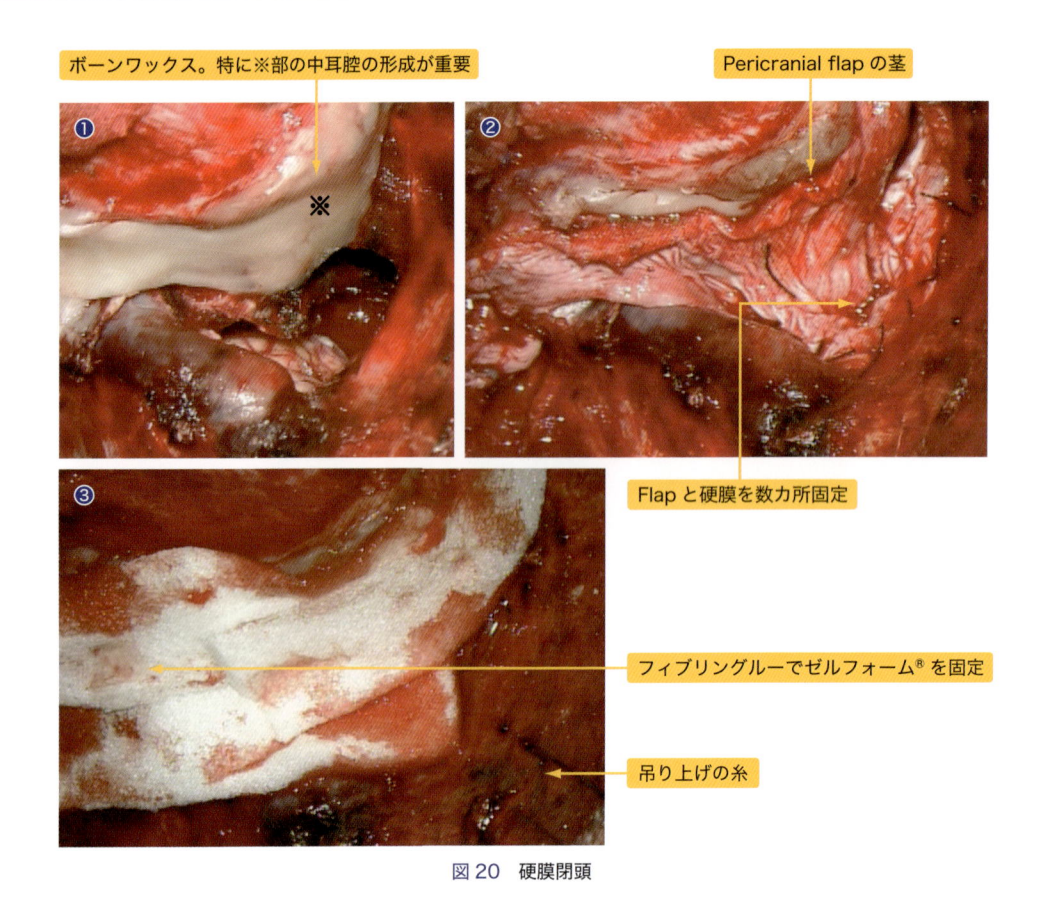

図20 硬膜閉頭

ボーンワックス。特に※部の中耳腔の形成が重要
Pericranial flap の茎
Flap と硬膜を数カ所固定
フィブリングルーでゼルフォーム®を固定
吊り上げの糸

2. 骨片・筋肉の修復

　CTにて乳様突起表面から静脈洞まで7〜10mm以上あれば乳様突起表面の骨を温存する。閉頭時に利用する。自家骨がない場合はチタンメッシュプレートを利用している。

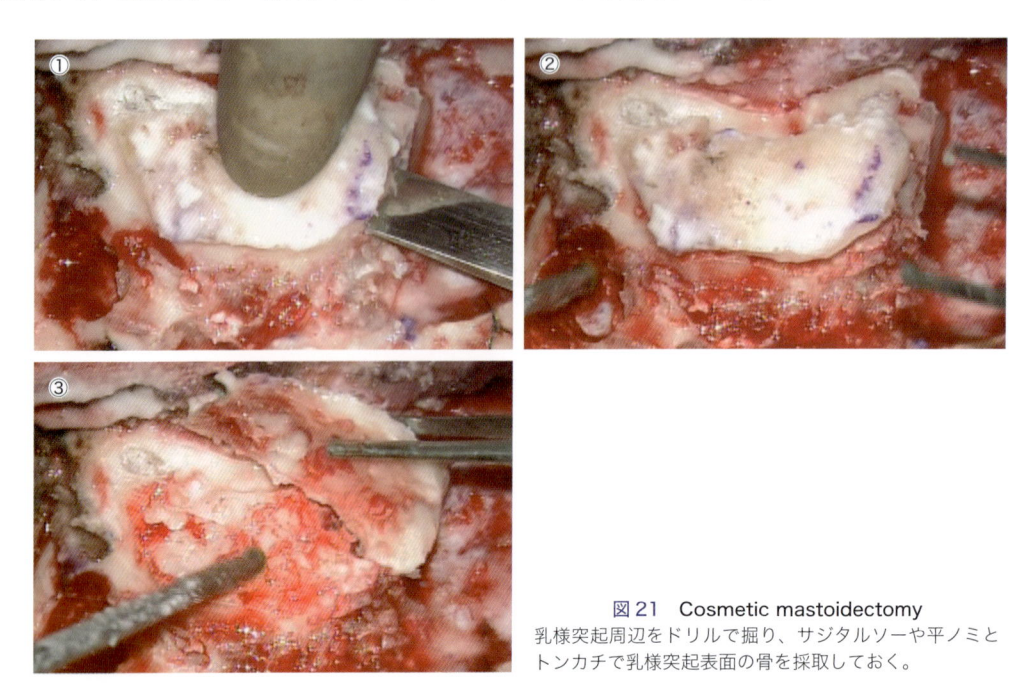

図21　Cosmetic mastoidectomy
乳様突起周辺をドリルで掘り、サジタルソーや平ノミとトンカチで乳様突起表面の骨を採取しておく。

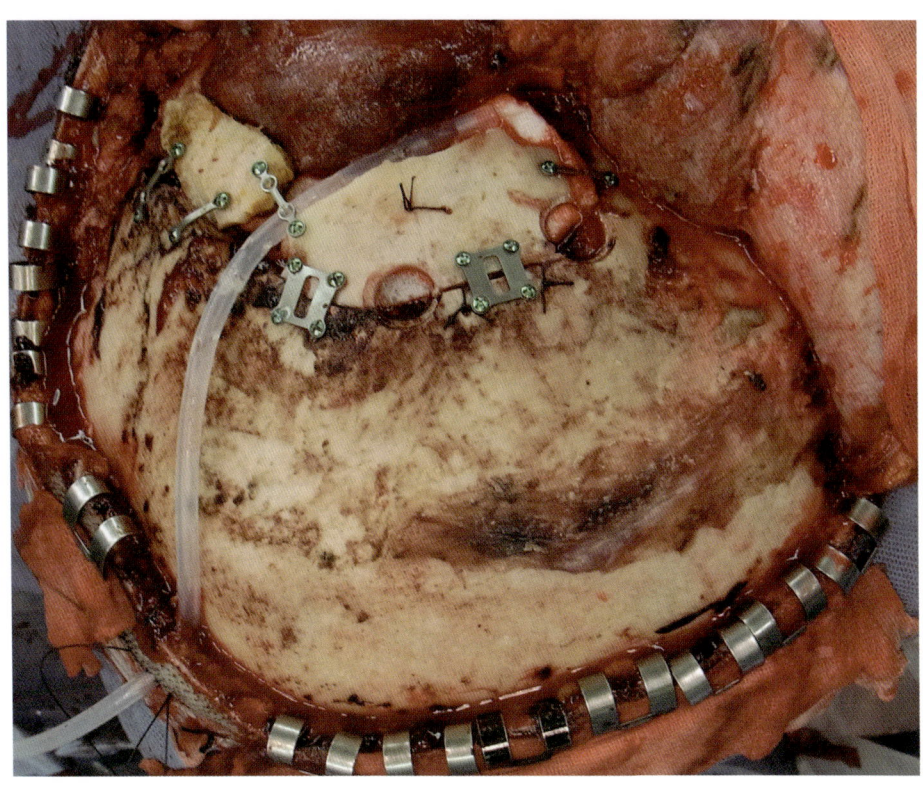

図22 骨片の修復
骨はチタンプレートで6カ所固定し、硬膜外ドレーンを留置する。

【引用文献】

1) Miller CG, van Loveren HR, Keller JT, et al：Transpetrosal approach；Surgical anatomy and technique. Neurosurgery 33：461-469, 1993
2) 河野道宏：Transcondylar approach. 脳神経外科エキスパート 頭蓋底. pp148-156, 中外医学社, 東京, 2009
3) Abdel Aziz KM, Sanan A, van Loveren HR, et al: Petroclival meningiomas；Predictive parameters for transpetrosal approaches.Neurosurgery 47: 139-150；discussion 150-132, 2000
4) Steward DL, Pensak ML: Transpetrosal surgery techniques. Otolaryngol Clin North Am 35: 367-391, 2002
5) 河瀬斌. Anterior transpetrosal approach. 脳神経外科 26：304-313, 1998
6) Chang SW, Wu A, Gore P, et al: Quantitative comparison of Kawase's approach versus the retrosigmoid approach；Implications for tumors involving both middle and posterior fossae. Neurosurgery 64: 44-51, 2009
7) 吉田一成：Anterior transpetrosal approach 三叉神経シュワン細胞腫. ビジュアル脳神経外科 pp96-105 メジカルビュー社, 東京, 2012
8) 吉田一成：Anterior transpetrosal approach の基本と応用. 脳神経外科エキスパート 頭蓋底 pp95-102, 中外医学社, 東京, 2009
9) 河野道宏, 浅岡克行, 澤村豊：側頭骨錐体部経由のアプローチの選択と注意点. 脳神経外科 31：871-882, 2003
10) 河野道宏. 経乳突洞・経迷路アプローチ. ビジュアル脳神経外科. pp130-141, メジカルビュー社, 東京, 2012
11) Sincoff EH, McMenomey SO, Delashaw JB Jr: Posterior transpetrosal approach；Less is more. Neurosurgery 60: 53-59, 2007
12) Horgan MA, Delashaw JB, Schwartz MS, et al: Transcrusal approach to the petroclival region with hearing preservation；Technical note and illustrative cases. J Neurosurg 94: 660-666, 2001
13) Davidge KM, van Furth WR, Agur A, et al: Naming the soft tissue layers of the temporoparietal region；Unifying anatomic terminology across surgical disciplines. Neurosurgery 67: 120-130, 2010
14) Kushima H, Matsuo K, Yuzuriha S, et al: The occipitofrontalis muscle is composed of two physiologically and anatomically different muscles separately affecting the positions of the eyebrow and hairline. Br J Plast Surg 58: 681-687, 2005
15) Ghassemi A, Prescher A, Riediger D, et al: Anatomy of the SMAS revisited. Aesth Plast Surg 27: 258-264, 2003
16) 野口明男, 塩川芳昭：Orbitozygomatic approach における顔面神経損傷を防ぐための微小解剖. 脳神経外科 38：703-713, 2010

臨床のヒント

膜構造の理解

膜構造についてはさまざまな名称が氾濫しており、これが初学者の理解を妨げる一因となっているが、TPAでの開頭に関して膜構造の理解は必須である[13)〜16)]。

- Fasciaは「筋膜」と訳されるが、本来は「筋」を包むという意味の語ではない
  ▶ Fasciaの定義はさまざまであるが、広義の意味で結合組織性の膜すべてを指し、superficial fasciaとdeep fasciaに分かれる。「〜 fascia」といった場合には必ずしも筋肉組織を覆う膜を意味するわけではない。
- Galea aponeurotica（以下galea）とはfronto-occipital muscleをつなぐ腱膜である
- Galeaは側頭部でsuperficial temporal fasciaになりsuperficial musculoaponeurotic system(SMAS)へと連続している。Galeaと連続する層を、脳外科では"galea"と一括呼称することが多い
- Pericranial flapという名称は、（名称の正しさから言うとpericraniumのみを指す）臨床的にはその上のloose areolar tissueを含んだ意味で使われている
  ▶ Pericranial flapも採取方法もさまざまであるが、当科では頭頂部からlinea temporalisまでloose areolar tissueを含んだpericraniumを、linea temporalisより尾側ではloose areolar tissueのみを剥離し、zygoma付近ではsuperficial temporal fasciaと剥離せず浅側頭動脈からの血流を温存した有茎flapとしている。基本的にtemporal fasciaは採取していないが、flapに充分な厚みがとれない場合はtemporal fasciaも含めて採取している。

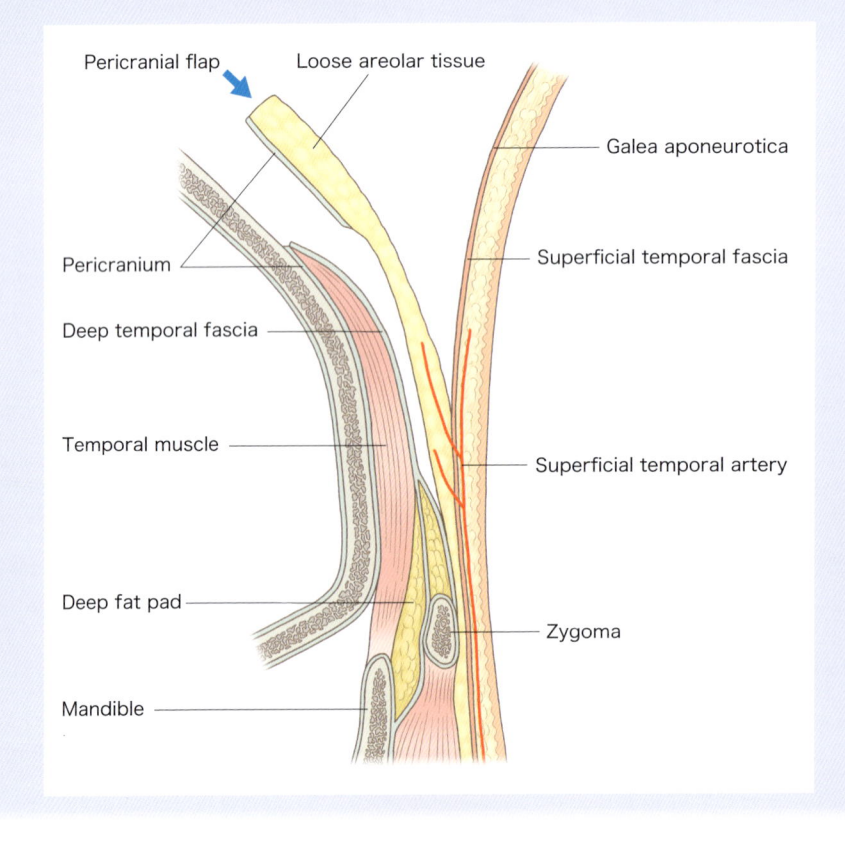

III章　頭蓋へのアプローチ
6. 経鼻的下垂体手術

日本医科大学脳神経外科　田原重志

6 経鼻的下垂体手術
transnasal pituitary surgery

適応疾患

■ 下垂体腫瘍および下垂体近傍腫瘍
　（下垂体腺腫、ラトケ嚢胞、頭蓋咽頭腫、胚細胞腫、鞍結節部髄膜腫、くも膜嚢胞、脊索腫など）

手術室のセッティング

今回は、現在広く行われている内視鏡下経鼻的下垂体手術（eTSS）につき述べる。

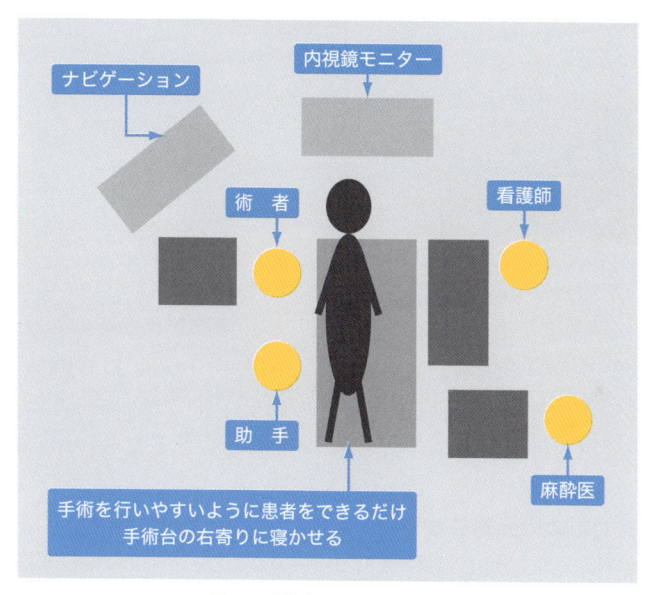

図1　手術室のセッティング

■ **術者は患者の右肩の位置に立ち、この際、手術を行いやすいように患者をできるだけ手術台の右寄りに寝かせる**
  - 助手は術者の後方に立つが、主に内視鏡のクリーニングや、吸引を担当する。最近では、助手に内視鏡をマニュアルで持たせ、術者が両手で手術を行うこともある（three or four hand technique）。この方法は、助手がこの術式に習熟し、術者と助手が互いに息を合わせて行うと有利な方法である。
  - 手洗い看護師は術者と対面し、道具の受け渡しを行い、麻酔医は手洗い看護師の後方に立つこととなる。
  - 内視鏡モニターは患者の頭側にセッティングし、その側方にはナビゲーションをセットする。

■ **アプローチが難しい症例はナビゲーションや術中透視を用意**
　eTSS は顕微鏡手術（mTSS）と比較し広角であり、病変周囲の重要な構造物が認識できるため進入方向を誤ることは少ないが、副鼻腔炎やその既往のある症例、再手術例、conchal type の蝶形骨洞、また両側内頚動脈間の距離が狭い症例などについてはナビゲーション、術中透視を準備した方が無難である。

ポジショニング

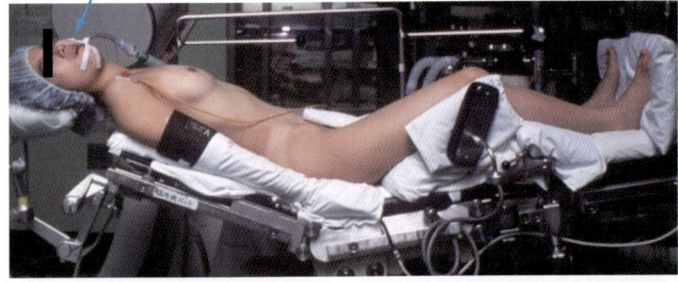

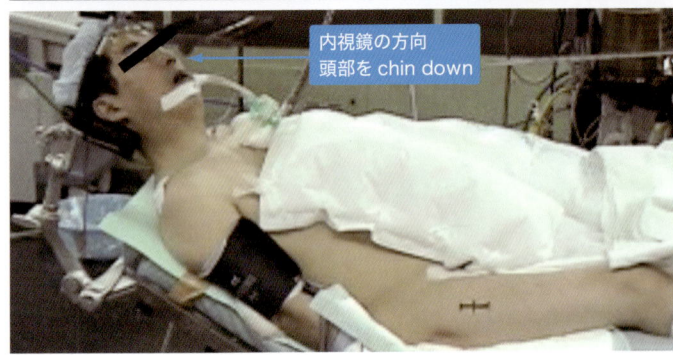

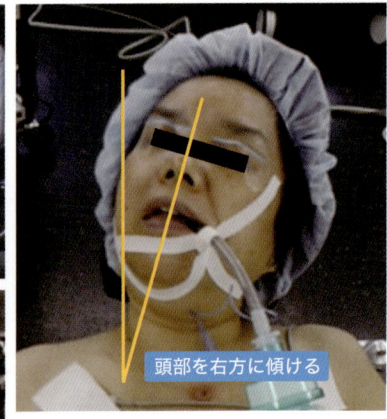

図2 ポジショニング

- 体位はeTSSの場合、半座位で上体を15〜20°起こし、頭部を馬蹄形のヘッドレストに固定する
  - 海綿静脈洞からの出血が予想される症例や、microadenomaで硬膜切開時にintercavernous sinusからの出血が予想される症例については頭部をさらに拳上する。
- mTSSと比較し、内視鏡を挿入する方向が床に平行に近くなるため、mTSSよりも頭部をchin-downする
- 術者が患者の右肩に立つため、頭部をやや右方に傾けると操作がしやすい

アプローチ

eTSSには、さまざまなバリエーションがある。

内視鏡の操作	内視鏡を固定具で固定 (2 hand technique)	2人の術者で手術 (3 or 4 hand technique)
鼻腔	片側	両側
鼻鏡	有	無
鼻腔内のアプローチ	①自然孔経由法	②経中隔法

両側鼻腔アプローチの場合、鼻鏡は原則用いない。

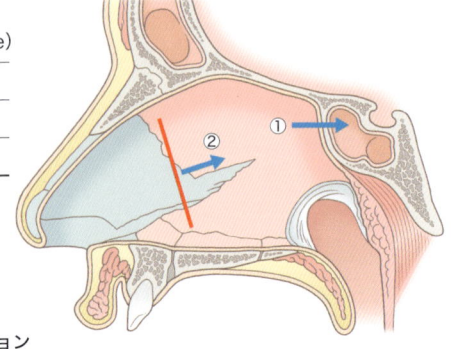

図3 eTSSのバリエーション

今回は、われわれが用いている片側鼻腔で鼻鏡を用いた、経中隔法につき解説する。

Ⅲ章　頭蓋へのアプローチ
6. 経鼻的下垂体手術

1. 鼻腔より蝶形骨洞前壁まで

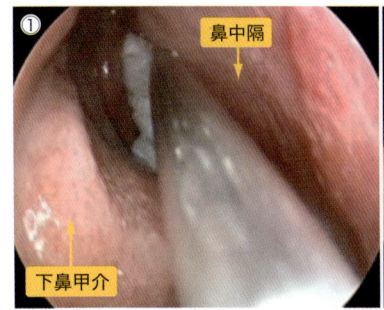

① 鼻中隔／下鼻甲介
鼻腔内粘膜を5,000倍のアドレナリン入りガーゼを用いて退縮させる。

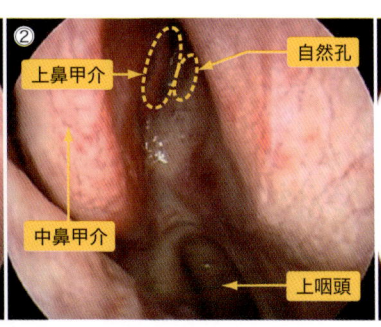

② 上鼻甲介／自然孔／中鼻甲介／上咽頭
視野角0°の硬性鏡を持ち、下鼻道を進み、下鼻甲介・鼻中隔・中鼻甲介を確認する。下方には上咽頭が観察される。通常、上鼻甲介の下縁に自然孔が確認できる。

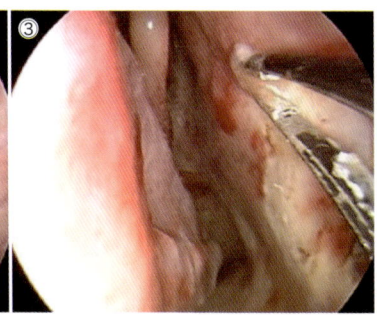

③ 中鼻甲介前縁の深さで鼻中隔粘膜を縦方向にバイポーラで凝固し、

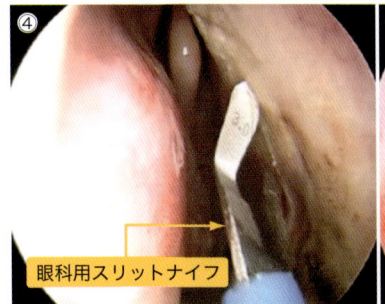

④ 眼科用スリットナイフ
同部位を鋭的に切開する。

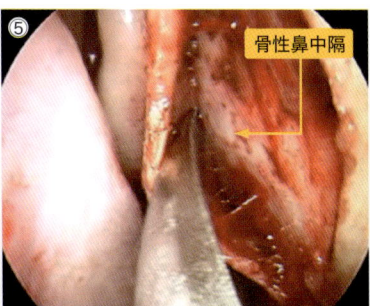

⑤ 骨性鼻中隔
この際、切開には先端が45°屈曲した眼科用のスリットナイフが便利である。また、あらかじめ切開する粘膜下に局所麻酔薬を注入しておくと粘膜剥離が容易になる。

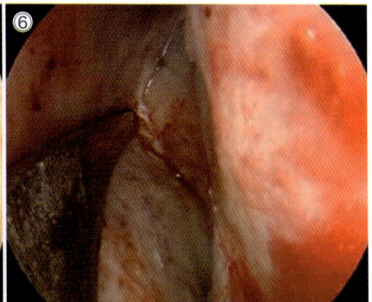

⑥ 鼻中隔粘膜を骨膜下に骨性鼻中隔から剥離し、

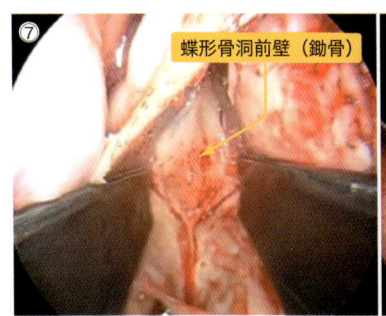

⑦ 蝶形骨洞前壁（鋤骨）
最終的に蝶形骨洞前壁に突き当たる。

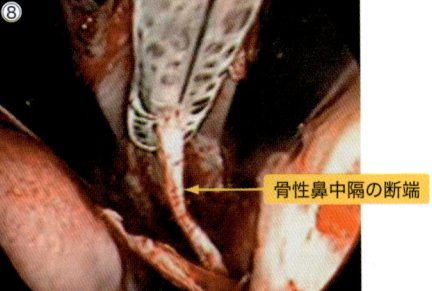

⑧ 骨性鼻中隔の断端
骨性鼻中隔を脱臼骨折させ、左方に偏位させた後、鼻鏡を挿入する。この際、骨性鼻中隔をあらかじめ採取しておくと、後の鞍底形成に使用することができる。

図4　鼻腔より蝶形骨洞前壁まで

2. 蝶形骨洞前壁の解放

POINT 図5-①、②、③の操作が、eTSSの最も重要な点である。通常、腫瘍摘出時に硬性鏡は、鼻鏡の下縁に沿って挿入するため、下方は蝶形骨洞の底面の高さまで縦長にできるだけ大きくvomer boneを削除する

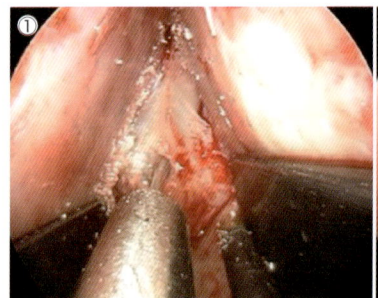

① high speed drillで蝶形骨洞前壁に小孔を設け、

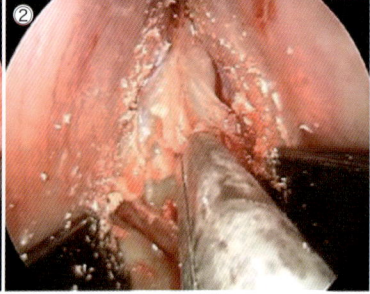

② そこからケリソンパンチで前壁を開窓していく。

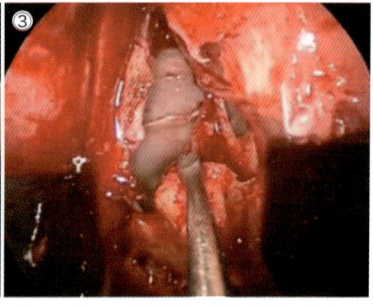

③ Vomer boneは山状に厚く、通常のケリソンパンチでは削除できないため、high speed drillを用いる。

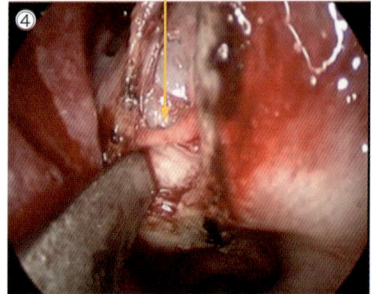

④ 蝶形口蓋動脈の分枝
Vomer boneの削除を下方に広げていくと、下側方から流入してくる蝶形口蓋動脈の分枝を損傷することがある。この部位から出血すると、術後重度の鼻出血の原因となることがあるため、先曲がりのバイポーラで充分に焼灼する必要がある。

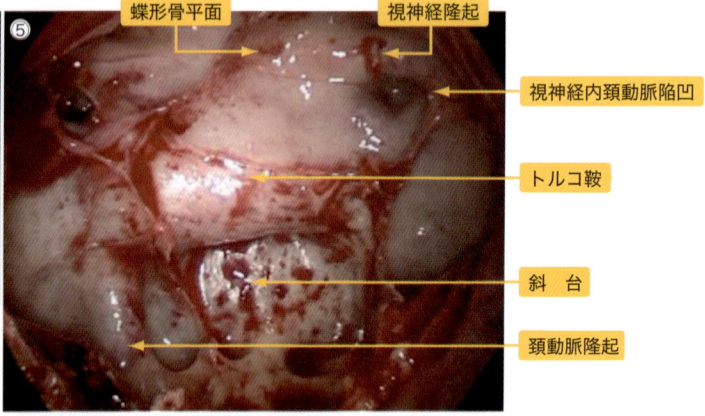

⑤ 蝶形骨平面／視神経隆起／視神経内頚動脈陥凹／トルコ鞍／斜台／頚動脈隆起
蝶形骨洞前壁を大きく開放し、トルコ鞍を中心として、周囲の重要構造物を確認できる。

図5 蝶形骨洞前壁の解放

3. トルコ鞍底部の解放

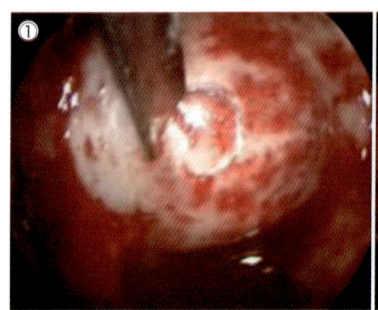

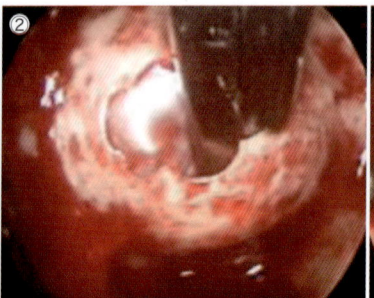

① 鞍底部の骨は丸ノミや、drillを用いて小孔を設け、

② ケリソンパンチでトルコ鞍を開窓していく。

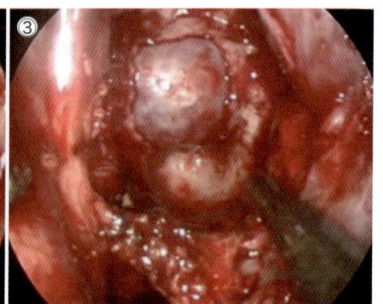

③ この際、鞍底部は後方まで充分に開放し、側方も海綿静脈洞が一部露出するまで行う。

図6 トルコ鞍底部の開窓

4. 下垂体硬膜切開

> **POINT** 下垂体硬膜切開時に注意を要するのは、前方を走る intercavernous sinus の存在である

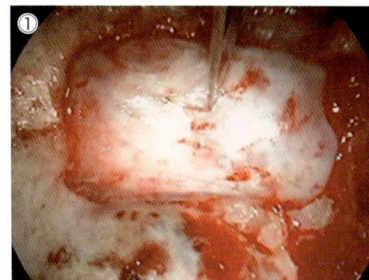

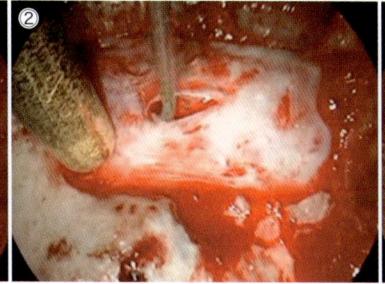

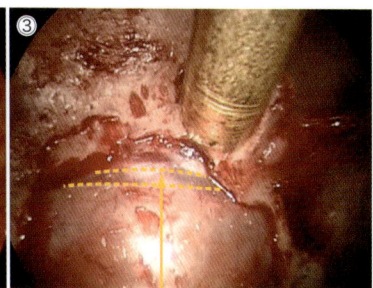

下垂体硬膜はマイクロメスにて横切開を加え、　硬膜下を剥離子で剥離していく。

intercavernous sinus

図7　硬膜切開

硬膜切開時には前方を走行する intercavernous sinus に注意する。ここに切り込むと思わぬ出血をするとともに、通常のバイポーラでは止血できない。また、最初出血していなくても、腫瘍が摘出され、下垂体硬膜が減圧されることにより出血を来たすこともある。この場合、先曲がりのバイポーラで2層の硬膜を挟み込むように凝固止血する。

閉　創

- 腫瘍摘出後のトルコ鞍のパッキングおよび鞍底形成の方針は、術中髄液漏の有無と摘出腔の大きさに左右される
- 摘出腔が大きい場合には、術後の empty sella を防止するため、右大腿部や下腹部から脂肪を採取し、鞍内にパックした後にフィブリングルーを塗布する
- 髄液が流出した場合でも膜欠損部が大きくない場合は、その部位に脂肪片を挿入し、脂肪が逸脱しないように硬膜を数針縫合し、髄液の拍動を抑える目的で鼻中隔軟骨の骨片や人工物を用いて sellar plasty を行う

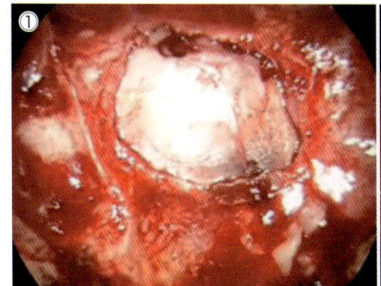

骨性鼻中隔を用いた鞍底形成　　専用の持針器での下垂体硬膜の縫合（ナイロン糸を使用）

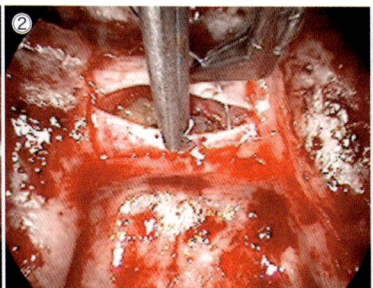

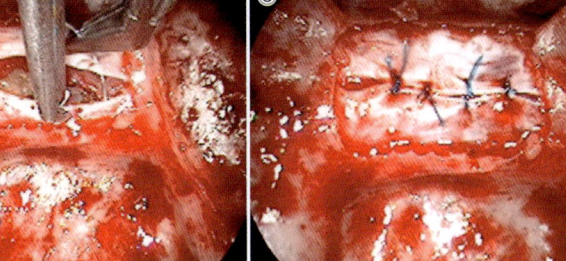

図8　鞍底形成の方法 1

- 内視鏡下での硬膜縫合は慣れが必要で、上下方向の運針が行いやすい。また縫合には専用の持針器が必要であり、また縫合糸は 5-0 サージプロ ™ Ⅱ が針が 9mm 弱弯で使いやすい。

- 縫合は、ノットプッシャー不要で結び目を送り込むことができ、1回の縫合で緩むことがないEasy slip-knot法を行っている[1]。

■くも膜欠損が極端に大きい場合や拡大経蝶形骨手術施行後は、上記の処置の後に、組織生着性の高い有茎の鼻中隔粘膜弁を用い、蝶形骨洞後壁に補填し、一定期間、蝶形骨洞内にバルーンを留置する

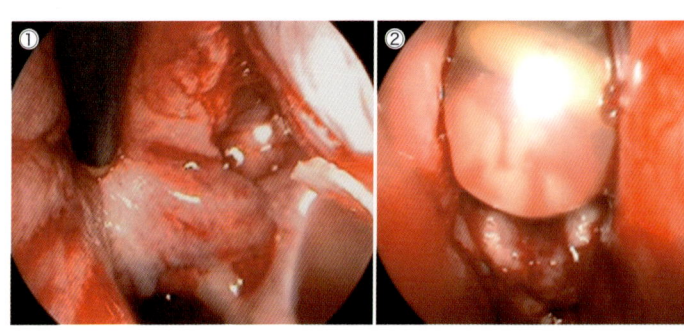

① 有茎の鼻中隔粘膜弁を用いた方法
② 蝶形骨洞内にバルーンを挿入し、同部位を固定する。

図9　鞍底形成の方法2

- 術前に粘膜弁を使用する可能性がある場合は、通常より鼻中隔粘膜切開を前方で行う。有茎粘膜弁はなるべく面積が大きい方がよく、また基部をなるべく小さくすることにより可動性が増す。
- バルーンは専用のsinus balloonがあるが、尿道バルーンでも代用できる。通常、生理食塩水を7〜8ml入れ、固定することが多い。

点線：有茎鼻中隔粘膜弁を考慮した粘膜切開

実線：通常の経中隔法での粘膜切開

基部をなるべく小さくすると可動性が増す

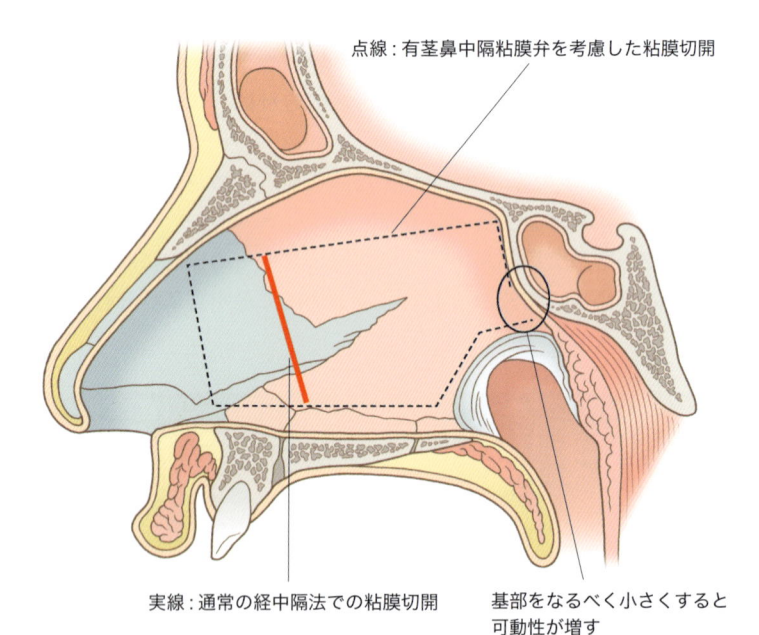

図10　粘膜切開の範囲

■術後は鼻鏡を抜去し、鼻粘膜からの出血がないことを確認し、鼻鏡のブレードで圧排した中鼻甲介と鼻中隔を元の位置に戻す。最後に鼻腔内には、抗生物質入りの軟膏のついたガーゼを2〜3枚挿入し、手術を終了とする

臨床のヒント

術後管理の注意点

- 手術当日はベット上安静とし、ベットアップ10°とする
- 髄液漏が見られなかった場合には翌日より歩行可能であるが、術中髄液漏が認められた場合には、3日間安静が必要である
- ガーゼ抜去後の鼻出血コントロールが難しい場合は耳鼻科に依頼
  - ▶ 鼻腔内のガーゼは通常手術後4日に抜去することになるが、万一抜去後に鼻出血が認められ、出血のコントロールが難しい場合には、蝶形口蓋動脈分枝からの出血の可能性もあるため、無理をせずに耳鼻科に依頼する。

陥りやすいピットフォール

- 術中、くも膜の損傷が見られないにも関わらず髄液のしみ出しが認められた場合は、注意が必要である
  - ▶ これは、前方のくも膜陥凹からの髄液漏出の可能性がある。
    脂肪片を摘出腔に挿入することにより防止できる。

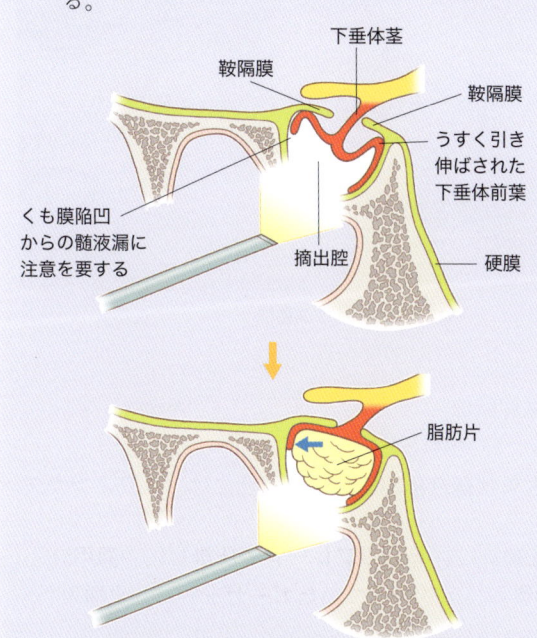

この場合、脂肪片を摘出腔に挿入することにより髄液漏を予防できる

図　前方のくも膜陥凹からの髄液漏

症例による応用

- 鞍底開窓が大きく、鼻中隔軟骨では鞍底形成ができない症例や、再手術例で鼻中隔軟骨が採取できない場合は、吸収性のプレートであるラクトソーブ®を使用する
  - ▶ この場合、メッシュ型が使いやすい。すなわち、専用のテンプレートをハサミで切除し、テンプレートを作成する。さらに専用のウォーターバスの中で水を85℃にし、メッシュをテンプレートにあわせて形成するわけである。

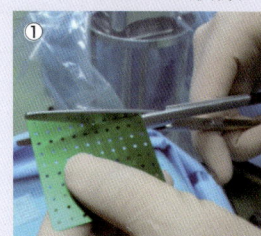

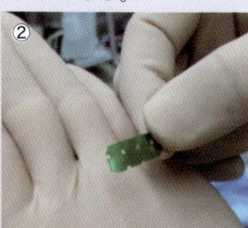

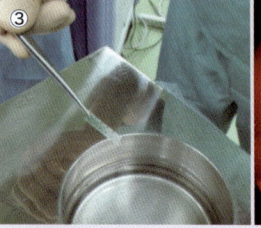

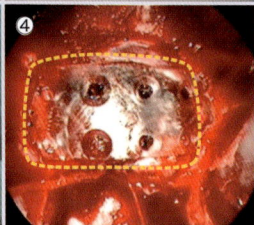

①②専用のテンプレートをハサミで切除し、テンプレートを作成する。③専用のウォーターバスの中で水を85℃にし、メッシュをテンプレートにあわせて形成する。④最終的に鞍底部にメッシュを挿入した。

図　吸収性プレート（ラクトソーブ®）を用いた鞍底形成

【参考文献】

1) Ishii Y, Tahara S, Oyama K, et al:Easy slip-knot: a new simple tying technique for deep sutures. Acta Neurochir (Wien). 153 (7): 1543-1545, 2011
2) Saeki N, Murai H, Hasegawa Y, et al: Endoscopic endonasal surgery for extrasellar tumors: case presentation and its future perspective. No Shinkei Geka 37 (3): 229-246, 2009

7 小児の開頭および整容的アプローチ
the craniotomy and cosmetic neurosurgical approach for pediatric cases

東京女子医科大学病院脳神経外科　藍原康雄

適応疾患

- 脳腫瘍（鞍上部腫瘍、側脳室腫瘍、第3脳室内腫瘍）
- 脳動脈瘤（前交通動脈瘤）
- 頭蓋骨縫合早期癒合症
- 外傷（視束管解放術など）

ポジショニング

　上記疾患に対して小児疾患は特に整容的アプローチを求められるため、本稿では両側冠状皮膚切開（前頭開頭）について述べることとする。

　両側冠状皮膚切開は大脳半球間裂アプローチに留まらず、両側の大脳皮質経由アプローチを行う全ての疾患部位への開頭に応用することが可能となる。

1. 体位

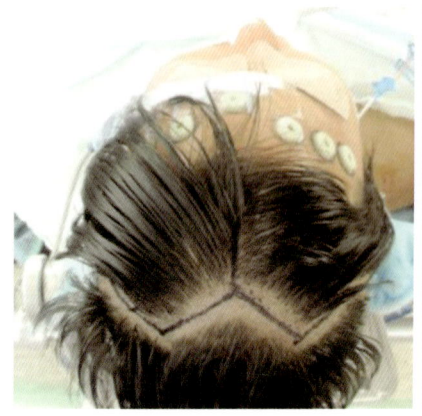

図1　仰臥位

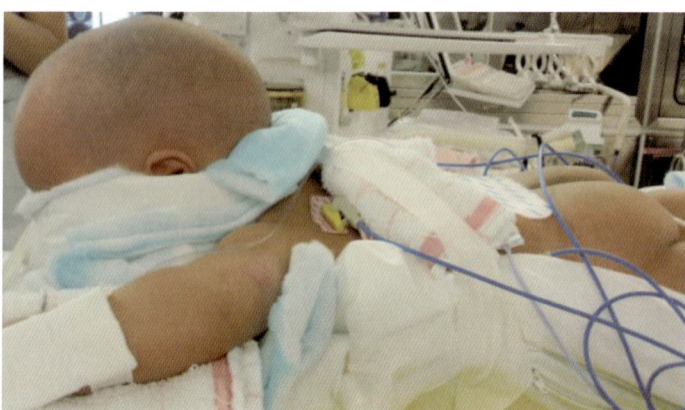

図2　スフィンクス体位

- 両側冠状皮膚切開からの開頭となる場合には、体位は仰臥位
- 頭部は20〜30°挙上し、回転はさせない
- 小児特有疾患である「頭蓋骨縫合早期癒合症」のうち矢状縫合早期癒合症の場合には、スフィンクス体位を用いることが多い
    - 頭蓋形成部位による。

2. 頭部固定

- ■Mayfield 三点固定器で固定する
  - 小児は側頭骨が薄いため、側頭骨骨折に注意する。
  - 浅側頭動脈は極力温存するように目指してピン固定する。
  - 皮膚切開が頭頂部側にデザインする場合には、三点固定部位が浅くなって固定が不安定にならないように注意する。
- ■一枚板は、マイクロ顕微鏡の可動範囲を想定して、あまり術野に近づきすぎない位置に固定する
  - 鼻根部から 40cm 以上は離して固定する。
  - 高さは、切開後の皮膚を翻転してフックにて牽引する場合に、眼球を圧迫しないように低くなりすぎないように注意する。

開　頭

1. 皮膚切開

❶ナビゲーションシステムで開頭範囲を決定してから、開頭範囲に充分な皮膚切開範囲をデザインする（必要最小限の皮膚切開を目指す）
  - ヘアラインぎりぎりに皮膚切開をデザインする必要はない。ただし、術後創部脱毛部位が少しでも目立たないように工夫する必要がある。
  - 大脳半球間裂アプローチの場合、アプローチする側の皮膚切開は術野展開するために頬骨弓まで下ろす必要があるが、対側は側頭筋膜ラインまでで充分なことが多い。極力、外科的侵襲を少なくする。

❷基本的に、Zigzag 形をデザインする方がよい
  - 閉創時に、翻転しておいた皮膚片を縫合する場合にずれが少ない。
  - 矢状方向に平行に近い皮膚切開になるため、術後に切開線部の脱毛痕が目立ちにくい。
  - 脳室ドレナージ手技などを先行施行する場合には、施行する Zigzag 形をイメージしてその一部となるように、皮膚切開を行う。

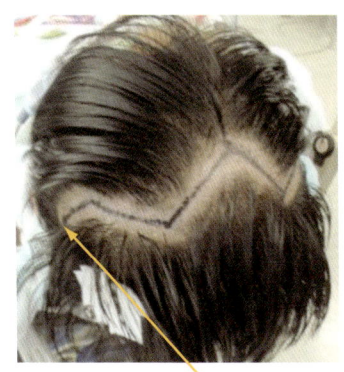

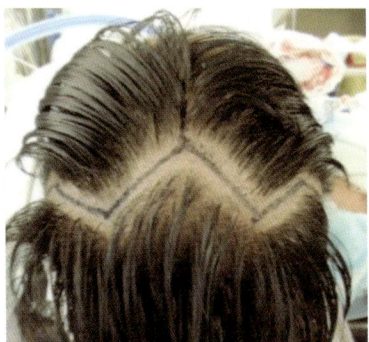

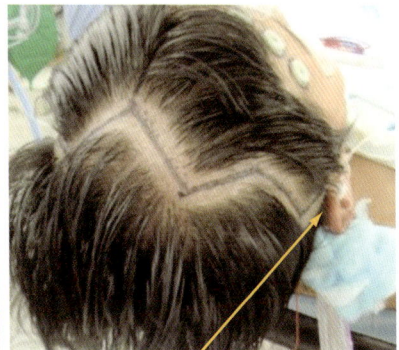

開頭部位によって、左右皮膚切開の耳介前方への伸展度を決定する

図 3　Zigzag 形皮膚切開のデザイン
美容的見地からも、Zigzag 形皮膚切開を頭頂部にデザインする方がよい。

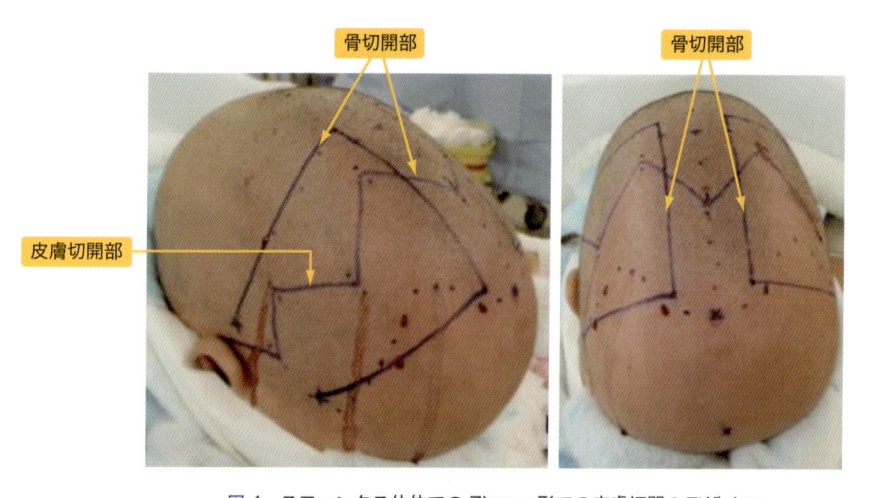

図4　スフィンクス体位でのZigzag形での皮膚切開のデザイン
早期頭蓋骨縫合早期癒合症に対する皮膚切開。基本的にnasion-inionまで広範囲の術野展開が可能となる。

POINT 骨膜の温存に極力注意をはらう。むやみにモノポーラなどで焼き縮めない

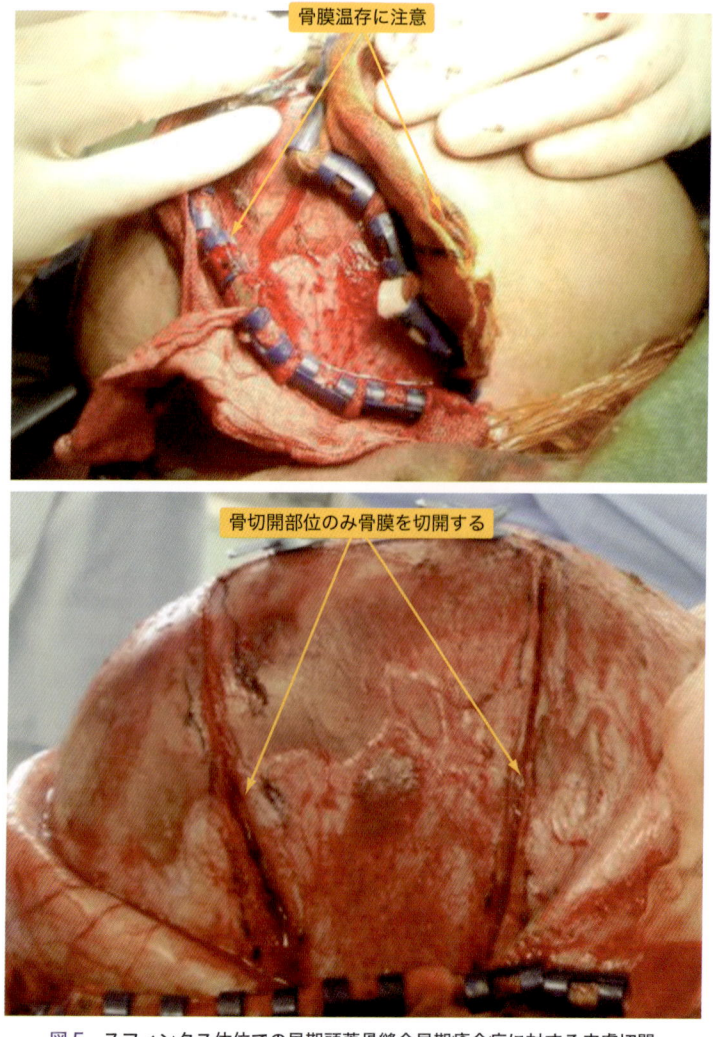

図5　スフィンクス体位での早期頭蓋骨縫合早期癒合症に対する皮膚切開

2. 開頭

> **POINT** 前頭洞の発達程度は確認しておき、極力前頭洞を開放しないように工夫する

■ 穿頭は、2枚刃ドリルを用いてバーホール部位の骨欠損範囲を極力減らす
- 2枚ドリルの経：1.8mm、2.3mm。
- 一般的には、大脳半球間裂アプローチの場合には、矢状静脈洞をまたぐ形にて穿頭を行う。

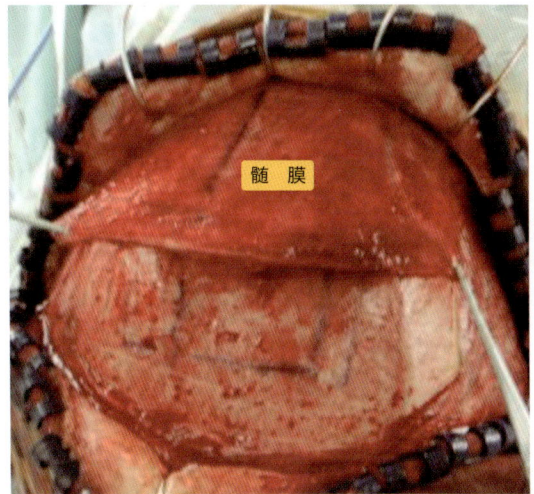

髄膜を極力損傷しないように剥離する。

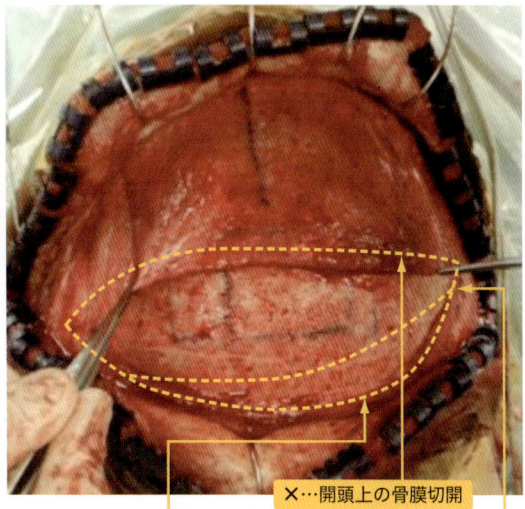

○…開頭部位を覆うのに充分な骨膜切開ライン！

×…開頭上の骨膜切開

△…開頭縁ギリギリの骨膜切開

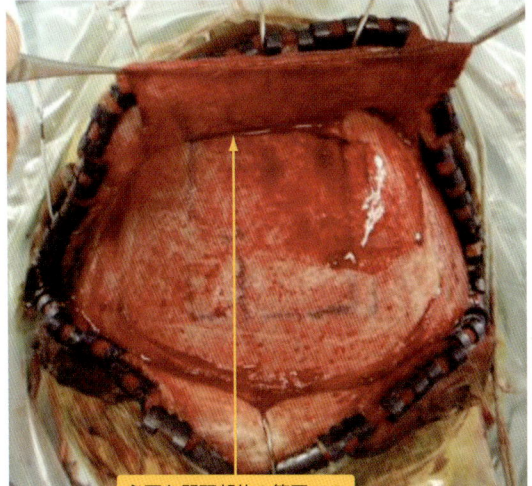

必要な開頭部位の範囲での剥離を心掛ける

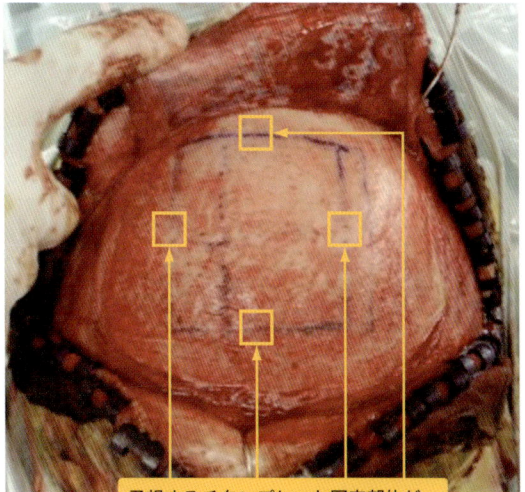

予想するチタンプレート固定部位が、閉創時すべて骨膜下に位置するようにデザインする

図6　骨膜を極力温存する
術後の骨固定時に、開頭範囲をしっかりと骨膜に覆うことができるように工夫をする。

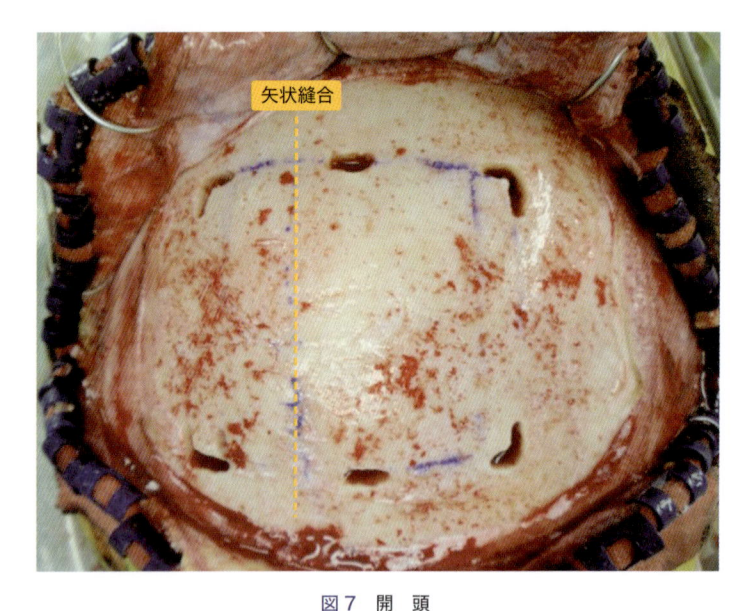

図 7 開 頭
開頭部位の外縁を、矢状静脈洞の両側と開頭部位のコーナーに二枚刃にて骨欠損を極力少なくするように施行する。

3. 硬膜切開

■皮質静脈（橋静脈）の損傷に注意しながら、静脈洞側にコの字翻転できるように切開を行う
- 開頭範囲より、余裕をもって切開しないと閉創時の際に硬膜縫合が困難になる。
- 硬膜からの出血に対する凝固止血は、最小限にする。硬膜が縮小してしまうと、閉創時に硬膜欠損部位が拡大してしまう。

■早期癒合症の場合には、硬膜損傷に注意し矯正デザイン方向に合わせて骨延長器を挿入固定する

閉 頭

1. 硬膜閉鎖

■Watertight に縫合することを目標とする
　硬膜欠損部位に対して極力人工硬膜は使用せず、筋膜などを用いる方が髄液漏を合併するリスクは少ない。

2. 骨片の修復

■閉頭時に用いるチタンプレートが術後感染を起こす場合は、骨膜欠損部位にチタンプレートが露出することが多い
　プレート固定部位が修復した骨膜下に位置するように工夫する。
　これは、チタンプレート（スクリューヘッド）と帽状腱膜および皮下組織層が直接機械刺激し合うと創部感染のリスクが高くなるためである。

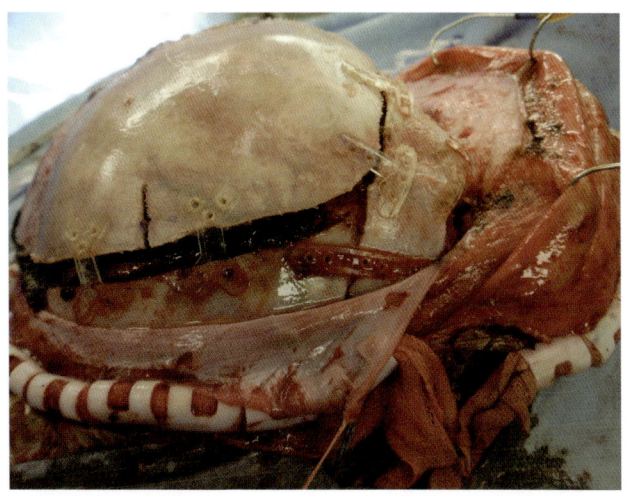

▲吸収性プレート固定

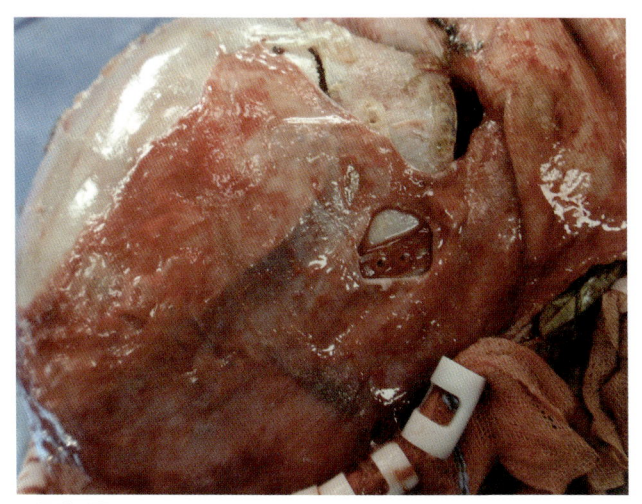

▲骨膜で覆う

図8　骨固定

- ■前頭洞直上にプレート固定することは極力避ける
  感染源にもなる。前額部であるため、整容上、極力避ける。
- ■3歳以下の症例では、吸収性プレートを選択することも考慮する
  チタンプレートは頭蓋変形を来たす可能性もある。

3. 皮膚縫合

- ■新生・乳幼児などの場合は、皮膚が非常に薄いため骨膜をしっかりと形成縫合した後に帽状腱膜層での中縫いを行う
  頭皮の段差を生じないように注意する。
- ■症例に応じては、中縫いのみで表皮はステリーテープのみでもよい
  - 新生児や乳幼児の表皮縫合にステープラや針を用いると、針穴から髄液漏を認める場合もある。
  - 6-0ナイロン糸で行ってもよい。

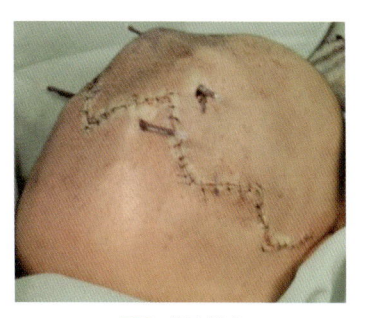

図9　頭皮縫合
骨延長器が挿入されている。

臨床のヒント

整容的な結果を得るための工夫

- 毛髪の生え際よりも距離を置けば置くほど、術後の皮膚切開痕は整容上目立ちにくい
- 冠状皮膚切開線は、矢状方向に対して平行に行うほど、術後の皮膚切開痕は整容上目立ちにくい
- 脳室ドレナージからの開頭腫瘍摘出術など多段階手術となる症例では開頭時に用いる皮膚切開を予測してその一部となるような形でドレナージ皮膚切開をアレンジする
  - ▶ 皮膚の血流障害も防ぐことができる。多段階手術（脳室ドレナージ、内視鏡、開頭腫瘍摘出術）の場合、最終的なZigzag形皮膚切開上に皮膚切開を施行するとよい。

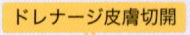

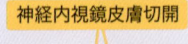

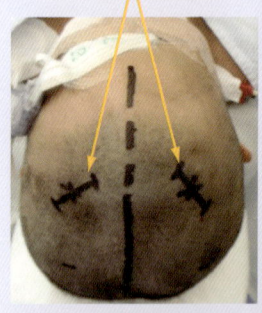

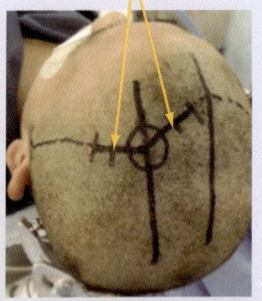

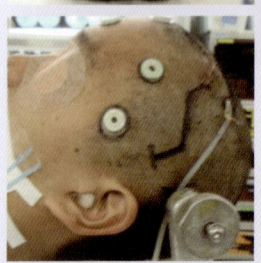

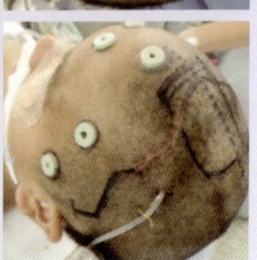

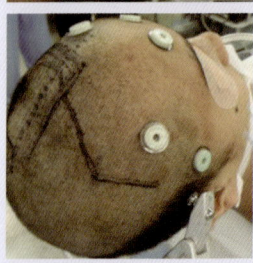

図　多段階手術における皮膚切開のアレンジ

陥りやすいピットフォール

- 閉頭時に用いるチタンプレートが術後感染を起こす場合は、骨膜欠損部位直下にチタンプレートおよび固定スクリューが位置することが多い
  - ▶ そのためチタンプレートは、閉創時に必ず骨膜にて覆う工夫をする必要がある
  - ▶ 非常に基本的なことであるが、チタンプレート固定時のスクリューのヘッドをきっちりと最後までねじ込むことに留意する
  - ▶ スクリューを斜めにねじ込んだため最終的にやや隆起した状態で固定された場合、内側から皮膚を刺激して術後創部痛や、感染の原因になることがある。

症例による応用

- 対象とする病変サイズに応じて、開頭範囲をZigzag形よりも小さくすることができる
  - ▶ S字カーブ皮膚切開でも、充分の術野を確保することができる。本症例では比較的小さな開頭で腫瘍摘出が可能であると考えられたため、S字カーブ皮膚切開を用いた。

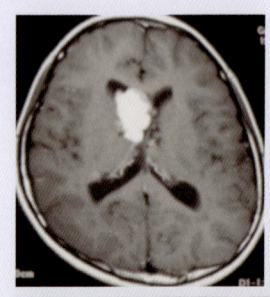

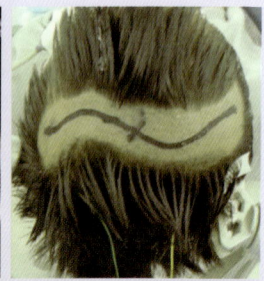

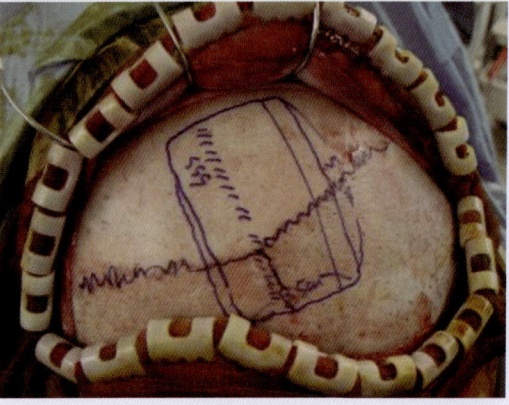

図　S字カーブ

III章　頭蓋へのアプローチ
8. 減圧開頭後の頭蓋形成術

8 減圧開頭後の頭蓋形成術
cranioplasty following external decompression surgery

●日本医科大学武蔵小杉病院脳神経外科　太組一朗・日本医科大学多摩永山病院脳神経外科　野手洋治

　ここでは、前頭側頭開頭による減圧開頭後の頭蓋形成術における工夫を概説する。ちょっとした心配りによって整容面での配慮がひとつひとつ達成されることに注目したい。

適応疾患

■頭部外傷・脳血管障害（重症くも膜下出血・脳梗塞）・脳腫瘍などで、減圧開頭手術を行った患者

ポジショニング

1. 体位

■基本的には初回減圧手術と同じ体位
　やや vertex down にした方が、側頭部の剥離において有利である。
■適正な背板アップを心がける
　• 見かけ上の脳腫脹によって骨弁返納に苦慮する術者を時として見かけるが、これを避けるためには背板アップによる充分な頭部挙上に留意する。一方、過剰な挙上は VAE (venous air embolism；空気塞栓) 防止の観点から避けるべきである。

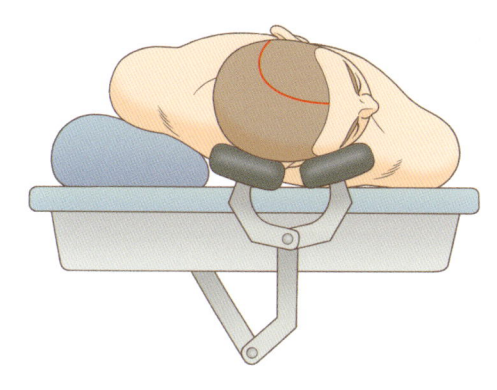

図1　体位と頭部固定
背板を挙上し、肩枕を活用する。馬蹄型のヘッドレストが頭部を真下から支えるようにするためには、ヘッドレストの支柱がベットの中央である必要はない。このようにして、術野が最も高い位置にほぼ水平に設定すると、手術操作が容易となる。

2. 頭部固定

■ヘッドレストの使用に慣れておく
　• 多くの場合、馬蹄型ヘッドレストにより頭部支持されるが、褥瘡防止の観点からヘッドレスト全体での頭部固定に心がけ、不用意な眼球圧迫・耳朶圧迫には充分留意する。
　• ヘッドレストは両側に開いてしまうと頭部落下、ということにもなりかねない。ヘッドレスト自体の固定にも注意する。

115

開　頭

　剃毛：無剃毛あるいは皮切に沿った2cm幅程度の部分剃毛で充分である。術前によく洗髪して清潔にしておく。消毒の際には皮下ドレーン挿入予測部位もやや広めに消毒しておく。初回手術と同じ皮切を使用する。初回手術では頭皮・帽状腱膜・側頭筋を含んだ皮弁としていることが多い。

■初回手術で前頭洞や乳突蜂巣が解放されたか、どのような修復されたかなどを、術者からの情報・頭部CT・手術記録などで確認しておく
　術後感染防止の観点からも極めて大切である。
■多くの場合、骨縁をすべて露出する必要はない
■皮弁や軟部組織を乾燥させない

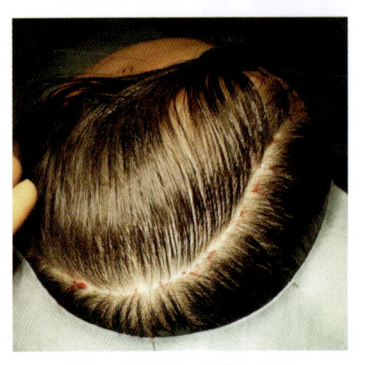

図2　無剃毛時の頭髪の処理
市販のジェル状整髪剤を使用する。
（V章参照）

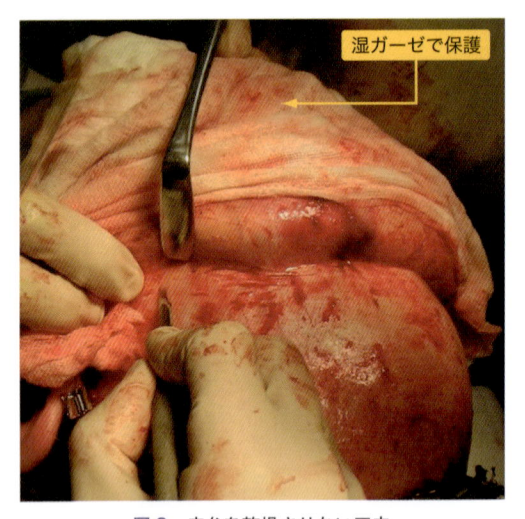

図3　皮弁を乾燥させない工夫

閉　頭

　硬膜閉鎖・tenting・骨弁固定および欠損部充填・筋層縫合・皮下ドレーン挿入・皮膚縫合などのステップを丁寧に行う。
■一般的には保存自家骨（-80℃）を使用することが多い
　しかし、最初から人工骨（ハイドロキシアパタイト製など）を使用する施設も少なからずある。腹腔内に自家骨を保存することや、自家骨グラフトを使用することもある。それぞれの施設での工夫や状況に沿ったものでいいと思う。
■筆者は巨大骨欠損に対してチタン製人工骨は使用しない（後述）
■皮膚縫合直下にプレート・異物・骨接合部が来ないように配慮する
　とはいえ、実際には初回手術の骨窓に規定される場合が多い。しかし、人工物直上の皮膚が寄りにくい、皮膚が薄い、人工物が突出しているなど悪い条件が既にそろっている場合には、対処が必要である。人工物の位置を変えたり、人工物を有茎帽状腱膜弁であらかじめ覆ってしまう、などで対処することができる。
■創縁に緊張がないようにする

1. 初回手術に不完全な処置がなされている場合の前頭洞修復

> **POINT** ①有形弁（前頭筋弁・帽状腱膜弁）による前頭洞の閉鎖 と、
> ②鼻腔方向へのドレナージ確立 である

　初回手術により前頭洞や乳突蜂巣が解放されて不完全な処置がされていることがある。あるいは頭蓋形成時に不用意に解放されることがある。前頭洞修復にはさまざまな付加的テクニック（前頭洞粘膜縫合・遊離脂肪片の充填・チタンによる硬性再建など）がこれまでオリジナリティの高い工夫として各種報告されているが、ミニマムエッセンスは上記の2点であると考えている。この点を理解しておけば不必要な操作をしないで済む。
　たとえば、解放された副鼻腔に骨ロウ・遊離骨片・ハイドロキシアパタイトを充填するという術者を時々みかける。間違いとは言わないが、②が確保に障害となる場合には、感染しやすいキャビティをわざわざ作り上げてしまうことになる。前頭洞の感染性トラブルの修復には、②確保のために鼻腔方向から内視鏡を用いて長期間ドレナージを設置する場合もある。

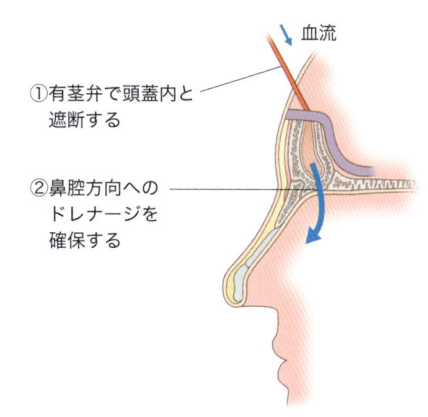

図4　副鼻腔解放時の再建における原則

2. 骨弁固定の工夫

> **POINT** 骨接合部の隙間をなくすこと。ピタッと骨縁同士を接合させる
> 骨欠損部にはハイドロキシアパタイトペーストを充填する

　現在では上記の対処に心がけている。ある程度時間が経過した骨縁は絶えず働くリモデリングの結果として、エッジが滑らかになっていることに気付く場合が多い。フリーの骨縁では必ずリモデリングが起こってしかるべきと考えた方がいい。
- 整容的観点からpterion部はきちんと硬性再建することが必須であり、ハイドロキシアパタイト・チタンメッシュなどを使用する。骨弁は前方・頭頂方向を合わせるようにする。
- チタンプレートは前額部の目立つ部分や帽状腱膜の菲薄な部位への使用は避けた方がよい。最近はこのような部位に限って吸収性プレートを使用することを試みている（チタン製プレートと吸収性プレートを併用しての固定）。

3. 皮弁が寄らない場合の対処法

> **POINT** ドレーピングにより頭皮全体に過剰なテンションがかかっていないか確認する
> 頭皮・皮弁とも骨膜上で剥離して全体的に余裕をもたせる

　初回減圧開頭からある程度の時間が経過しているケースにおいて、骨弁返納後に皮弁が寄らない、ということがある。しかし、上記でほとんど対処することができる。
　これでどうしても寄らない場合は、皮弁の帽状腱膜に慎重にスリットを作成する、という方法で皮弁を寄せることができる。

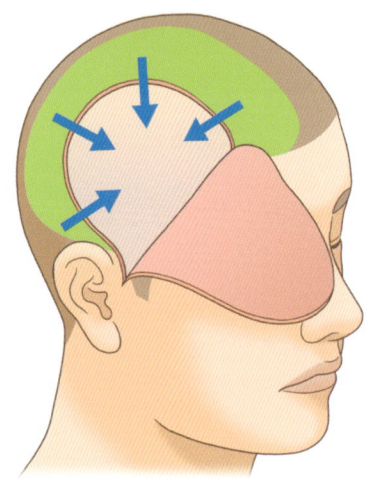

▲皮弁周辺の剥離
皮弁の周辺（緑いろ部分）も帽状腱膜上で充分に剥離を進めておくと、矢印の方向に余裕ができる。

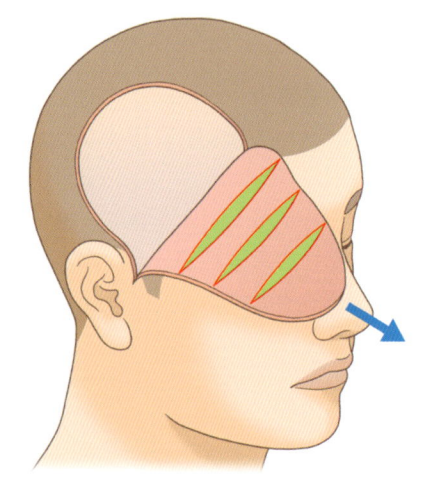

▲皮膚を伸展させたいとき、帽状腱膜に切開を入れる
図のように、脂肪織が見えるまで数カ所に切開を入れるとよい。ただし、皮弁の血流低下には細心の注意が必要である。[2]

図5　皮弁を寄せる工夫

4. 大腿筋膜の採取法

POINT　大転子から5cm以下を皮切ポイントに設定する
　　　　S字状の皮切線を描くことにより余裕をもった術野を得る

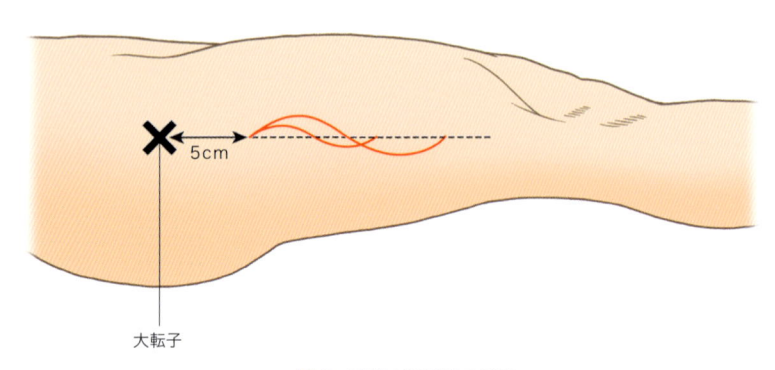

図6　遊離大腿筋膜の採取

　確実なグラフト採取のためには上記がエッセンスである。遊離移植の性格上、生着面で確実性に欠けるのではないかという議論はあるが、硬膜の代用としての大腿筋膜は大変有用かつ実用的である。ちょっとした工夫によりハガキ大を超える大きさの大腿筋膜採取が簡単に実現できる。筋膜採取部位再建の必要はない。

臨床のヒント

　減圧開頭後の頭蓋形成は初回手術時とは別の術者が行うことがある。開閉頭の基本的手技のマスターにはもってこいなので若い術者が担当することが多いが、初回手術による緊急避難的手技についてもリカバーせねばならぬこともあり、うっかりしていると思わぬ落とし穴に遭遇する。

💡 いつ頭蓋骨形成術を行うか

- 頭蓋内圧が安定し、全体状況が安定したら頭蓋骨形成術を計画する
  - ▶あまり早いうちに手術すると感染を起こす確率が上がるとも言われている。筆者は初回手術との間隔を少なくとも1カ月は取るようにしている。

💡 人工物使用の原則

- 2種類の人工物によるレイヤー（たとえば、ハイドロキシアパタイトによる人工骨と人工硬膜）を作ることは可能な限り避けた方がよい
  - ▶このレイヤー間には自家組織が存在しないため、ひとたび感染が起こると自然治癒に至ることは少ないからである。

💡 チタンメッシュの使用法には充分注意すべきである

　開頭術後長期間後の合併症としてチタンメッシュが皮膚から突出してくるというケースが意外と多い。ひとたびチタンメッシュがトラブルを起こすと部分摘出による修復はほぼ不可能であり、トラブルシューティングにも難儀する。チタンメッシュと頭蓋骨の厚さの違いが死腔をつくることにも留意されたい。筆者はテント上開頭手術においては側頭筋膜下以外に使用することはない。このような理由からチタン製の大型人工骨も使用していない。

💡 感染を繰り返す場合の対処法

　詳細なテクニックについては次頁からの他稿に譲るが、筆者は自家骨移植（頭蓋骨外板グラフト・肋骨グラフトのコンビネーション法；キャッチャーマスク法と命名した）を用いている[5,6]。端的に言って、問題があるようなら頭蓋骨欠損のすべてを無理に覆う必要はないという考え方である。感染を繰り返すような場合には、患者のQOLを慎重に考慮したうえで、無理に人工物を入れるよりも長期間保護帽に頼らざるを得ないという場面もある。

💡 放射線治療を受けている場合

　脳腫瘍患者の減圧開頭後に放射線照射を受けている場合がある。概して組織の血流が悪く、皮弁や皮膚の伸展性なども期待できない。筆者にも苦い経験があるが、トラブルシューティングには形成外科の応援を得て非照射部位の回転皮弁などで辛くも対応することができた。少しの無理もするべきではなく、場合によっては形成外科の応援を求めたり骨弁返納を延期するなどの判断も必要であろう。

【引用文献】

1) 太組一朗, 秋元正宇：ハイドロキシアパタイト（特集）最新の治療デバイス；体内留置デバイス. クリニカルニューロサイエンス　29(4)：450-451, 2011
2) 秋元正宇, 太組一朗：局所皮弁のテクニック；寄らない創をなんとかして閉創する. NS Now Vol13 整容脳神経外科 Update, pp180-186, メヂカルビュー社, 東京, 2011
3) 太組一朗, 秋元正宇：術後感染に対する治療；自家骨移植. NS Now Vol13 整容脳神経外科 Update, pp175-179, メヂカルビュー社, 東京, 2011
4) Takumi I, Akimoto M: One-stage reconstruction using a vascularized calvarial flap for intractable scalp ulcers in relation with cranial implants without removing the whole prosthesis. Neurosurg Rev 32(3): 363-368, 2009
5) Takumi I, Akimoto M: Advantage of Catcher's mask cranioplasty for post-surgical infectious skin trouble. Childs Nerv Syst 25: 493-495, 2009
6) Takumi I, Akimoto M: Catcher's mask cranioplasty for extensive cranial defects in children with an open head trauma; A novel application of partial cranioplasty. Childs Nerv Syst 24 (8): 927-932, 2008

➥ 大阪府済生会中津病院形成外科　吉岡伸高

9 感染を併発後の頭蓋形成術
secondary cranioplasty following postoperative infection

適応疾患

　前頭洞由来の感染、人工硬膜（ゴアテックス®）、骨蝋、レジン、チタン、ハイドロキシアパタイトなどの人工物による感染、創離解後の感染など

ポジショニング

1．体位

■前頭部や側頭部では仰臥位、後頭部では腹臥位
■上体を20〜30°挙上することで、脳圧を下げ、静脈洞などからの出血のコントロールとする
　・腹臥位では、ベッド全体を傾けて頭側を10〜20°挙上し、顔面への荷重を軽減する。

2．頭部固定

■頭部は馬蹄型ヘッドレストで固定する
　・開頭皮膚切開部のみでなく、皮弁を作成する可能性を考えて、頭部をできるだけ広範囲に露出する。
　・3点ピン固定は、皮弁の作成が困難となるので行なわない。

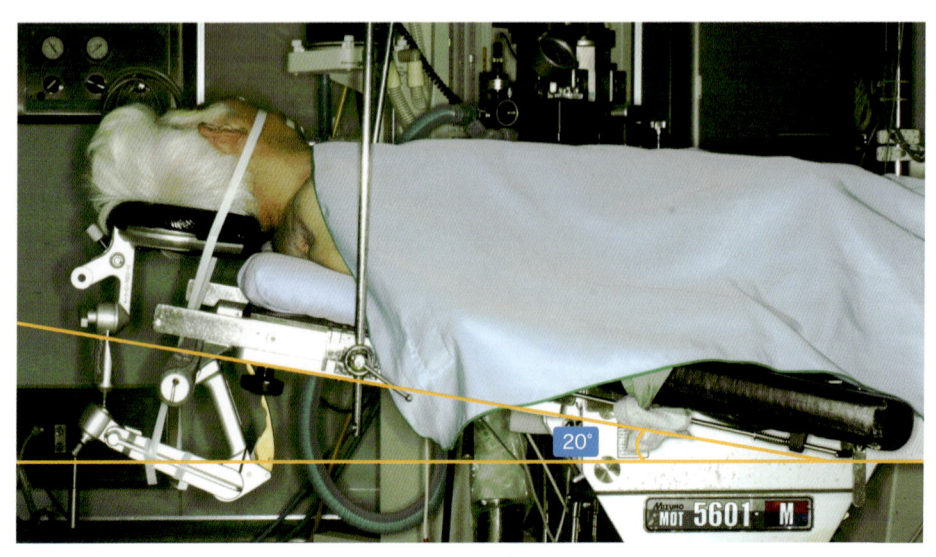

図1　体　位

開 頭

通常、前回の皮膚切開線を用いて皮膚切開を行う。

1. 顔面神経側頭枝の温存

　前頭開頭や前頭側頭開頭が行われている場合、前回の脳外科手術での頭皮の剥離の方法と、同様の手技で顔面神経の温存を行う

　すなわち、側頭筋を頭皮と一緒に翻転しているか、または、側頭筋膜を切開し、筋膜を頭皮側に付着させることで顔面神経を温存しているか、どちらの方法で行っているかを術前に確認する。同様の手技で行う方が安全であり、術野の展開も同様に行うことができるはずである。

2. 前頭洞由来の感染症

　洞の頭蓋内化または温存術式がとられることが多く、これらの術式では、前方茎の前頭筋骨膜弁で鼻腔と頭蓋内が遮断されていることが多い。

(1) 前頭洞の頭蓋内化

　前頭洞粘膜をバーを用いて全て除去し、後壁を鉗除した後に鼻前頭管の粘膜を鼻腔側へ翻転し、骨性鼻前頭管を遊離の筋肉片などの自家組織で閉鎖を行うのがオリジナルの術式である。しかし、鼻前頭管の形態にはバリエーションがあり、筆者は鼻前頭管を残さず削開している（図2、3）。

❶前頭洞の後壁を除去し、前壁も鼻前頭縫合の少し頭側までドリルで削開する
❷洞底の鼻前頭管を削開し篩骨蜂巣を開放する
❸前方茎の前頭筋骨膜弁を用いて鼻腔と頭蓋内を遮断する

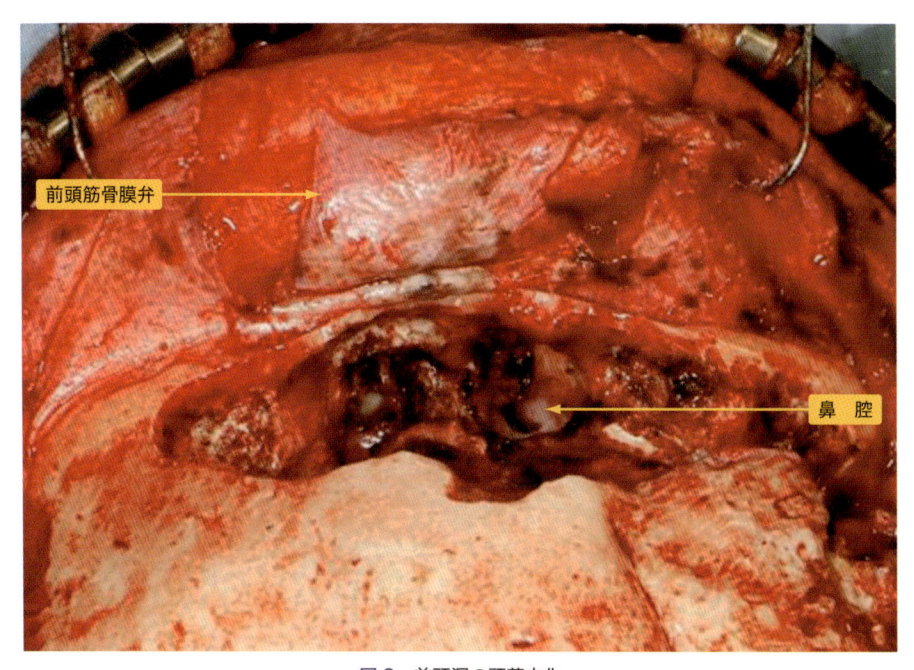

図2　前頭洞の頭蓋内化
鼻前頭管は全周性に削開され、篩骨洞から鼻腔に広く開放されていることがわかる。

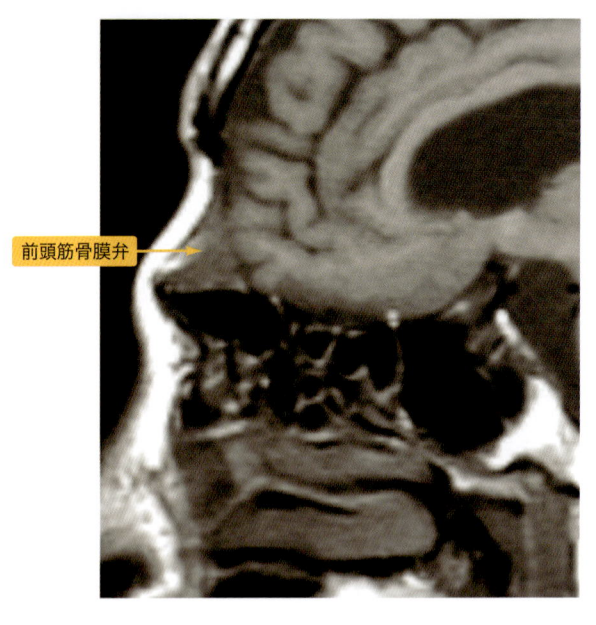

図3 頭蓋内化後の矢状断 MRI
鼻前頭管は除去され、鼻腔の天蓋が前頭筋骨膜弁で形成されている。鼻前頭管の形態には個人差があり、残った鼻前頭管から感染が再発することがあるので、筆者はこのような鼻前頭管を残さない頭蓋内化を常用している。

(2) 頭蓋形成（二期的）

❶ 頭皮の剥離に際しては、前頭筋骨膜弁の茎部を眼窩上縁で切離する
　　こうすることで眼窩上縁の整容的な骨形成が可能となる。

❷ この際、前頭洞を開放しないように、剥離が眼窩上縁に近づけば眼窩上縁外側から正中に回り込むように骨縁を露出していくことがコツである

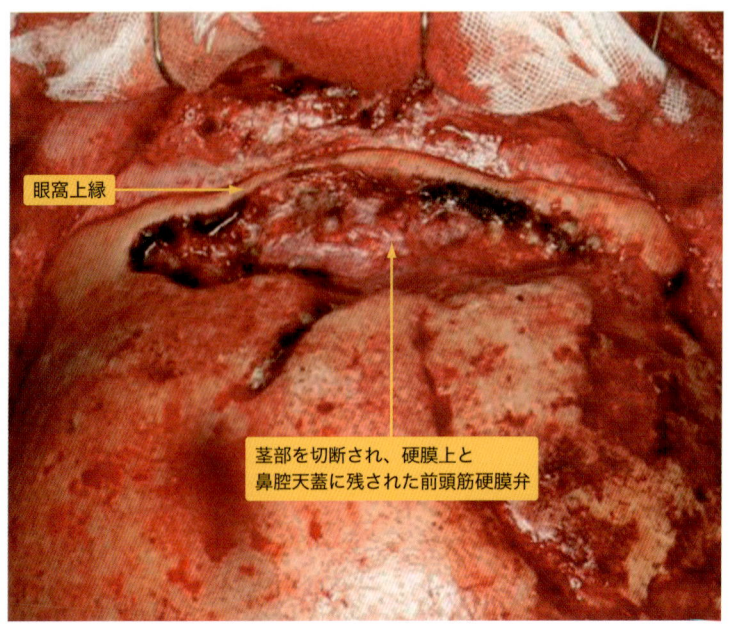

図4 頭蓋形成時の剥離
前頭筋骨膜弁の茎部を切断し、眼窩上縁を充分に露出する。

■前頭洞中隔切除

　前頭洞温存術式に併用することがある。本症例は、右前頭側頭開頭時に右前頭洞が開放され、10年以上経過して前頭洞炎を併発した。右側前頭洞の鼻前頭管付近に落ち込んでいた異物を除去したのちに、右鼻前頭管は開存していたので洞を温存することとし、中隔切除を行った。こののち、前方茎の前頭筋骨膜弁で前頭洞開放部を覆い頭蓋内と前頭洞を遮断する。残した鼻前頭管の粘膜や洞内の粘膜を損傷しないように、洞から鼻内へのドレーンなどは留置しない。

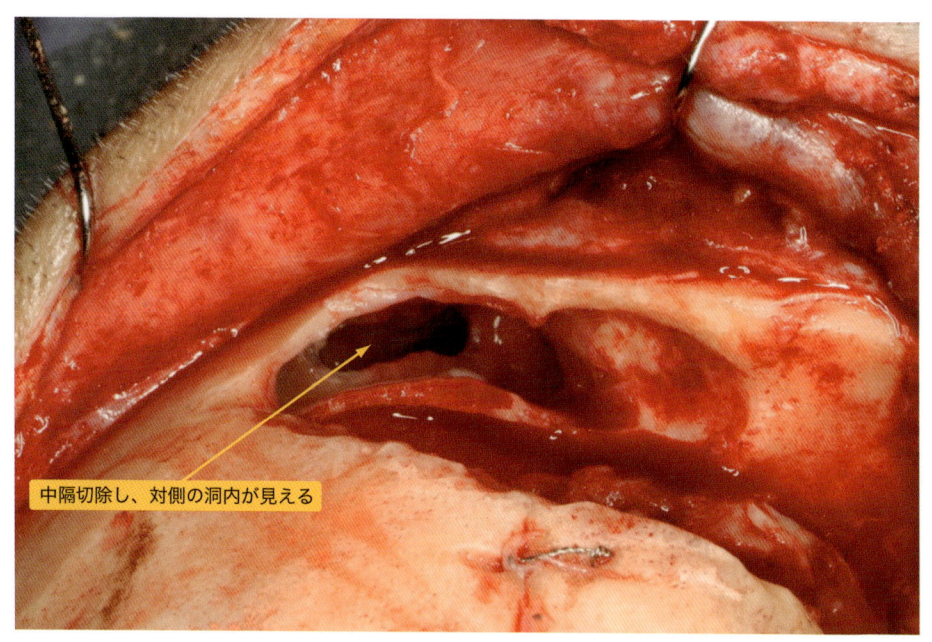

図5　前頭洞中隔切除術
中隔の骨をドリルで削開し左右の前頭洞を交通させる。洞内の粘膜はできるだけ損傷せず温存する。

3. 人工硬膜（ゴアテックス®）による感染症

■人工硬膜の除去
　人工硬膜を縫合している縫合糸とともに全て除去することが必要である。頭蓋形成は必ず二期的に行う。

■人工硬膜下の被膜形成が充分であった場合
　頭蓋形成に際して被膜上での頭皮剥離が容易である。

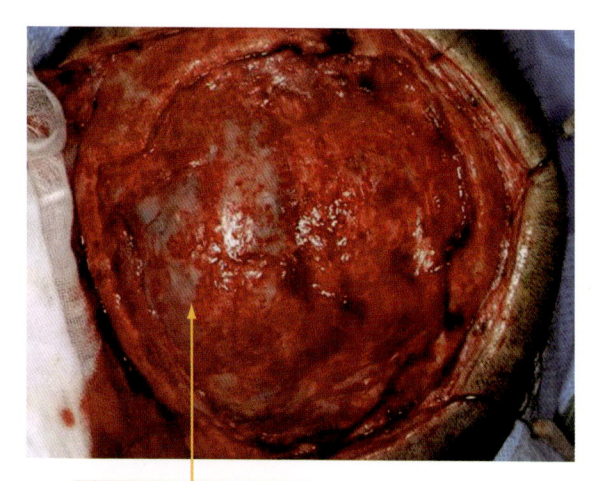

図6　人工硬膜除去後の被膜形成
被膜が充分に形成されている症例では、頭蓋形成術に際しての頭皮との剥離もそれほど問題とはならない（頭蓋形成時の術中写真）。

■被膜形成が充分でなかったり、人工硬膜下に膿瘍が存在し、デブリードマンした場合

　頭蓋形成術の頭皮剝離に際して髄液漏が生じることがある。少量の髄液漏であれば頭皮下髄液貯留が生じても自然に治癒することが多く問題とならない。

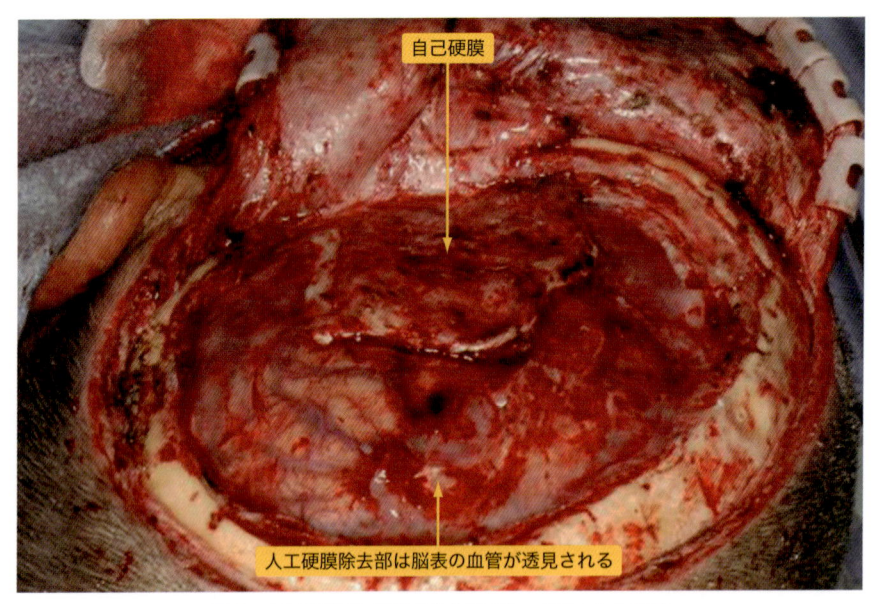

図7　人工硬膜下に膿瘍がありデブリードマンした症例
被膜形成が充分でなく、脳表の血管が透見される（デブリードマン時の術中写真）。

■髄液漏を生じないための工夫

　骨膜上での剝離に切り替えることで、安全な頭蓋形成が可能である。
　このように処理することで、基本的には人工硬膜除去後には、硬膜再建を行うことは不要と考えている。

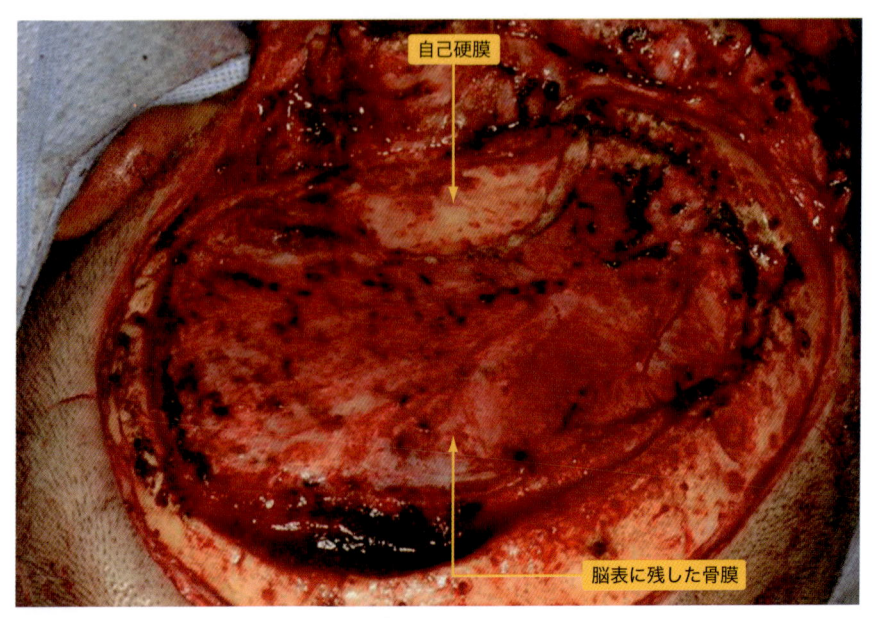

図8　頭蓋骨形成時の頭皮剝離
感染治癒後の頭蓋形成術の際に、骨膜上で頭皮剝離を行うことで、髄液漏を生じることなく、頭蓋形成術が可能である（図7の症例の頭蓋形成時の術中写真）。

4. 感染で生じた皮膚潰瘍や、菲薄化した皮膚に対する処置

　感染に対するデブリードマンを行う際に、側頭部に生じた小潰瘍と周囲の頭皮の菲薄化に対しては、骨膜弁や側頭筋を有茎で移動させることで、ある程度の大きさまでの病変で対処可能である。広範囲になると局所皮弁と皮膚移植が必要である（Ⅴ章 8. 脳神経外科手術後創離解に対する工夫参照）。

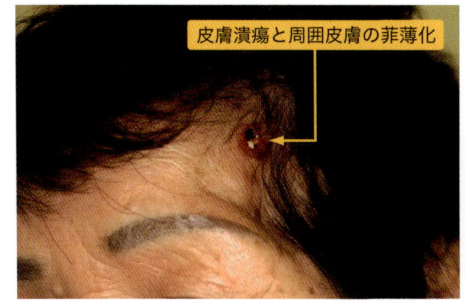

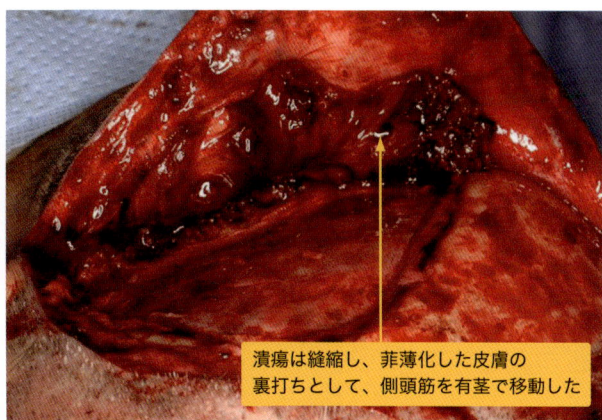

図9　側頭部の皮膚潰瘍と周囲皮膚の菲薄化
側頭筋を有茎で移動し、菲薄化した皮膚の補填を行う。

頭蓋形成と閉頭

1. 頭皮縫合時の減張を行う

- 感染後の頭蓋形成術では、頭皮の瘢痕により、縫合部に緊張がかかる場合が多いので、切開線よりも後方や周囲の帽状腱膜下剥離を併用する方がよい。
- 頭頂部などの頭皮の厚い部分でのU字型切開などでは、帽状腱膜に網目状の切開（galeal scoring）を行うことで、U字型皮弁の左右上下方向の伸展が可能である。
- 帽状腱膜切開は、通常電気メスの切開モードで行う。帽状腱膜のみを切開するように慎重に行う。

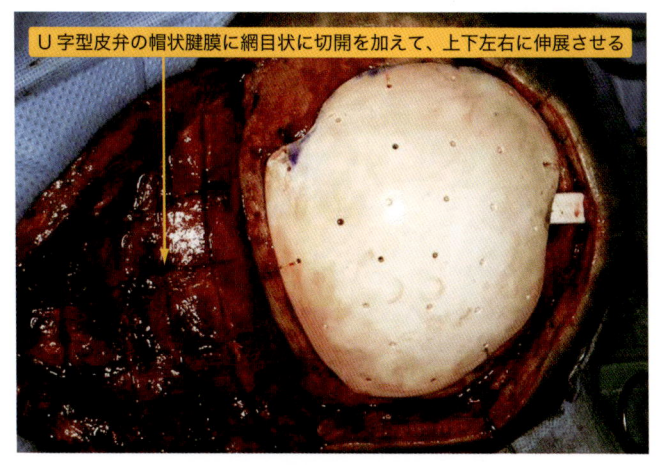

図10　帽状腱膜切開（galeal scoring）
頭頂部などのU字型切開の皮弁となった頭皮の裏面を網目状に切開し、上下左右に伸展させる。特に下床が人工骨の場合には、帽状腱膜切開部からの出血が止まりにくいので、電気メスで切開する方が安全である。

2. 人工骨の選択

- 筆者は、感染併発後の頭蓋形成術では一般的にカスタムメイドのハイドロキシアパタイトブロックを用いている。ハイドロキシアパタイトの持つ骨誘導能からチタン製人工骨よりも露出する可能性が低いと考えている。
- 整容的な結果を重視する場合には、リン酸カルシウム骨ペーストを、特に骨の接合部に残った溝や側頭部の陥凹予防に用いている。

3. 固定材料の選択

- ハイドロキシアパタイトブロックは、カスタムメイドであっても、できるだけ骨欠損部に適合するように術中に加工する。
- 骨の固定には、3-0 や 2-0 の PDS II などの吸収糸を用いる。
- ナイロン糸は吸収糸を使用する前に用いていたが、頭皮の菲薄化によって露出することがあり、現在では用いていない。
- 感染併発後の症例では、ワイヤーや骨接合プレートは、将来的に露出し感染の誘因となることがあるので用いていない。また、骨接合プレートで固定した症例が、その後、転倒して骨折した際に、プレートによる硬膜損傷を来たした例を経験している。

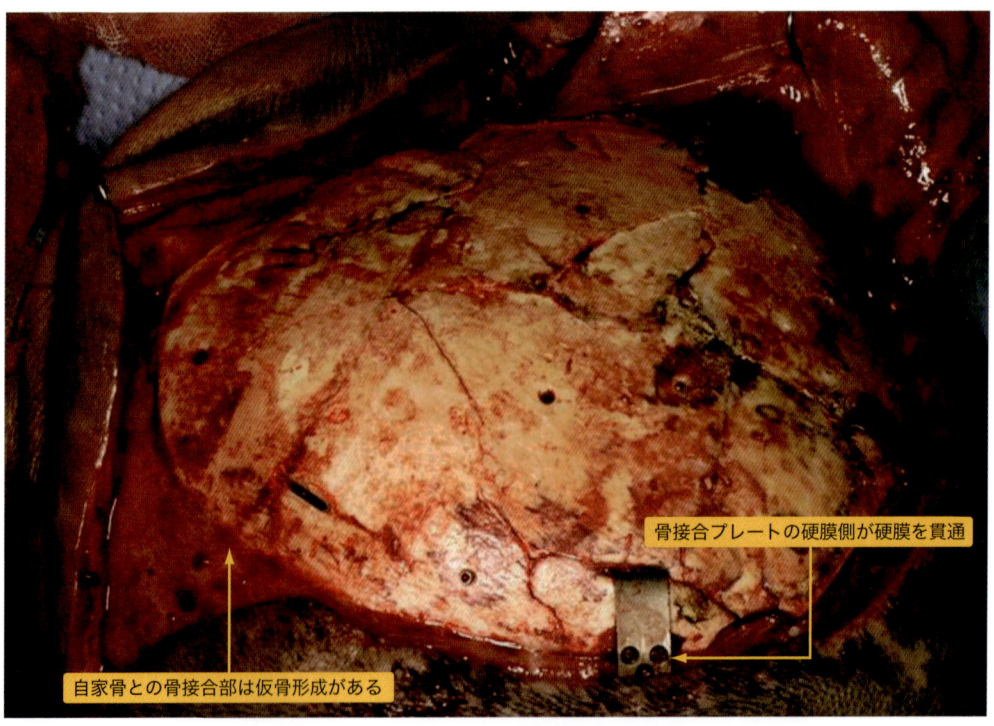

図11　骨接合プレート使用症例の骨折例
ハイドロキシアパタイトの骨誘導能によって、骨膜側、硬膜側、周囲自家骨との接触面は仮骨形成が見られ、骨折しても、車のフロントガラス様となっている。しかし、骨接合プレートが落ち込みプレートが硬膜を突き破っていた。

4. 術後血腫の予防

- 硬膜外血腫などの予防のために、人工骨の下または上に陰圧ドレーンを用いている。
- 人工硬膜除去後の頭蓋形成などで術中に髄液漏があった場合には、術後髄液がドレーンに混入すれば、その量と透明な排液で容易にわかる。その場合には、圧をかけずに数日留置したのちに抜去している。

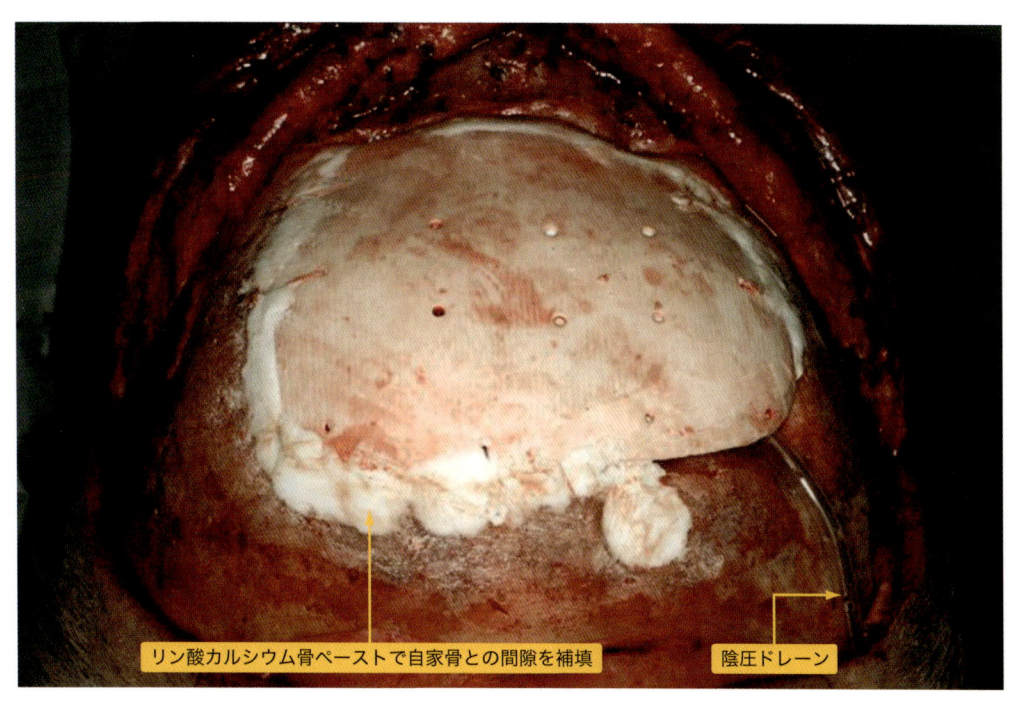

図12　カスタムメイドハイドロキシアパタイトによる頭蓋骨形成術
骨をできるだけ周囲の自家骨縁に適合させ、固定には吸収糸を用いる。また、自家骨との接合部には、リン酸カルシウム骨ペーストを補填する。陰圧ドレーンは、本症例では骨と硬膜の間に留置している。

5. 皮膚縫合

- 複数回の手術の既往のある場合には縫合瘢痕が内反し陥凹することが多い。帽状腱膜縫合の後に、頭皮皮膚縫合には、垂直マットレス縫合を用いることで陥凹瘢痕となることを予防している。
- 縫合時に創縁が内反している場合には、1.で述べたような galeal scoring を創縁に行うことで、ある程度内反を修正することができ得る。

臨床のヒント

整容的な結果を得るための工夫

- 特に側頭部の陥凹変形を来さないように配慮する
  - 健側と比較しながら、リン酸カルシウム骨ペーストを用いて augmentation を行う。
  - リン酸カルシウム骨ペーストは少量（3ml）から使用し、硬化したのちに不足であれば、さらに上に重ねて用いるようにする。

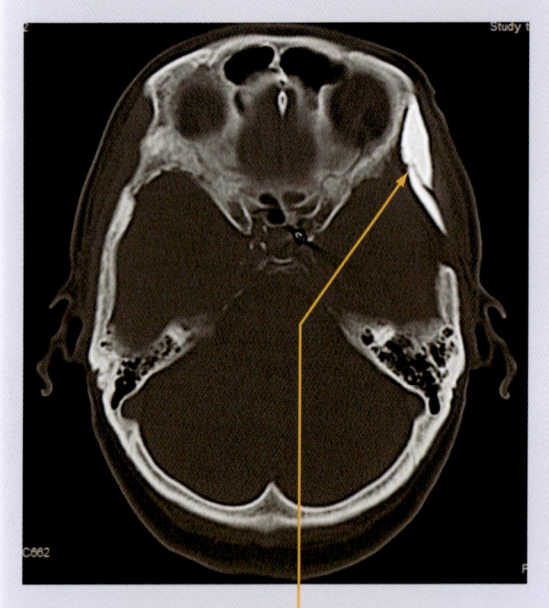

図　側頭部陥凹の修正
リン酸カルシウム骨ペーストをカスタムメイド人工骨（ハイドロキシアパタイト）上に補填した。

（補填したリン酸カルシウム骨ペースト）

術後管理の注意点

- ドレーン抜去孔の縫合について
  - 脳神経外科では、髄液が漏れないように、ドレーン抜去孔を縫合することが一般的である。しかし、髄液が漏れていないような頭蓋形成術後の場合には、ドレーン抜去孔から硬膜外に残った血腫が少しでも排液される方がよいという考えから、筆者は通常、縫合していない。ただし髄液が漏れている場合には、必ず縫合するようにしている。
- ドレーン抜去時
  - 座位でなく、臥位で行う。臥位で行う方が脳圧が高くなるので、硬膜外腔に空気を引き込む危険性ひいては感染を生じる危険性が低くなる。
- ドレーン抜去後の1日間は圧迫包帯を行う

こんなことが起こったら

- 頭皮下に漿液腫が生じたとき
  - リン酸カルシウム骨ペーストを用いた部分には頭皮下に漿液腫が生じることがある。この場合、穿刺排液し、圧迫包帯を1週間程度行うと消失する。なお筆者は、リン酸カルシウム骨ペースト使用例では通常、術後から抜糸までの2週間程度の期間、圧迫包帯を行うようにしている。

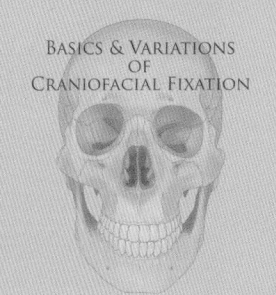

IV章 顔面骨へのアプローチ

BASICS & VARIATIONS OF CRANIOFACIAL FIXATION

1. 前頭骨骨折　fracture of the frontal bone
2. 頬骨骨折　zygomatic fracture
3. 眼窩内骨折　orbital fracture
4. 鼻骨・鼻篩骨骨折　naso-ethmoidal fracture
5. 上顎骨骨折（Le Fort型骨折）　maxillary fracture
6. 下顎骨骨折　mandibular fractures
7. 顎変形症　orthognathic surgery
8. 頭蓋縫合早期癒合症　craniosynostosis

1 前頭骨骨折
fracture of the frontal bone

久留米大学医学部形成外科・顎顔面外科　右田　尚・清川兼輔

骨折の形態別分類

　前頭洞を含まない前頭骨骨折は、その他の頭蓋骨骨折と同様に頭蓋内血腫等の頭蓋内病変が治療の中心となり、脳外科的治療が中心となるため、治療の詳細は他稿に譲る。

Variation 1　前頭洞前壁のみの骨折　⇒ p.134

- CT（水平断）および3D-CTで、前頭洞前壁のみの骨折を認める。

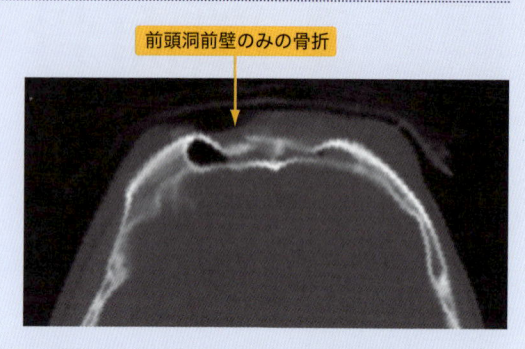

前頭洞前壁のみの骨折

Variation 2　前頭洞後壁を含む骨折　⇒ p.134

- CT（水平断）で、前頭洞後壁に及ぶ骨折を認め、時に頭蓋内気腫を認める。

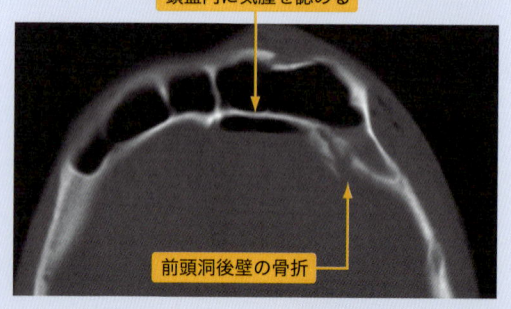

頭蓋内に気腫を認める

前頭洞後壁の骨折

Variation 3　前頭骨後壁から前頭蓋底に及ぶ骨折　⇒ p.135

- CT（水平断、前額断、矢状断）で、前頭洞後壁から前頭蓋底に及ぶ骨折を認める。
- 時に頭蓋内気腫や鼻前頭管の狭窄または閉塞を伴う。

鼻前頭管の閉塞

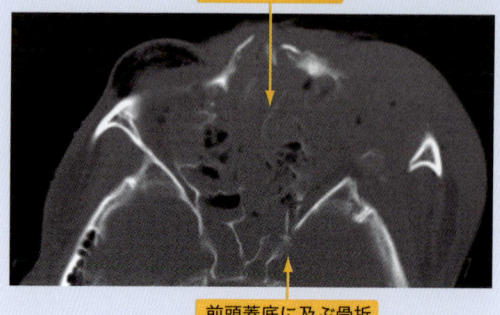

前頭蓋底に及ぶ骨折

基本的な治療法

1. 固定部位と材料の選択

- プレート、軟鋼線、Kワイヤーなどを用い、整復位にて各骨片を固定する。

2. アプローチ法の選択

- 基本として、骨折部全域だけではなく、これを超えた健常部までの範囲が広く展開できるアプローチが必要である。

〈骨折範囲が狭く前頭洞前壁に限局している場合〉

受傷時の創、眉毛上縁切開、内眼角切開、glabellar wrinkle にあわせた眉間部の切開を用いる。

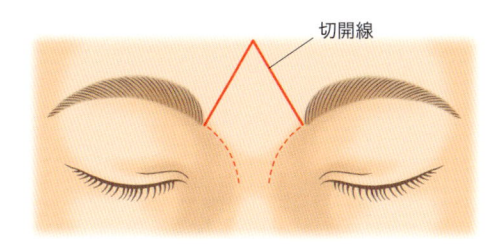

図1　眉間部の切開線
Glabellar wrinkle に合わせて切開を行う。

〈骨折範囲が広い場合、骨折が後壁から前頭蓋底に及ぶ場合〉

健常部を含めた広い視野が得られ、骨片の整復操作を確実に行うことができる冠状切開を選択する。冠状切開では患者への手術侵襲が若干大きくなる。しかし、術後の瘢痕が目立たないことや、必要に応じて頭蓋底へのアプローチを容易に行うことができるなどの利点がある[1)〜3)]。

また、冠状切開からアプローチする際は、いつでも頭蓋底手術およびその再建を行うことができるようにしておく。頭皮の剥離を、頭頂部から側頭部では帽状腱膜下に行い側頭筋骨膜弁を温存し、前頭部では骨膜下に前頭筋骨膜弁を頭皮側に温存する[1)〜5)]。

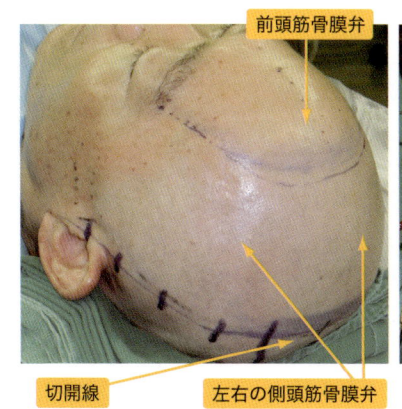

図2　冠状切開の切開線と筋骨膜弁のデザイン

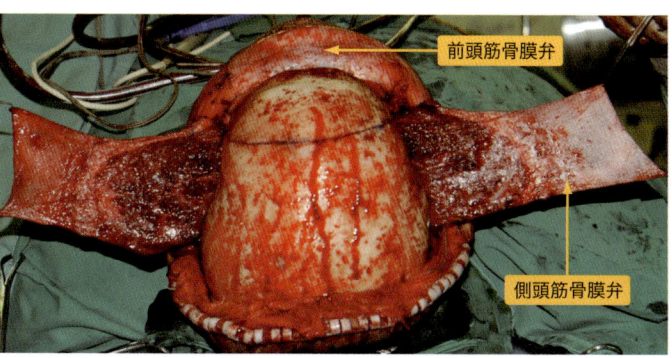

図3　両側の側頭筋骨膜弁を挙上し、前頭筋骨膜弁を頭皮側に温存した状態

3. 手術手順

•手術は、原則全身麻酔下で経口挿管にて行う。

❶骨折範囲が狭く、前頭洞前壁に骨折が限局している場合は、皮膚を切開したら骨膜下に剥離を進め、骨折の状態を確認したのち、遊離骨片をいったん外す。

❷術前から髄液鼻漏がある場合や術中前頭洞後壁からの髄液漏が確認された場合は、冠状切開からアプローチして前頭開頭および眼窩上縁骨（supra-orbital bar）の切離を行い頭蓋底手術（後述）に移行する。➡

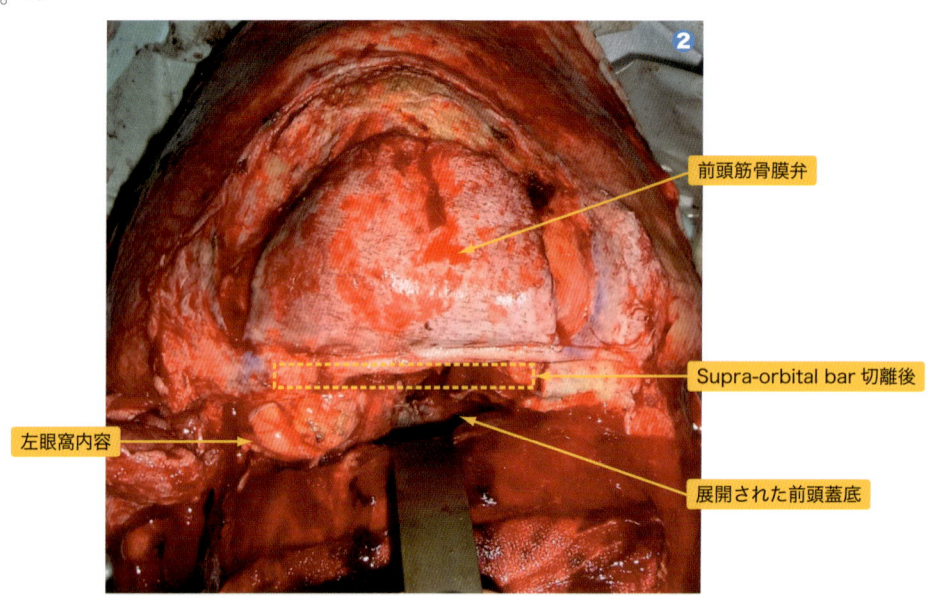

図4　前頭開頭と眼窩上縁の骨（supra-orbital bar）の切離を行い、前頭蓋底を広く展開した状態

❸鼻前頭管の狭窄や閉塞がある場合は、まず前頭洞の中隔を骨削除鉗子などで除去したのち、前頭洞から鼻腔に向けてドレナージチューブを留置する。➡

　実際には、5〜7mm径のシリコンチューブの一方の端に2〜3カ所の側孔をあけ、もう一方の先端を鼻腔に向けて前頭洞側より挿入する。このチューブの挿入によって、鼻前頭管は自然に拡張される。鼻腔側のチューブの断端をペアンなどを用いて鼻腔から引き出すが、先端がわかりづらい場合は内視鏡を併用する。

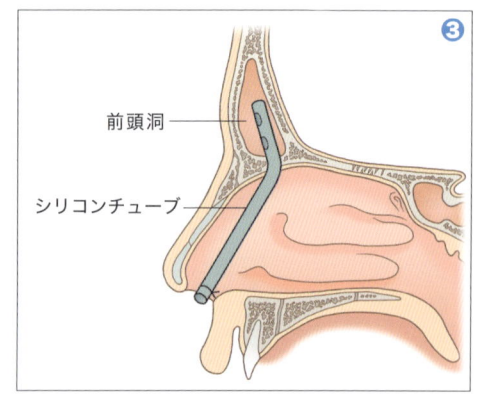

図5　鼻前頭管へのシリコンチューブの留置

❹前壁の骨片を元の位置に戻し、ワイヤーやプレートで固定する。➡

❺最後に創内を洗浄し、閉創する。

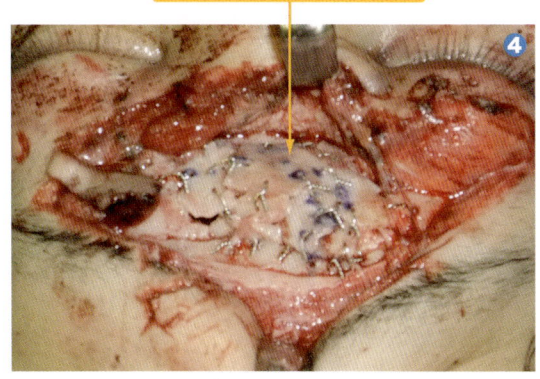

図6　前頭洞前壁の骨片の固定
骨片を元の位置に戻し、ワイヤーで骨片を固定している。

4．ポイントとコツ

■前頭洞の後壁や頭蓋底の骨折の有無についても診断を確実に行うこと
　　CTの水平断像だけでなく冠状断像も作成し、頭の中で骨折の状態をシミュレーションしておく。
■鼻前頭管の閉塞や狭窄がある場合は、前頭洞から鼻腔内へ径が5〜7mmのシリコンチューブをドレナージチューブとして留置すること
　　鼻前頭管に損傷がある場合は、前頭洞内に粘液が貯留し、後に前頭洞膿腫や脳膿瘍を生じる危険性が高い。鼻前頭管のドレナージが必要である（図5）。
■頭蓋底に骨折が及び髄液漏や気脳症を認める場合は、頭蓋底手術を行い硬膜を再建すること
　　硬膜の損傷部位を確認し、その部を修復する。脳外科と協力のうえ、前頭開頭から前頭蓋底を展開する。頭蓋底手術に準じて一方の側頭筋骨膜弁で確実に硬膜の損傷部を被覆再建しておくことが重要である。
　　この際、側頭筋骨膜弁を欠損周囲の硬膜にオーバーラップさせ、両者の接触面積を広くとるようにする。これにより、確実かつ早期のwater-tightな硬膜再建が必要となる[3]〜[5)6)]。

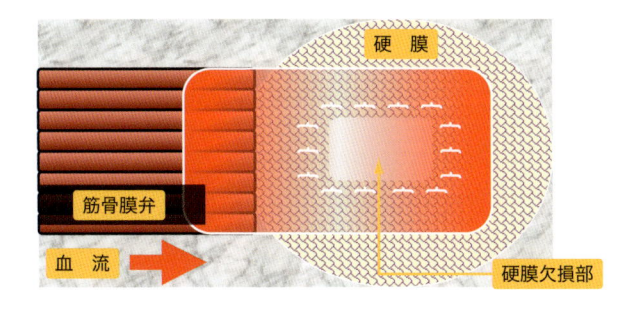

図7　硬膜再建
側頭筋骨膜弁を欠損周囲の硬膜にオーバーラップさせて接触面積を広く取る。疎に水平マットレス縫合（密に縫合しない）し、糸の方向をpedicleの長軸に平行にする。
（力丸英明ほか：上顎・頭蓋底切除後の再建：局所皮弁と遊離皮弁の選択基準．形成外科 50：909-912, 2017[6)]より引用改変）

骨折形態による治療法

Variation1 前頭洞前壁のみの骨折

1. 前頭洞前壁骨折のみの場合
- 各骨片を整復位にてワイヤーやプレートで固定する。
- 前頭洞内の血腫や貯留物を吸引除去したのち、原則として前頭洞の中隔をドレナージ目的で除去しておく。その後いったん外した各骨片を整復位にてワイヤーやプレートで固定する。この際、骨片に付着した粘膜は、感染源となりやすいため除去しておく。

2. 陳旧性の場合
- ペースト状人工骨の on-lay graft が有効である。
- この際、ペースト状人工骨に血液が混入すると術後吸収を生じやすいので、血液が混入しないように一塊として on-lay graft を行う[7]。

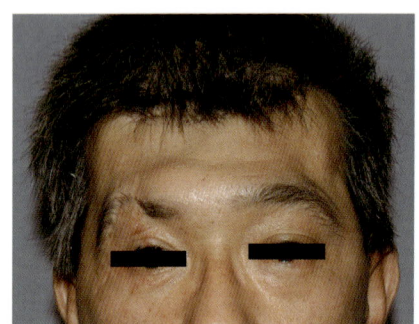

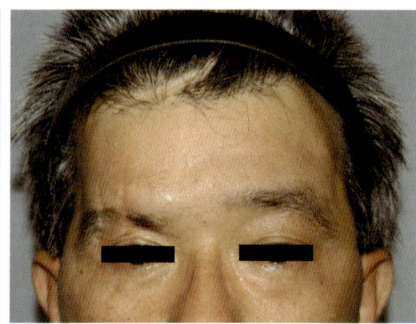

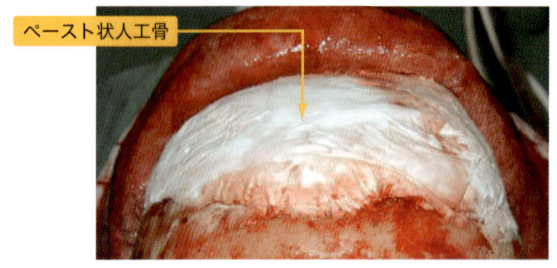

▲術前　　▲術後

ペースト状人工骨

▲術中

図8　ペースト状人工骨使用

Variation2 前頭洞後壁を含む骨折

1. 髄液漏を認めない場合
- 原則として後壁骨折の整復は必要としない。整復することにより逆に髄液漏を助長する危険性がある。

2. 髄液漏を認める場合
- 2週間以上の髄液漏が持続し自然閉鎖が望めない場合は、Variation3 の前頭蓋底に及ぶ骨折に準ずる。

Variation3 前頭骨後壁から前頭蓋底に及ぶ骨折

1. 髄液漏および気脳症を認めない場合
- 原則的には保存的に治療を行う。

〈前頭洞前壁骨折を伴う場合〉
　陥凹変形防止のため、その部の整復術を行う。

〈鼻前頭管の狭窄や閉塞がある場合〉
　前壁をいったん外し、中隔の切除とドレナージチューブの留置を行って、前頭洞炎およびそれから派生する頭蓋内合併症を予防する。

2. 髄液漏（2週間以上）および気脳症を認める場合
- 脳外科と協力のうえ、頭蓋底手術を行う。前頭開頭から前頭蓋底を展開し、骨折部のデブリードマンを行うと同時に、鼻前頭管から篩骨洞を広く開放して前頭蓋底から鼻腔へのドレナージを確実に行う。

〈硬膜の損傷がある場合〉
　損傷部は一次的に縫合するが、挫滅が強い場合や欠損が生じた場合には、一方の側頭筋骨膜弁で確実にその部を被覆再建しておく[3]（図7、9）。

〈前頭洞の処理〉
　前頭洞の粘膜と後壁を除去したのち、もう一方の側頭筋骨膜弁または前頭筋骨膜弁で鼻前頭管の上端を閉鎖することで、前頭洞の頭蓋腔化（cranialization）を行う[8]。

〈頭蓋腔と鼻腔の遮断〉
　おもに前頭筋骨膜弁を前方から前頭蓋底に敷きこむことで、頭蓋腔と鼻腔を完全に遮断する[1,2]。この際も、前頭筋骨膜弁を欠損周囲の骨面にオーバーラップさせるように移植する。多くの場合、この前頭筋骨膜弁で脳が支えられるため、骨移植は必要としない。ただし、眼窩上壁が欠損している場合は、拍動性眼球突出を予防する目的でその部に骨移植を行う。

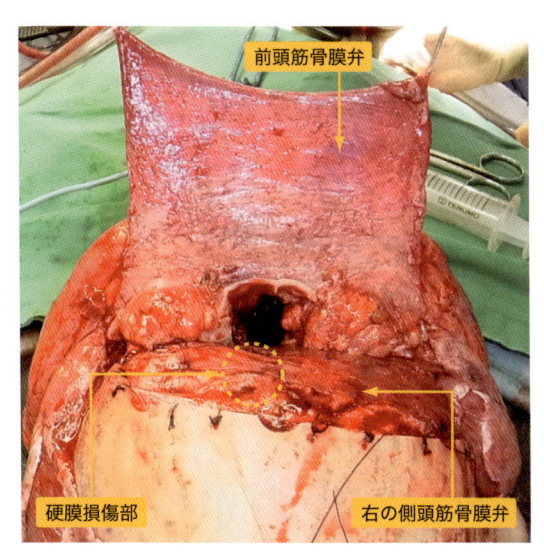

図9　頭蓋底手術の術中所見
側頭筋骨膜弁で硬膜を再建し、前頭筋骨膜弁で鼻腔側を遮断する。

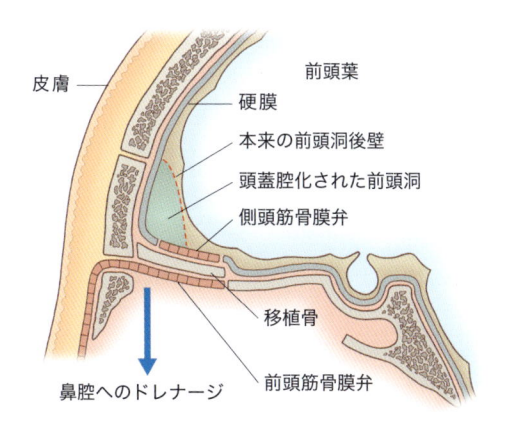

図10　前頭蓋底再建の矢状断のシェーマ
頭蓋底の3層構造（硬膜、骨、鼻腔側）を再建する。ただし、欠損が小範囲（径2cm以下）の場合は、骨移植は必要としない。

臨床のヒント

術後管理のポイント

1. 冠状切開を行った場合

● 頭皮下の血腫を確実に防止する
- ▶ 頭皮下に3～4本の閉鎖ドレーンの挿入
- ▶ 頭部全体を綿花等で圧迫

2. 鼻前頭管にドレナージチューブを留置した場合

● 前頭洞炎を確実に防止する
- ▶ ドレナージチューブからの洗浄
  前頭洞に炎症の徴候があり、挿入したドレナージチューブからの洗浄が必要な場合、あまり圧をかけないように洗浄する。
- ▶ 2～3カ月間のドレナージチューブの留置
  前頭洞炎の発症がないことを確認したうえで、2～3カ月で鼻前頭管に留置したドレナージチューブを抜去する。2～3カ月間留置するのは、再狭窄を防止するためである。

3. 髄液漏や気脳症を認め、頭蓋底手術（硬膜再建）を行った場合

● 髄液の硬膜外腔への貯留を防止する
- ▶ 硬膜外腔に1～2本の閉鎖ドレーンの挿入
- ▶ 約1週間のドレーンの留置
  再建に用いた側頭筋骨膜弁が周囲の硬膜に癒着して髄液漏が停止するまで4～6日を要する。このため、髄液漏が完全に停止する約1週間後にドレーンを抜去する。

● 副鼻腔からの逆行性感染を防止する
- ▶ 上半身を約30°起こした体位の維持
  逆行性感染を防止するために、血液や浸出液が頭蓋底側から鼻腔へ流れるようにしておく。
- ▶ CT（水平断, 冠状断）による頭蓋内や頭皮下の血腫および膿瘍の有無のチェック
- ▶ 鼻処置および鼻腔内の洗浄
  鼻腔内を常に清潔に保つことが重要である。

【引用文献】

1) Johns ME, Winn HR, Mclean WC, et al: Pericranial flap for the closure of defects of craniofacial resection. Laryngoscope 91: 952-959, 1981
2) Scher RL, Cantrell RW: Anterior skull base reconstruction with the pericranial flap after craniofacial resection. Ear Nose Throat J 71: 210-217, 1996
3) 清川兼輔，守永圭吾：前頭洞骨折．外傷形成外科．安瀬正紀監，pp83-88，克誠堂出版，東京，2007
4) 清川兼輔，田井良明，平野実ほか：頭頸部頭蓋底腫瘍切除後の確実な一時的再建法．形成外科 34：337-346, 1991
5) Kiyokawa K, Tai Y, Yanaga H, et al: A surgical method for treating anterior skull base injuries. J Craniomaxillofac Surg 27: 11-19, 1999
6) 力丸英明，清川兼輔：上顎・頭蓋底切除後の再建：局所皮弁と遊離皮弁の選択基準．形成外科 50：909-912, 2007
7) 清川兼輔，力丸英明，福島淳一ほか：ペースト状人工骨（Biopex®-R）を用いた頭蓋顎顔面領域の広範囲陥凹・凹凸変形の修復法．日形会誌 25：383-392，2005
8) 清川兼輔，田井良明，井上要二郎ほか：頭頸部頭蓋底再建法の検討；頭蓋底再建における筋骨膜弁の効用と選択．耳鼻と臨床 38：700-711, 1992

2 頬骨骨折
zygomatic fracture

IV章 顔面骨へのアプローチ
2. 頬骨骨折
▶ 帝京大学医学部形成外科　平林慎一

骨折の形態別分類

Variation1　頬骨と前頭骨、蝶形骨との間に解離がほとんど認められない骨折　⇨ p.140

- 3D-CT、CT冠状断で、前頭頬骨縫合部に解離やずれをほとんど認めない。あるいは、頬骨が軽度内側にずれている。
- 3D-CT正面像で、眼窩縁の外下方への拡大がほとんど認められないか、認められてもごく軽度
- スポーツや殴打など、比較的軽度の外力による骨折に多い。

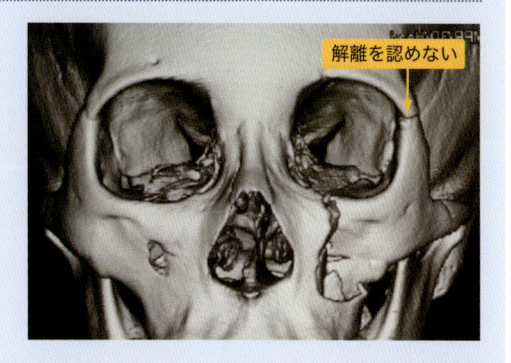

解離を認めない

Variation2　頬骨と前頭骨、蝶形骨とが解離している骨折　⇨ p.141

- 3DCT、CT冠状断で、前頭頬骨縫合部に明らかな解離やズレが見られる。
- 3D-CT正面像で、眼窩縁の外下方への拡大が見られる（蝶頬骨縫合部のズレも大きく、眼窩容積の明らかな拡大が認められる）。
- 交通事故や転落など、高エネルギー外傷に多い（頬骨単独骨折では比較的まれで、しばしば他の骨折と合併する）。

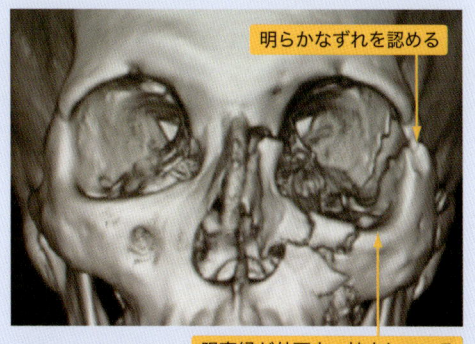

明らかなずれを認める

眼窩縁が外下方へ拡大している

Variation3　頬骨が粉砕されている骨折　⇨ p.143

- 頬骨体部に骨折が見られる。

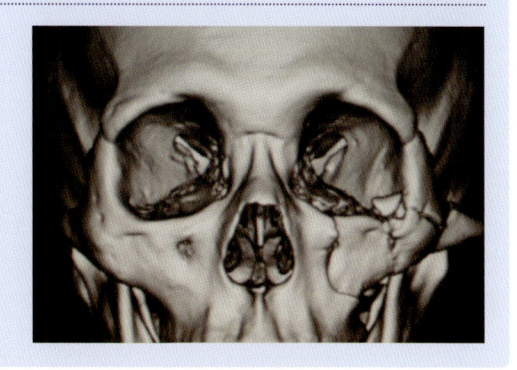

基本的な治療法

1．固定部位と材料の選択

　プレート、軟鋼線、Kワイヤーなどを用い、前頭頬骨縫合部、眼窩下縁、上顎洞外側縁、上顎洞前面などで固定する。無論、これら全ての部位で固定を行う必要はない。整復した骨片の後戻りを防ぐために最小限必要な強度が得られるよう、選択する。

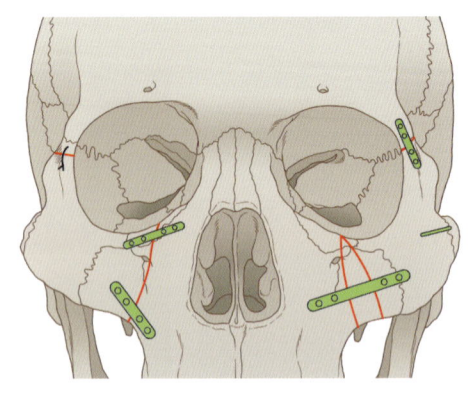

図1　固定部位

2．アプローチ法の選択

　固定部位に合わせ、上眼瞼切開、経結膜切開（必要に応じ外眼角切開を追加）、睫毛下切開、上口腔前庭切開などを組み合わせて選択する。それぞれに長所短所があり、どの切開法を用いるか、術者の考え方による。

3．手術手順

手術は原則、全身麻酔下、経口挿管にて行う。
チューブの固定は、下口唇正中もしくは対側口角とする。

❶皮膚を切開したら骨膜下に剥離を進め、まず骨折の状態を確認する。前頭頬骨縫合など、骨折部に肉芽が形成されているようであれば、これを除去する。➡

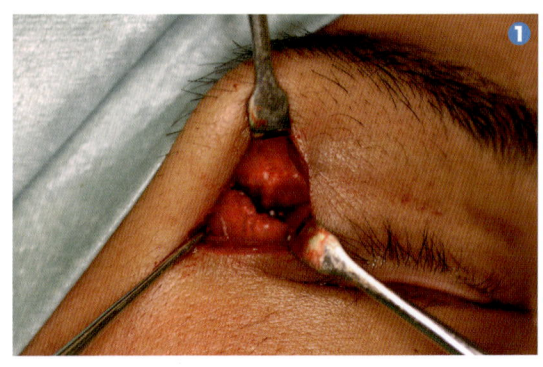

図2　重瞼線を用いた上眼瞼切開による前頭頬骨縫合へのアプローチ

❷上口腔前庭切開もしくは側頭切開から頬骨裏面へと整復子（U字鉤など）を進め、体部骨片を整復する。整復にあたっては、あらかじめCT画像で骨片の回転方向を把握しておき、これを元に戻す方向にじっくりと力を加える。➡
❸充分な整復が得られたら、その位置で骨片を固定する。
❹最後に創内を洗浄し閉創する。

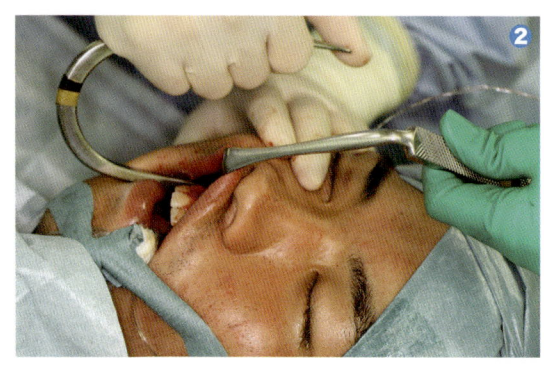

図3　上口腔前庭からのアプローチ

4．ポイントとコツ

■最も重要なことは、骨片を受傷前の状態に完全に整復すること
　　そのためには、術前に、骨折の様態を画像で詳細に把握し、頭の中で整復をシミュレーションしておく必要がある。また、手術も可及的早期に行うほうがよい。
■不要な剝離をしないこと
　　眼窩下縁や上顎洞壁は骨が薄くてもろい。特に高齢者はそうである。そのため、容易に第3骨片を生じ、しばしばこれが失われて、正確な整復固定が困難になる。第3骨片をいったん取り出し改めてプレートで固定することも行われるが、難しい。上顎洞壁を卵の殻とみなせばよい。風船を広げるような感覚で、じっくりと力を加え、元の形に戻してゆき、充分な整復ができたところで主たる骨片を固定する。
■プレート固定に当たって重要なこと
　　プレートが長軸方向の引っ張りや圧縮には強いが曲げに弱いことを考慮し、後戻りしそうな方向になるべく長軸を合わせることである。

図4　プレートを側方から見たもの
簡単に曲がる。

骨折形態による治療法

Variation 1 頬骨と前頭骨、蝶形骨との間に解離がほとんど認められない骨折

　前頭頬骨縫合部および眼窩内には原則として手術操作を加えない。そのため、手術はもっぱら上口腔前庭切開より行う。なお、頬骨弓の骨折が転位していたり階段状を呈したりする場合は、必要に応じKワイヤーによる固定を追加する。

1. 頬骨弓が若木骨折もしくは1カ所のみの骨折で、転位がない場合

　POINT 頬骨体部は、これを三角錐と見なすと、前頭頬骨縫合部および頬骨弓の2点を支点として、内下方へと回転している

①上口腔前庭切開から体弓部後面へと挿入したU字鈎を用いて、これを元に戻すような方向に力を加える。
②視診、触診、エコーなどにより整復が確認できたら、その位置で、上顎洞前壁にプレートを置いて固定する。この際、歯根部を損傷しないよう注意する。

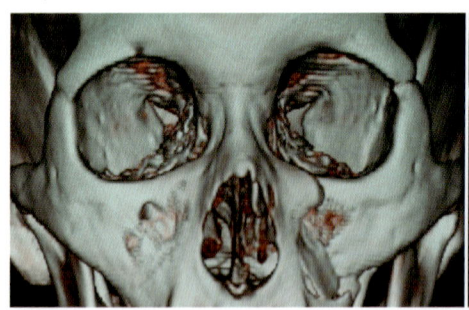

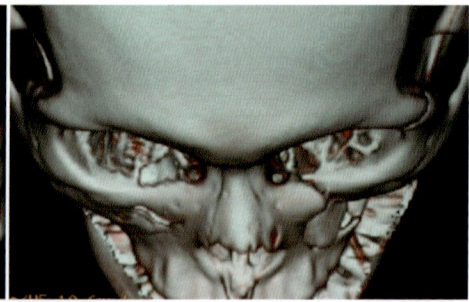

▲術前

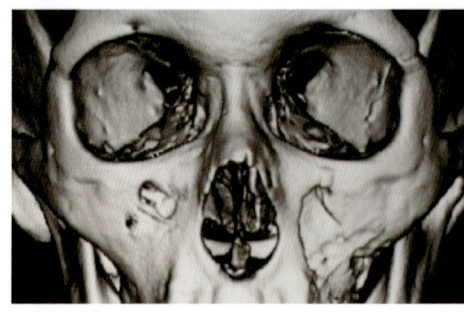

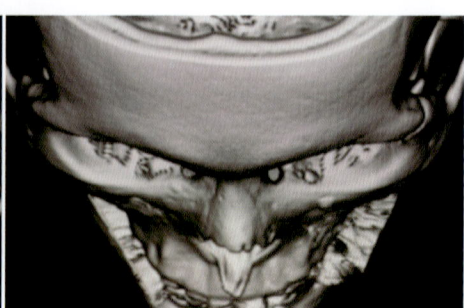

▲術後

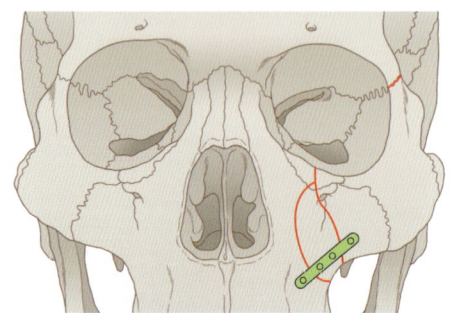

▲プレートを入れた位置

図5　頬骨弓の転位がない骨折

2. 頬骨弓に転位が見られる場合

> **POINT** 眼窩下縁の骨折部に転位がなければ、前頭頬骨縫合部および眼窩下縁部の2点を支点として頬骨体後方が通常、内側へと回転している。眼窩下縁に転位があれば、前頭頬骨縫合部1点のみを支点として回転している

① CTからこれらの回転方向を把握し、U字鈎でこれを元に戻すような方向に力を加える。力を加える方向によっては側頭部切開を追加する。
② 充分に整復できたことを確認したら、その位置で、まず上顎洞前(側)壁を固定する。受傷後、日が浅く、整復の際、頬骨弓部がカチッと戻った感じがあれば、そのままでも良い。後戻りが危惧される場合は、さらに1.6mm径位のKワイヤーを体部より斜め後方に刺入する。
③ ワイヤーは3週間後に抜去する。

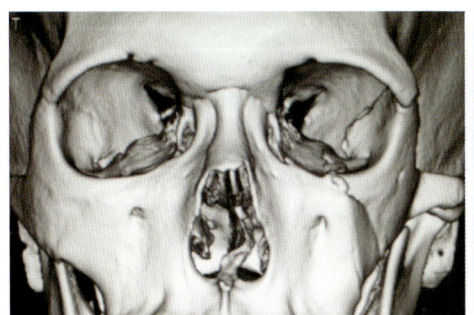

▲術前　　▲術後（1週）

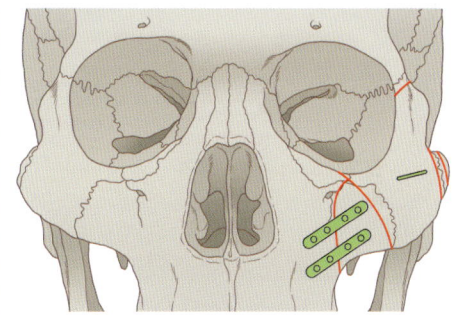

▲術後（ワイヤー抜去後）　　▲プレートを入れた位置

図6　頬骨弓に転位が見られる骨折

Variation 2 頬骨と前頭骨、蝶形骨とが解離している骨折

> **POINT** 前頭頬骨縫合部（必要によって眼窩内から蝶頬骨縫合部を追加）および上顎洞前（側）面の2カ所の操作を原則とする。眼窩下縁は必要に応じ、操作を加える

① 前頭頬骨縫合部に第3骨片を認めず、蝶頬骨縫合部のずれが比較的小さな場合は、上眼瞼切開などから前頭頬骨縫合部を剥離する。高エネルギー損傷で、第3骨片があったり、蝶頬骨縫合部のずれが大きかったりして、整復の確認が難しいと思われる場合は、経結膜切開を外眼角まで延長し、眼窩縁と眼窩内を剥離する。眼窩内の剥離は蝶頬骨縫合離断部まで進め、両断端を確認する。眼窩外側縁は、なるべく前頭頬骨縫合部の処理ができるところまで剥離を進めるが、困難な場合は上眼瞼切開を追加する。
　上口腔前庭切開はVariation1と同様である。

②骨折部に生じた肉芽などを処理したのち、整復を図る。まず、前頭頬骨縫合部の両骨端にドリルで小孔を穿って軟鋼線を通し、これをゆっくり締めながら骨片を寄せる。ある程度寄せたら、U字鈎でVariation1と同様に整復を図る。前頭頬骨縫合部、蝶頬骨縫合部、眼窩下縁（経結膜切開を用いた場合）、上顎洞側壁などで整復が得られたことを確認し、そこで前頭頬骨縫合部の軟鋼線を完全に締める。第3骨片がある場合はマイクロプレートを用いる。
③上顎洞前（側）面でプレート固定を追加する。通常はこれで強固な固定が得られるが、必要があれば眼窩下縁の固定を追加する。
※前述したように、高エネルギー損傷では鼻篩骨の骨折を合併していることも多い。その場合は、眼窩下縁は整復の指標とならない。

▲術前

▲術後

▲プレートを入れた位置

▲前頭頬骨縫合部の両骨端にドリルで小孔を穿って軟鋼線を通し、これをゆっくり締めながら骨片を寄せる。

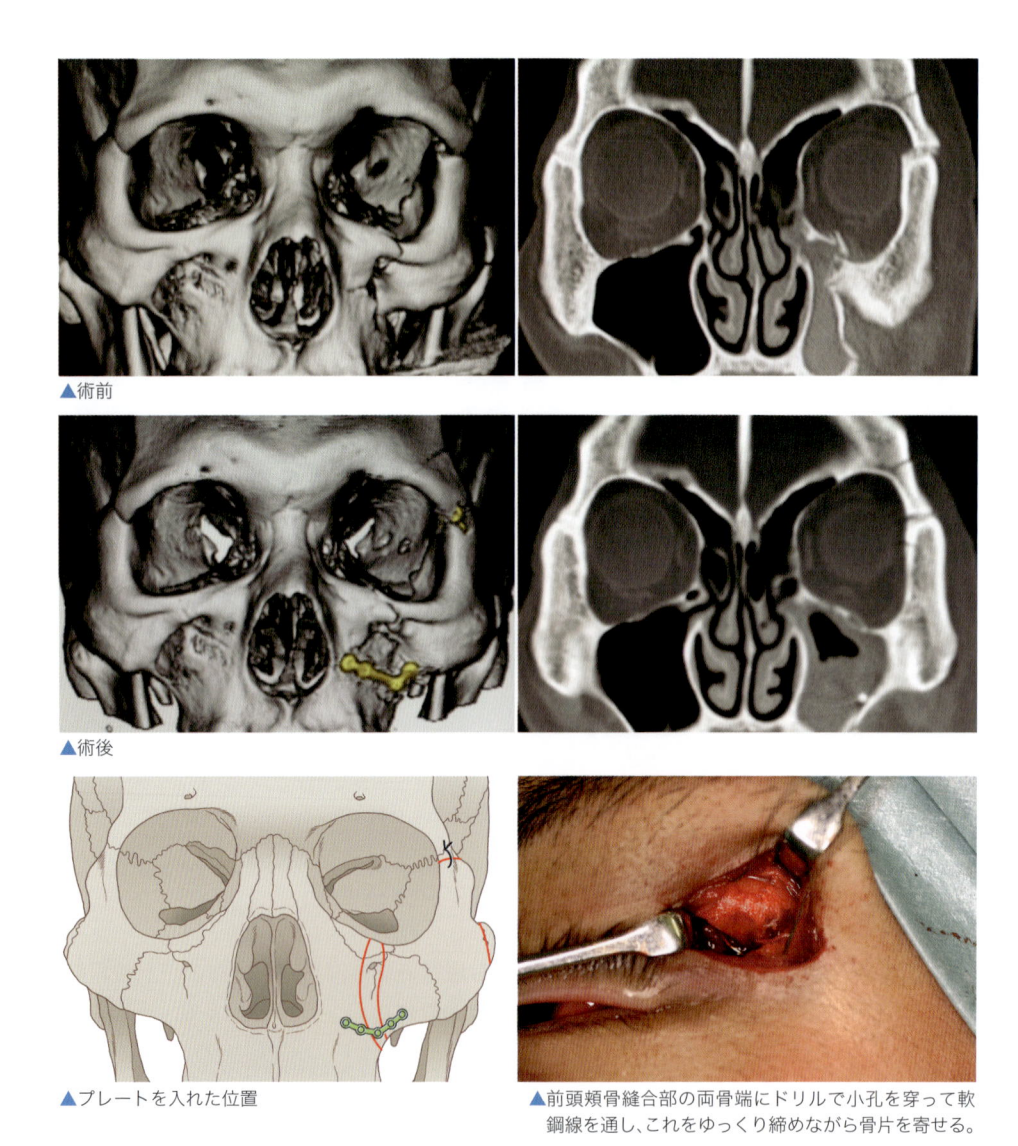

図7　頬骨と前頭骨、蝶形骨とが解離している骨折

Ⅳ章　顔面骨へのアプローチ
2. 頬骨骨折

Variation3 頬骨が粉砕されている骨折

POINT 経結膜切開および上口腔前庭切開の二切開からの操作を原則とする

手術操作は基本的にVariation2と同様である。

異なるのは、頬骨体部の骨折部位に剥離を追加し、固定することである。この剥離も必要最小限の範囲にとどめる。

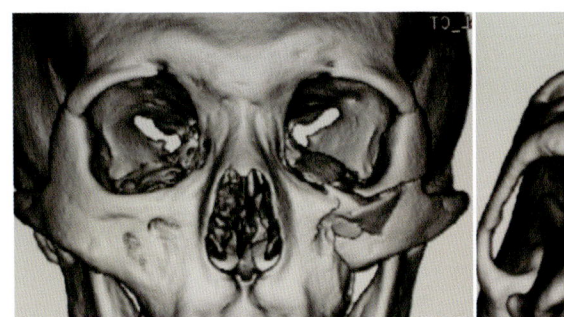

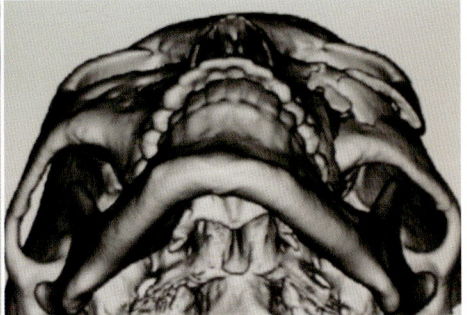

▲術前

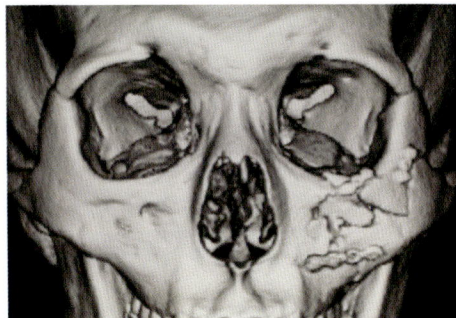

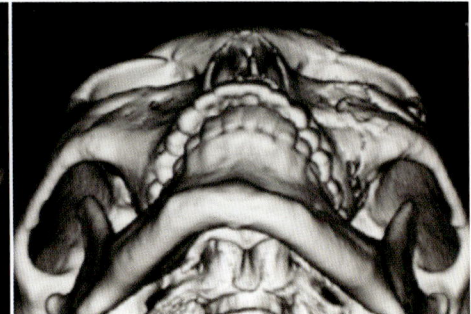

▲術後

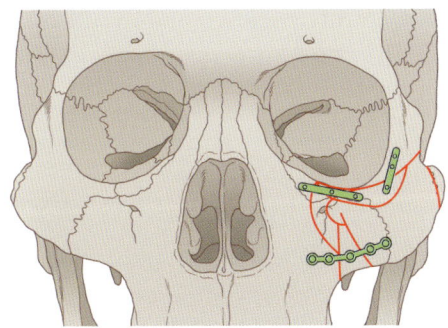

▲プレートを入れた位置

図8　頬骨体部の粉砕骨折

143

臨床のヒント

💡 眼窩底高度骨欠損の処理

　眼窩底に広範な骨欠損があり、放置すれば複視や眼球陥凹を生じそうな場合、骨移植が必要となる。ただし、骨片を正確に整復してあることが前提である。頬骨骨折単独、特に軽度の外力による場合は、骨移植を要するような症例はまれである。なお、詳細は眼窩骨折の項を参照してほしい。

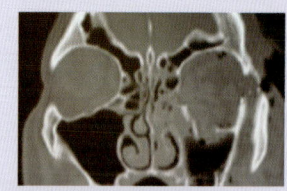

眼窩底から内側にかけて高度の骨欠損が見られる骨折

💡 整容的な結果を得るための注意点

- 整復が不充分な場合、頬骨突出部の扁平化、外眼角部の下方転位、眼球陥凹、頬骨弓部の張り出し等の変形を残す可能性がある

　しかし、全てがそうというわけではなく、整復が若干不完全であるにも拘らず何ら表面に変形を生じないことも多い。むしろ、手術による瘢痕や変形のほうが目立つこともある。骨折形態、年齢や性、そして受傷原因などを勘案し、治療方法を決定する必要がある。

- 睫毛下切開の傷は、時間が経てば通常、ほとんど識別できなくなる。しかし、不要な切開は避ける

　乱暴な操作をしたり二度三度と切開を繰り返したりすると、瘢痕や睫毛外反などを生じる。また、患側だけで見れば異常ないように見えても、健側と比較すると非対称が気になることもある。経結膜切開も同様である。

- Variation2 において、前頭頬骨縫合部、蝶頬骨縫合部にどの位の解離やズレがあれば、外眼角部の下垂や眼球陥凹を来たすのか

　明確に述べることは難しい。著者は1,2mmのズレであれば、通常、目立つような変形を来たさないと考えている。しかし、それでも気にする患者がいる。一方、こちらが指摘しても、"いや、前と変わっていません"と言う患者もいる。術前にCT像を見せながら、患者と相談しつつ術式の詳細を決定するのが望ましい。

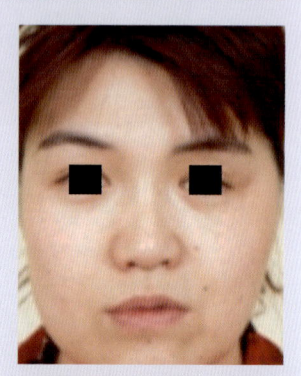

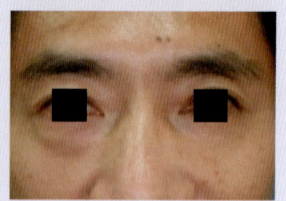

【参考文献】

1）緒方寿夫、鳥海正博、彦坂信ほか：頬骨骨折の低侵襲手術法（1）整復固定法．形成外科 55：379-388,2012
2）Rohner D, Tay A, Meng CS, et al: The sphenozygomatic suture as a key site for osteosynthesis of the orbitzygomatic complex in panfacial fracture. Plast Reconstr Surg 110:1463-1471,2002

Ⅳ章 顔面骨へのアプローチ
3. 眼窩内骨折

▶ 長崎大学医学部形成外科　矢野浩規・平野明喜

3 眼窩内骨折
orbital fracture

骨折の形態別分類

Variation 1　線状骨折　　　　　　　　　　　　　　　　　⇨ p.149

- CT冠状断で骨折が分かりづらいか、あっても転位のほとんどないもの。
- 篩骨洞や上顎洞の出血を認め、眼窩内容の副鼻腔への脱出が眼球運動障害の原因となる。
- 外眼筋まで脱出した線状骨折（missing rectus）では骨折部に脱出した筋が絞扼されるため緊急手術の適応となる。

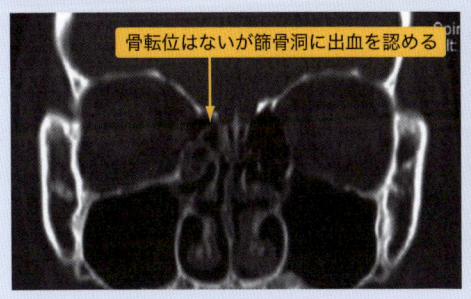

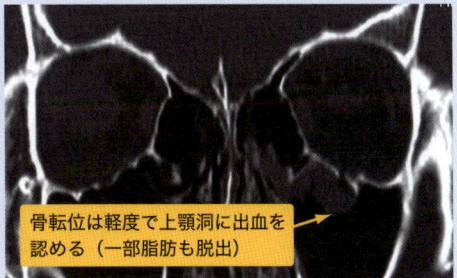

骨転位はないが篩骨洞に出血を認める

骨転位は軽度で上顎洞に出血を認める（一部脂肪も脱出）

Variation 2　吹き抜け型骨折：punched-out 型（部分型）、burst 型（完全型）　⇨ p.151

- CT冠状断で骨折転位を認める。壁の一部のみのもの（部分型）と壁全体に転位を認めるものがある。
- 臨床症状で部分型は眼球運動障害が、完全型は眼球陥凹が問題となる傾向にある。

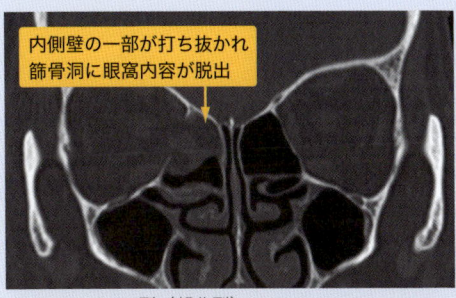

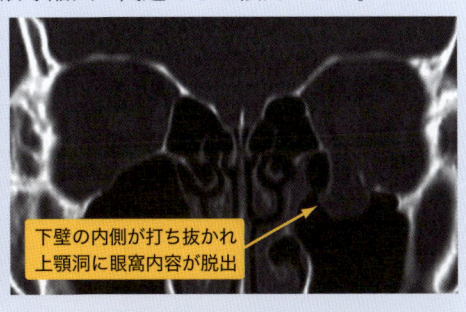

内側壁の一部が打ち抜かれ篩骨洞に眼窩内容が脱出

下壁の内側が打ち抜かれ上顎洞に眼窩内容が脱出

▲punched-out型（部分型）

内側壁の大部分が打ち抜かれ篩骨洞に眼窩内容が脱出

下壁の大部分が打ち抜かれ上顎洞に眼窩内容が脱出

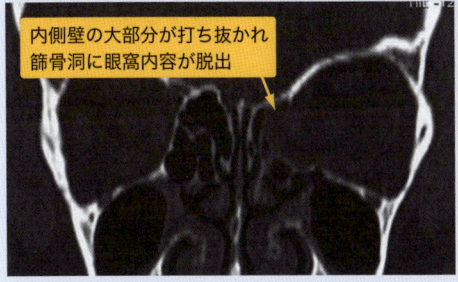

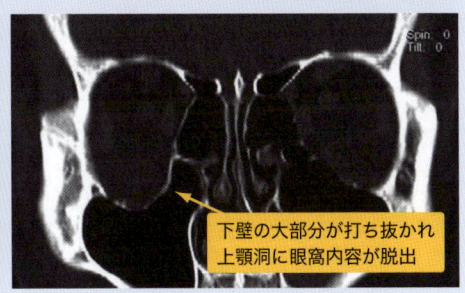

▲burst型（完全型）

Variation3 眼窩内・下壁合併骨折 　⇨ p.152

- 骨折が内もしくは下壁のみではなく眼窩 buttress（上顎洞と篩骨洞の境）を超えて内下壁に及んだもの。
- 眼窩容積は著明に拡大して腫脹軽快後に重度の眼球陥凹と眼位の低下を来たす。
- 眼窩内骨折の手術で最も技量を要する。

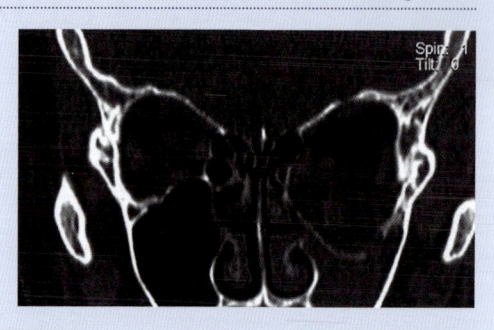

Variation4 眼窩上壁・外側壁骨折 　⇨ p.153

- 眼窩の構造上、pure type の頻度は少ない。
- 上壁骨折で手術の場合は開頭術が必要となる。

治療のアルゴリズム

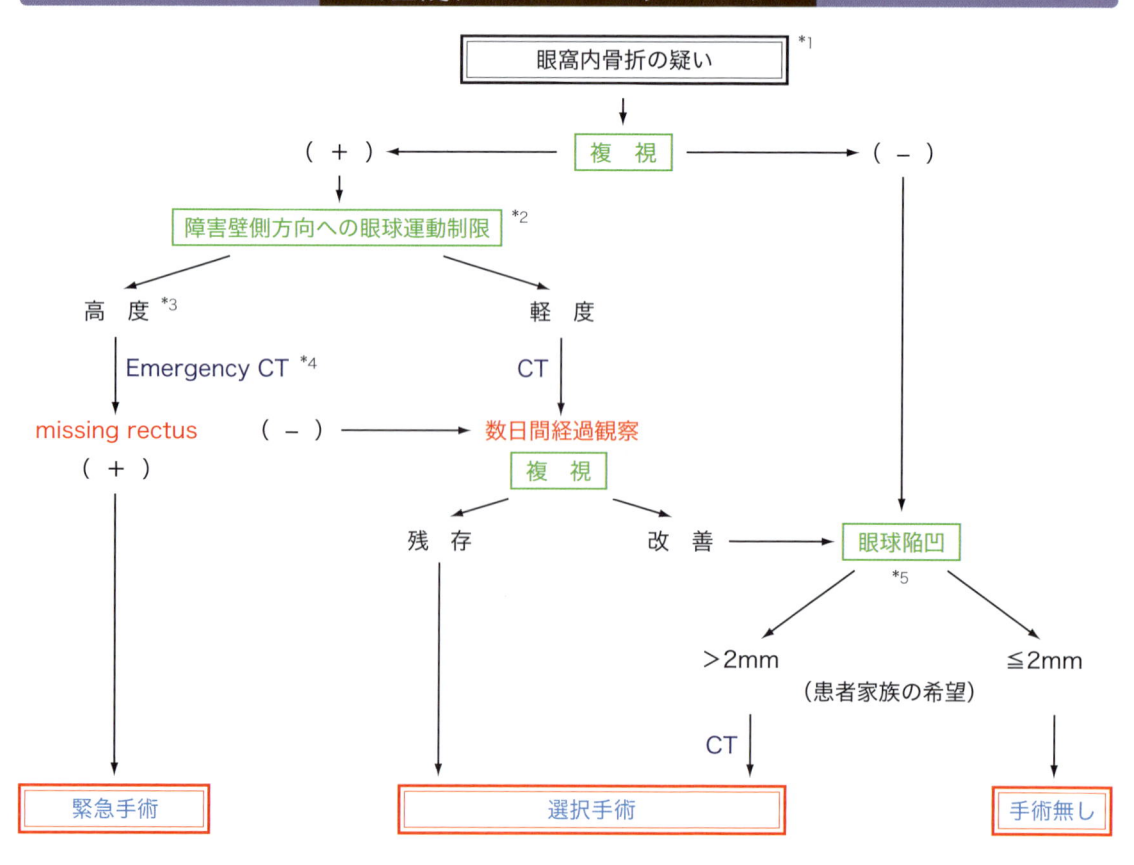

```
                眼窩内骨折の疑い *1
                       │
         ┌─────── 複 視 ───────┐
        (+)                    (−)
         │                      │
  障害壁側方向への眼球運動制限 *2
         │
    ┌────┴────┐
   高度*3     軽度
    │          │
Emergency CT*4  CT
    │          │
missing rectus  ──→ 数日間経過観察
    │   (−)         │
   (+)             複 視
                  ┌──┴──┐
                 残存   改善 ──→ 眼球陥凹 *5
                                ┌──┴──┐
                              >2mm    ≦2mm
                                  (患者家族の希望)
                                 │
                                 CT
                                 │
    緊急手術        選択手術         手術無し
```

＊1：Ⅱ、Ⅲ、Ⅳ、Ⅵ神経と眼球の精査（瞳孔と眼瞼の動き、眼科・脳外科コンサルト）
＊2：下壁骨折であれば下転障害、内側壁であれば内転障害
＊3：専門施設への紹介が望ましい
＊4：MDCT (Multidetector-row CT)が望ましい
＊5：初期は腫脹のため眼球陥凹はマスクされるためCT所見を含めて総合的に判断

基本的な治療法

1. 固定部位と材料の選択

　無傷の壁が比較的残っている場合は再建材料を欠損部にのせるだけで固定の必要はない。内下壁合併骨折や完全型で、再建材料が安定しない場合はプレートとスクリューで眼窩縁に固定源を求めたり、Cワイヤーを用い上顎洞へ落ち込まないようにする場合もある。再建には自家組織として骨（頭蓋骨外板、腸骨外板、腸骨海綿骨、上顎洞前壁など）、軟骨（鼻中隔軟骨）、筋膜などが、人工物としてはチタンメッシュプレート、シリコンやポリエチレンのインプラントなどで非吸収性のものと PLLA などの吸収性のものがある。

2. アプローチ法の選択

　内側壁のアプローチは経結膜法（transcaruncular approach）、経皮法（Lynch incision など）、経鼻法（内視鏡使用）があり、下壁への到達法も経結膜法（transconjunctival approach）、経皮法（睫毛下切開法、下眼瞼切開法）、経鼻経上顎洞法（内視鏡使用）、経口経上顎洞法（内視鏡併用）などがあり、骨折の種類や術者の経験と好みにより選択される。

3. 手術手順

　手術は全身麻酔下、経上顎洞アプローチを含めて挿管は経口 RAE チューブ下口唇正中固定で、術者が右利きの場合は麻酔器を患者左下となるようにする。

A. 内側壁骨折（経皮法）

❶ 内眼角部に W 切開となるようにデザインする。

❷ 皮膚切開後、鈍的に骨膜まで剥離を進め、眼窩の外で眼窩縁に沿って弧状に骨膜切開を行う。

❸ 骨膜下に剥離を進め、内眥靱帯は骨膜とともに剥離を行い、脱出した眼窩内容を愛護的に戻しつつ骨折部全周性に剥離を行う。

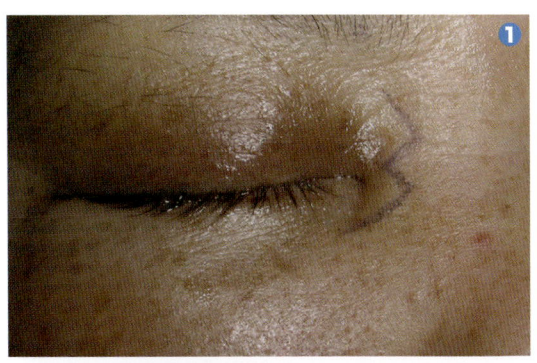

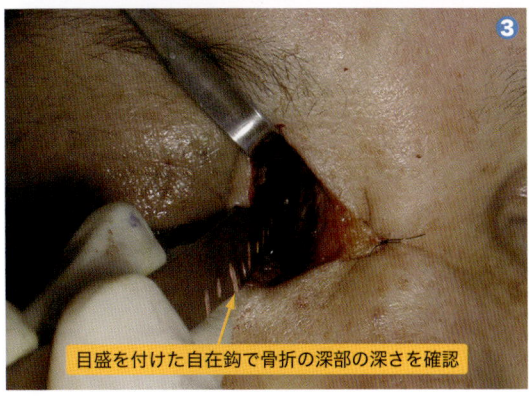

目盛を付けた自在鉤で骨折の深部の深さを確認

❹骨折部の骨欠損に再建材料（本症例では頭蓋骨外板）を移植して鈎を緩めて再建材料の安定性を確認する。→

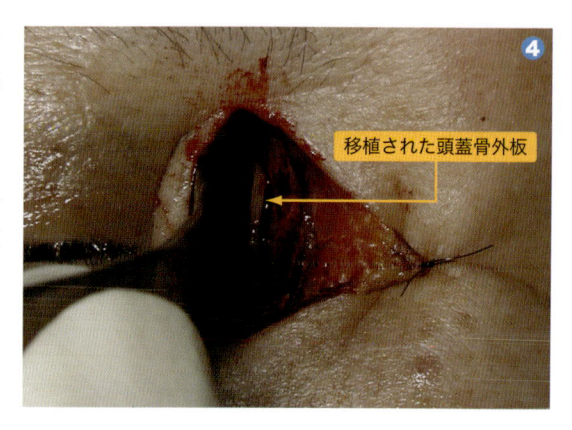

❺眼球の traction test で眼球運動を確認後、外した内眥靱帯をループワイヤーで涙嚢稜へ固定（後述）し、閉創する。

移植された頭蓋骨外板

B. 下壁骨折

❶皮膚切開もしくは結膜切開により眼窩縁に達し、眼窩の外で眼窩縁に沿って弧状に骨膜切開を行う。

❷骨膜下に剥離を進め、脱出した眼窩内容を愛護的に戻しつつ骨折部全周性に剥離を行う。→

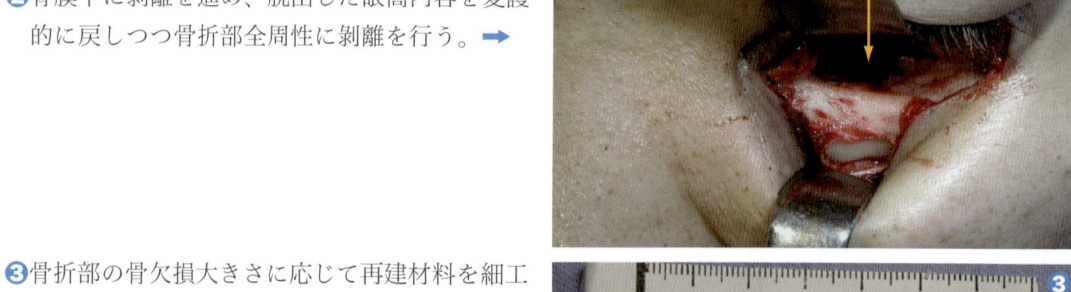

上顎洞へ通じる眼窩底骨折のホール

❸骨折部の骨欠損大きさに応じて再建材料を細工する。（縫合糸などに同梱されてある厚紙（右）で欠損部を計って頭蓋骨外板（左）を適当な大きさと厚さに加工する）→

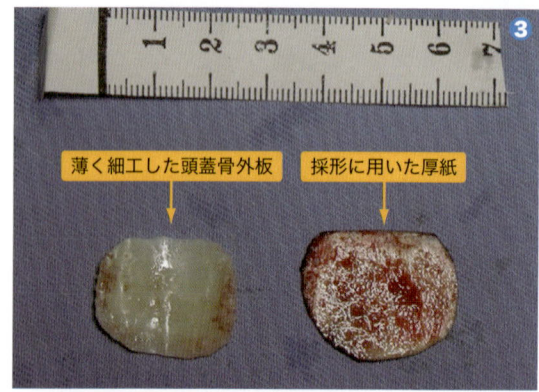

薄く細工した頭蓋骨外板　　採形に用いた厚紙

❹移植して鈎を緩めて再建材料の安定性を確認する。→

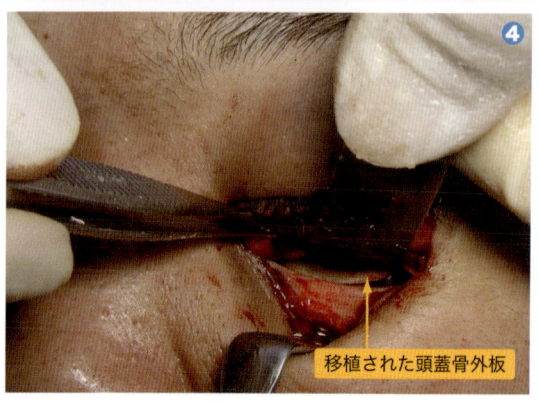

❺眼球の traction test で眼球運動を確認したのち骨膜を丁寧に縫合して閉創する。

移植された頭蓋骨外板

4. ポイントとコツ

■眼窩内骨折の手術目的を把握すること

　　眼窩内骨折手術の目的は複視と眼球陥凹の改善の2点に集約される。複視の原因である眼球運動障害は眼球内容の"引っかかり"であり、それを来たしやすい線状骨折や部分型骨折に多く、手術手技もさることながら手術適応、時期が結果に大きく影響する。反対に"引っかかり"にくい完全型や内下壁骨折型では眼球陥凹が問題となり手術手技も問われてくる。

■鋭的剥離と鈍的剥離の使い分け

　　早期であれば陥入組織の完納を鈍的な剥離操作で行える。しかしすべての症例を理想的時期に手術できるとは限らず、眼球陥凹に至っては初期の腫脹でマスクされている。時間を経ると鋭的な操作を選択せざるを得ない場合も多く、鋭的な操作では神経の損傷の危険性や出血により視野の確保がいっそう難しくなる。

■術前CTで骨折の深さを確認しておくこと

　　眼窩内容の完全な整復にはかなりの深さの剥離が必要となるが、下壁の場合は上顎洞の後壁を目安とする。内壁の場合は安全な深さがわかりづらく術前に眼窩縁から骨折最深部での距離を把握しておく。術中に長さをマークした鈎を用いればわかりやすい。(内側壁骨折❸の図参照)

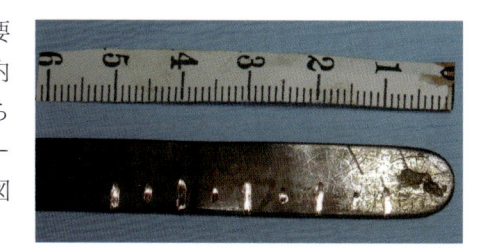

■医原性の眼球運動障害を作らない

　　不充分な剥離と完納不足での無理な再建材料の移植は医原性の眼球運動障害を引き起こす可能性がある。移植後閉創前および手術終了直前にtraction testにより眼球運動障害がないことを必ず確認する。

骨折形態による治療法

　眼球運動障害はおもに眼窩内容の"引っかかり"が主因であり、複視はその他外眼筋や眼球自体の位置異常でも起こる。眼球陥凹は眼窩容積拡大が要因で、それに外傷による眼窩内容の萎縮も加わる。

　線状型の治療は"引っかかり"を取り除くことが目的となり、内下壁骨折や完全型吹き抜け骨折では眼窩容積を狭くする必要がある。一番頻度の高い部分吹き抜け型では、両者の中間的色合いが濃くなる。

Variation 1　線状骨折

> **POINT**　無症状の線状骨折は後日眼球陥凹を来す可能性もなく手術適応はない。問題となるのは複視であり、"引っかかり"が外眼筋にも及んでいるか眼窩脂肪のみかで緊急手術か選択手術かの判断が重要である。またこのタイプのものは経副鼻腔法のみでは嵌頓組織の完納が困難でその適応はないと考えてよい

筋絞扼まで伴った線状骨折（missing rectus）の場合

線状骨折部に筋が挟まっている場合は眼球運動障害も強く、痛みや迷走神経反射も現れやすい。
①経皮もしくは経結膜で眼窩側よりアプローチする。

②骨膜下に剥離を進め骨折と嵌頓組織を確認する。
③骨折部を鉗子等で開けて嵌頓組織を簡単に完納できれば良いが、無理せず骨折部を骨切りして（部分吹き抜け型にする）愛護的に眼窩内容を戻す。

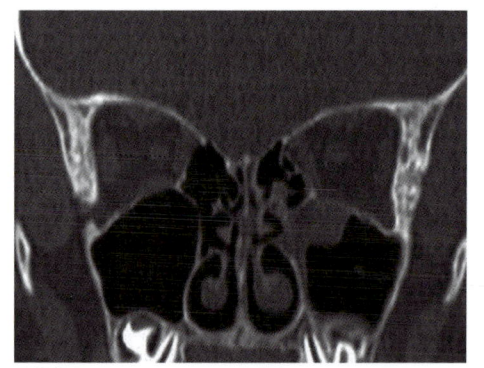

▲術前

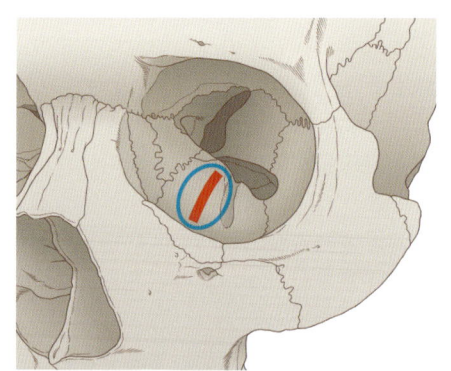

▲骨移植の位置（赤は骨折部）

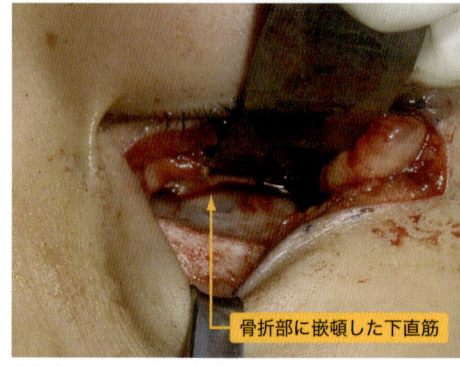

骨折部に嵌頓した下直筋

▲術中

punched-out型に骨切りして挟まっていた眼窩内容を整復

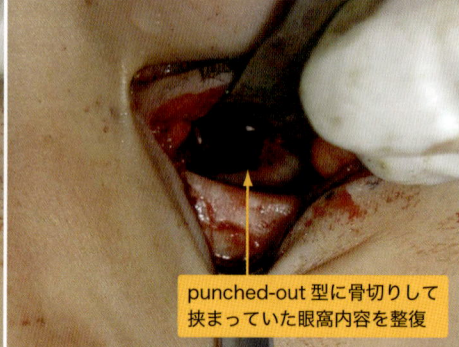

▲術中（骨切り後）

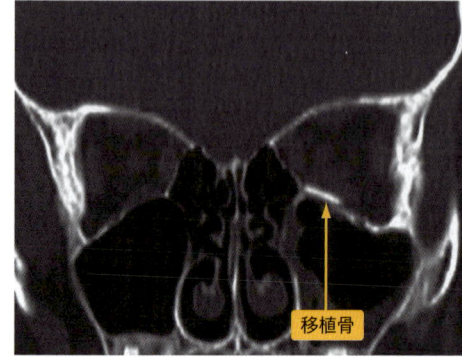

移植骨

▲術後

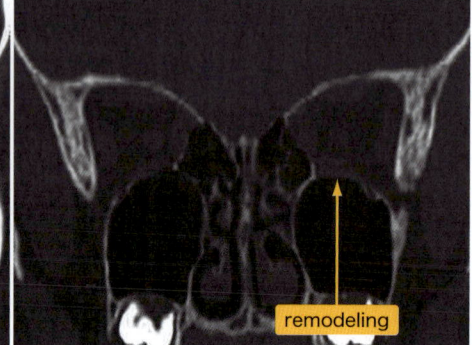

remodeling

▲術後8カ月

図1　筋絞扼まで伴った線状骨折

眼窩脂肪のみ線状骨折の場合

　手術法は missing rectus と同じであるが、筋への傷害（下壁であれば下転障害、内壁であれば内転障害）が少なく、手術までの時間にも余裕がある。

IV章 顔面骨へのアプローチ
3. 眼窩内骨折

Variation2 吹き抜け型骨折：punched-out型（部分型）、burst型（完全型）

POINT このタイプの骨折自体がdecompressionであり、腫脹の強い初期での手術は避けるべきである。ただし時間が経って癒着が強くなると鋭的剥離を要する割合が増えて手術も煩雑になる

①経皮、経結膜もしくは経副鼻腔的に脱出組織を眼窩内へ整復する。
②再脱出が起こらないように骨欠損部に再建材料をあてて眼窩壁を再建する。

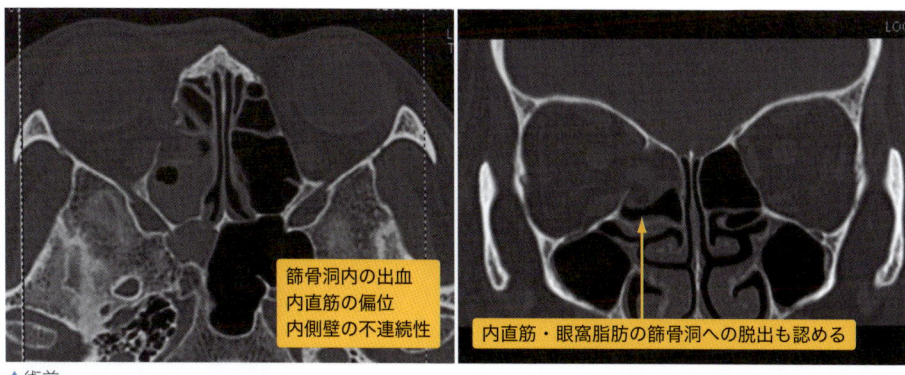

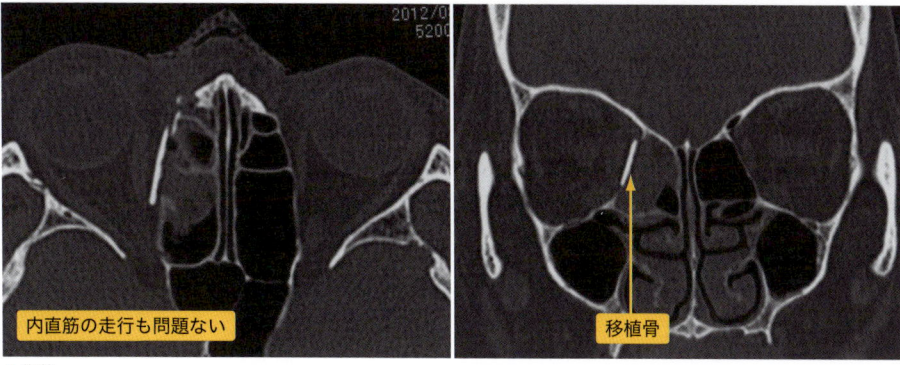

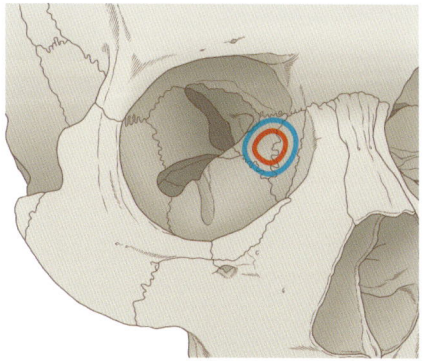

▲術前
- 篩骨洞内の出血
- 内直筋の偏位
- 内側壁の不連続性
- 内直筋・眼窩脂肪の篩骨洞への脱出も認める

▲術後
- 内直筋の走行も問題ない
- 移植骨

▲骨移植の位置（赤は骨折部）

図2　内側壁吹き抜け型骨折の症例

Variation3 眼窩内・下壁合併骨折

POINT 内下壁合併骨折でも眼窩 buttress がある程度保たれていればよいが、buttress が壊れて眼窩内容の拡大が著しい場合の再建は難しい。かなりの大きさの再建材料が必要となりそれに見合ったアプローチと剝離が必要となる

①腫脹で眼球陥凹がマスクされるため手術時期が遅れやすい。
②上手く移植材料の安定性が得られない場合はチタンプレートなどで眼窩縁を固定源とする。
③深度について、下壁は上顎洞後壁を目安に、内壁は術前の CT と intact な壁縁を参照する。

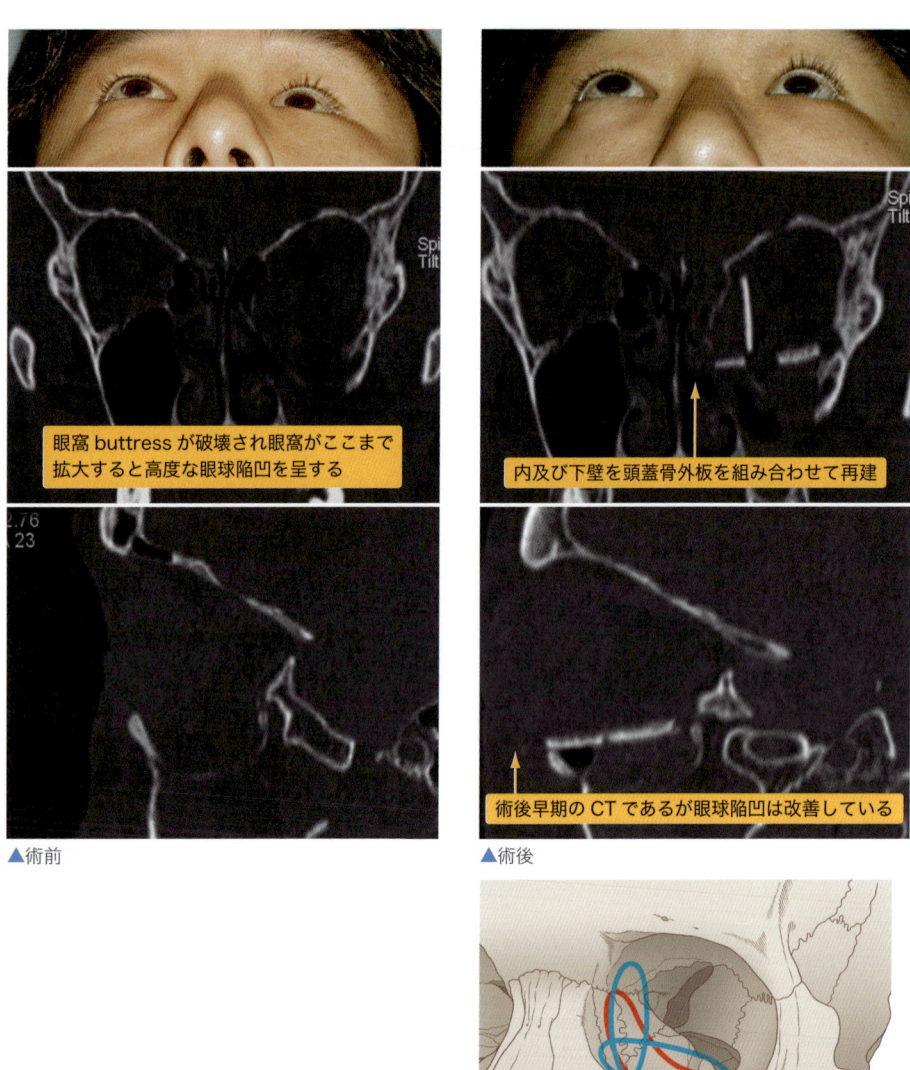

眼窩 buttress が破壊され眼窩がここまで拡大すると高度な眼球陥凹を呈する

内及び下壁を頭蓋骨外板を組み合わせて再建

術後早期の CT であるが眼球陥凹は改善している

▲術前　　▲術後

▲骨移植の位置（赤は骨折部）

図3　眼窩内・下壁合併骨折の症例

Variation4 眼窩上壁・外側壁骨折

POINT 頬骨骨折や前頭骨骨折など眼窩縁の骨折を伴わない pure type の骨折は症例報告となるくらいに珍しく、ほとんどが眼窩内へ骨片が転位する "blow-in" タイプの骨折となる

①眼球や視神経圧迫の所見があれば緊急手術が必要となり、上壁では頭蓋内との交通が問題となるため冠状切開から前頭開頭を併用したアプローチで硬膜を修復したのち骨片を吸収糸で固定する。
②外壁では上眼瞼切開（眉毛外側切開や冠状切開も考慮）から必要あれば外側眼窩縁を骨切りして骨片を取り除く。
③眼球や視力に問題なく複視・眼球突出もなければ保存的に経過を見る。

臨床のヒント

💡 整容的な結果を得るための注意点

- 眼窩縁到達の皮膚切開後の瘢痕を残さないための工夫
  - ▶ 最近は術後の醜形が問題とのことで皮膚側からのアプローチが倦厭されているが、障害範囲が広く、広範な剥離が必要な場合は結膜からのアプローチでは展開が悪く眼窩の機能的再建に不充分な場合は皮膚側からのアプローチも考慮に入れる(睫毛下切開を含め皮膚の瘢痕も多くの場合目立たない)。
  - ▶ また、内側壁の骨折で皮膚側からのアプローチでは内眥靱帯を骨膜下で付着から剥離すれば広い視野が直視下に得られるが、閉創時にはワイヤーで強固に固定しておく。

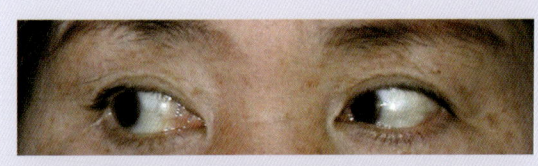

内眼角部の瘢痕(前述 p145 で W 切開をした症例の 1 年後)

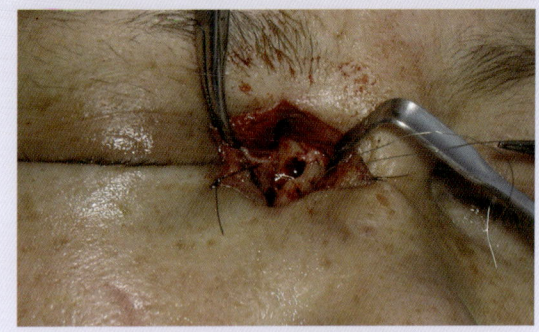

ワイヤーを用いた内眥靱帯の固定

💡 陥りやすいピットホール

- 吹き抜け型の手術の要点の一つは、眼窩下神経の可及的鋭的な剥離である
  - ▶ 眼窩底骨折で眼窩下神経を巻き込んでいる場合は多い。眼窩脂肪は眼窩側へ、神経は上顎洞側へ分離してその間に再建材料を入れ込むこととなる。新鮮例では比較的わかりやすいが、時間が経ってくると骨折周囲の癒着なのか神経なのかの判別が難しくなってくる。
- 眼窩下壁の形状に注意
  - ▶ 眼窩の形状はよく円錐にたとえられるが、内壁および下壁は平面もしくはどちらかと言うと内方に凸の形状をしている。再建材料を細工して移植する際にはこのことを留意しておく必要がある。

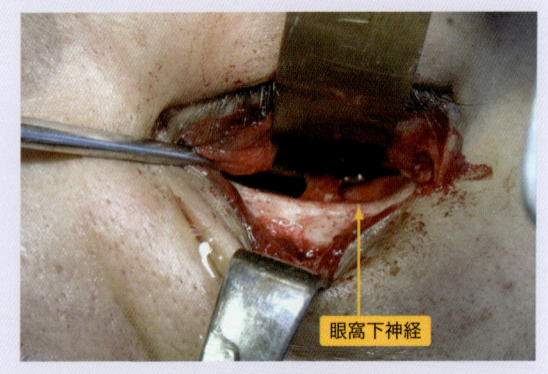

神経剥離後の眼窩底骨折(眼窩下神経)

💡 術後管理の注意点

- 術後のリハビリテーション(両眼視機能を回復するための後療法)は重要である
  - ▶ 第一眼位や下方視は一般生活でも使用頻度が高く比較的早期に回復してくる。眼鏡の患者では上方視のリハビリが不充分となりやすい。外眼筋への直接障害のあった症例や陳旧例で術後の癒着が残っている患者では眼球運動障害のリハビリテーションが必要である。両眼視では(特に子供で)複視が強く充分なリハビリテーションが行えない場合は、弱視に注意しつつ健側を眼帯で覆った患側眼のみでの眼球運動訓練を取り入れる。

4 鼻骨・鼻篩骨骨折
naso-ethmoidal fracture

IV章 顔面骨へのアプローチ
4. 鼻骨・鼻篩骨骨折

香川大学医学部形成外科・美容外科　田中嘉雄

骨折の形態別分類

Variation 1　片側骨折型　　　→ p.159

- 3D-CT で、上顎骨前頭突起、眼窩下縁、梨状孔縁の骨折が見られる。右眼窩下壁骨折も合併している。
- CT 軸位断で、上顎骨前頭突起が後方に転位し、骨性鼻涙管が損傷している。
- この骨折型では、同側の眼窩下壁・内側壁骨折を合併することが多い。

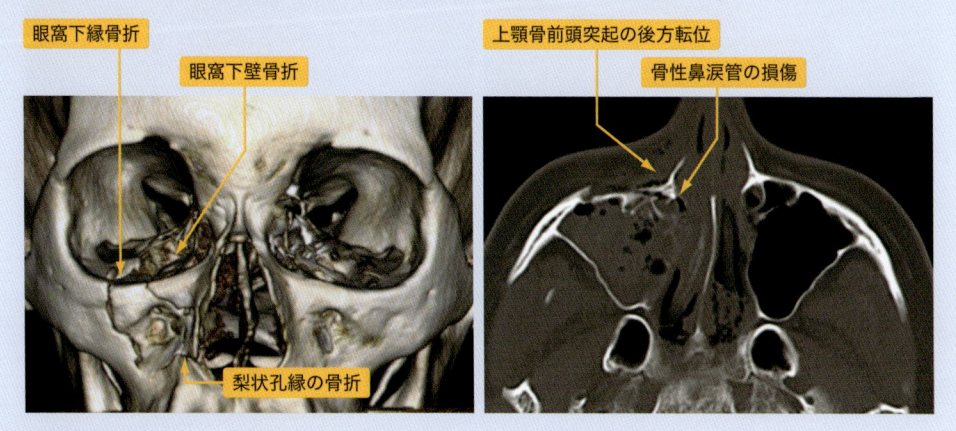

ラベル: 眼窩下縁骨折／眼窩下壁骨折／梨状孔縁の骨折／上顎骨前頭突起の後方転位／骨性鼻涙管の損傷

Variation 2　両側骨折・陥没型　　　→ p.160

- 3D-CT で、鼻根部が開大している。前頭骨骨折が合併している。
- CT 軸位断で、鼻骨・上顎骨前頭突起が後方に転位し、篩骨間に押し込まれている。このため、鼻根部が開大して見える。この骨折型では、短鼻様変形や前頭洞のドレナージ障害が懸念されるため、整復が必要である。
- ソフトボール、スノーボードなどのスポーツ外傷に多い。

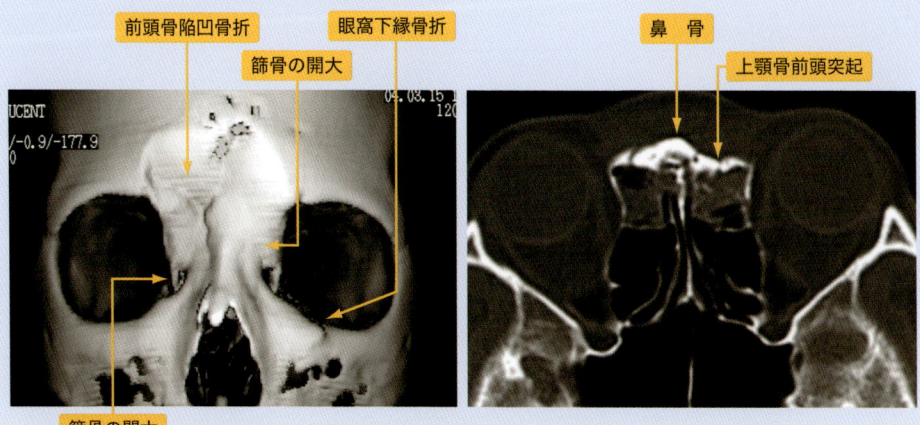

ラベル: 前頭骨陥凹骨折／篩骨の開大／眼窩下縁骨折／鼻骨／上顎骨前頭突起／篩骨の開大

Variation3 粉砕・転位型 　→p.161

- 粉砕型：3D-CT で、高度な粉砕骨折が見られる。
- 転位型：3D-CT で、両側上顎骨前頭突起が外上方に跳ね上がり、梨状孔が粉砕されている。両側前頭頬骨縫合部と眼窩下縁、上顎骨 buttress にずれが見られる。Le Fort Ⅰ，Ⅱ，Ⅲ骨折の合併症例である。
- 高エネルギー外傷に多く、内眼角の靱帯の再建と鼻部への骨移植を要する。

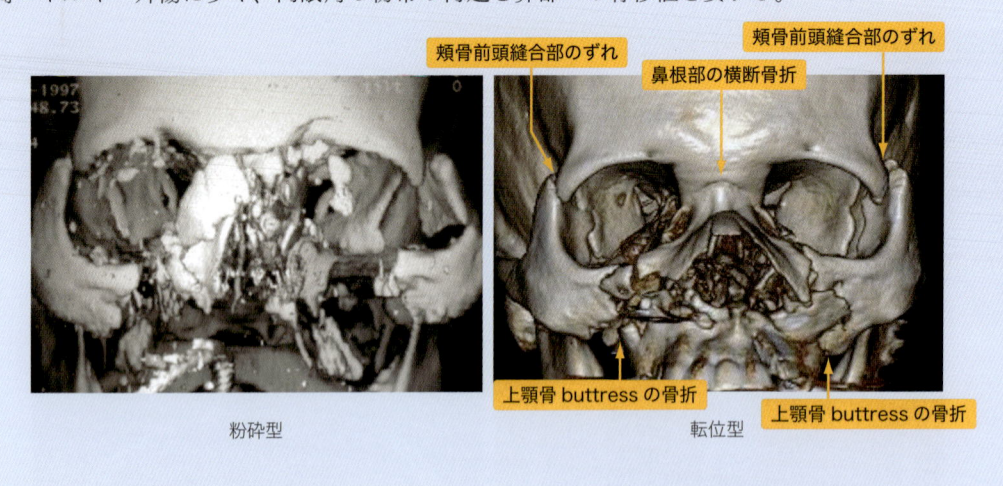

（左）粉砕型：頬骨前頭縫合部のずれ
（右）転位型：頬骨前頭縫合部のずれ、鼻根部の横断骨折、上顎骨 buttress の骨折

基本的な治療法

1．固定部位と材料の選択

　鼻骨、前頭骨、上顎骨前頭突起の固定には、マイクロプレート（1mm）と長さ3〜4mmのスクリューを用いる。眼窩縁および梨状孔縁（鼻骨—上顎 buttress）の固定には、ミニプレート（1.5mm）を用いる。健常部と骨折片とを順次固定する場合と、健常部間を1枚のプレートで橋渡し、その間の骨片を固定していく場合がある。第3骨片は、後者の方法でその間の小骨片をスクリューで固定する。粉砕が強い場合には大きな骨片だけを解剖学的位置に固定し、粉砕骨片は軟部組織から剝離しないように付着させたまま鼻内から挙上整復し、内・外固定処置を行う。

2．アプローチ法の選択

　下眼瞼切開（眼窩下縁骨折整復固定、眼窩壁骨折の整復・骨移植）、上口腔前庭切開（梨状孔縁と鼻骨—上顎 buttress 骨折の整復固定）、冠状切開（鼻骨・前頭骨骨折の整復固定）を骨折型に応じて選択する。

3．手術手順

　原則、全身麻酔下で経口挿管にて行う。チューブの固定は、片側の上口腔前庭アプローチであれば、対側口角とする。両側からのアプローチが必要であれば下口唇正中とする。

IV章　顔面骨へのアプローチ
4. 鼻骨・鼻篩骨骨折

❶冠状切開から骨膜下に剥離を進めて骨折部を露出し、両側眼窩上神経血管束を切痕から遊離して充分に展開する。➡

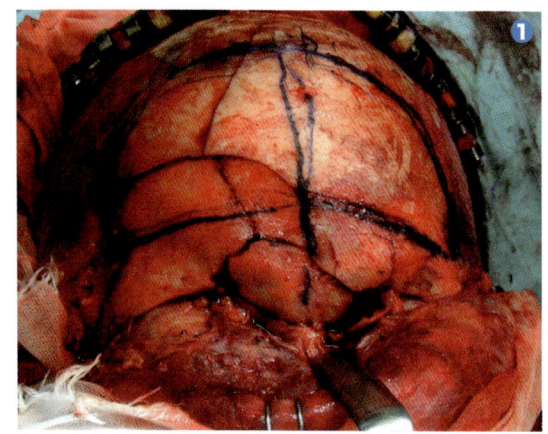

❷前頭骨陥没骨折を伴う場合には、骨折部を除去し、ここから鼻骨後面に沿って曲がりノミを挿入して鼻骨・上顎骨前頭突起・篩骨を一塊として前方にゆっくり授動する。前頭洞内を精査し、洞および頭蓋内の処置を要する場合には前頭開頭を行い、先に必要な処置を行う。➡

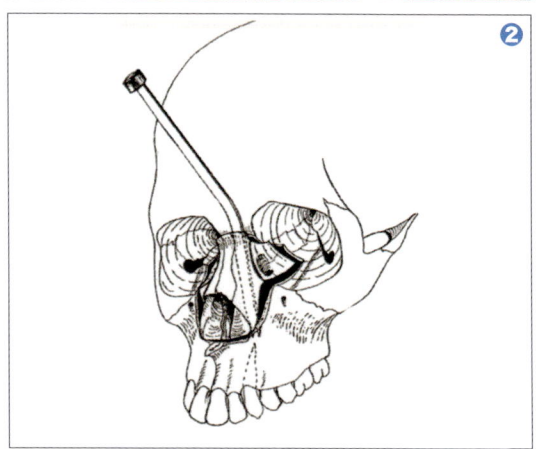

❸両側下眼瞼切開から眼窩下縁に達し、骨の整復を確認する。

❹上口腔前庭切開から梨状孔縁の整復を確認する。

❺全体として、おおよその整復位が得られたことを確認した後、前出の曲がりノミを補助的に用いながら、梨状孔縁と眼窩下縁をミニプレートで固定する。➡

❻次に前頭骨骨折を整復・固定し、これと鼻側骨片とにずれがないことを確認し、前頭骨と鼻骨あるいは上顎骨前頭突起の間をマイクロプレートで固定する。➡

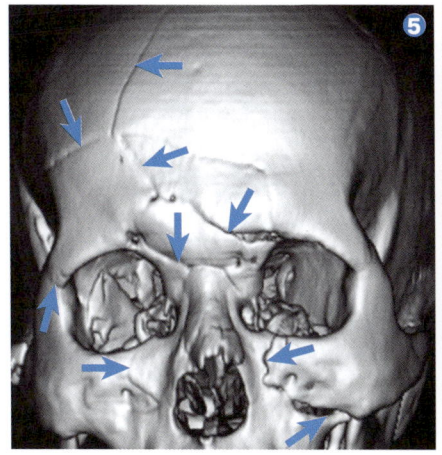

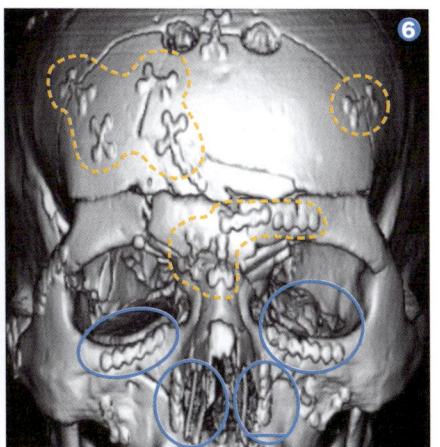

Wolfe SA, et al: Lengthening the nose ; A lesson from craniofacial surgery applied to posttraumatic and congenital deformities. Plast Reconstr Surg 94: 78-87, 1994 より引用および改変

⬅ 骨折線　　術前CT　　----- マイクロプレート　　――― ミニプレート

❼下眼瞼切開、冠状切開を閉創し、最後に上口腔前庭（3-0 吸収糸）を閉創する。

4．ポイントとコツ

■授動・整復・固定の原則：骨折の授動は上から下方向に、固定は下から上方向に行う
　一般的に、骨折の授動を行う際に上方の骨片が下方の骨片の授動を妨げることが多い。下方の骨片（梨状孔縁、眼窩下縁）は、大骨片のことが多く、buttress 構造を利用して整復位の指標にしやすいので、この部位を先に固定した方がずれの少ない結果が得られやすい。

■固定は、充分な授動の後に整復位を確認して行う
　授動が不充分な状態で、無理矢理引っ張ってプレート固定した場合、術後の後戻りは必発である。転位方向と逆方向に、じっくりと過矯正位になるまで授動し、戻した段階で自然とほぼ整復位になっていることが望ましい。授動に抵抗する場合には、抵抗部位の骨折線に沿ってノミで骨切りを行うことも必要である。

■小骨片は粘膜や軟部組織などを付着させたまま固定する
　小骨片はできるだけ取り出さずに固定する。軟部組織が付着していることで術後の吸収を防ぐことができる。

■鼻背への骨移植は、整復後に要すれば行う
　鼻根部の陥凹・開大は、鼻骨・上顎骨前頭突起の後方転移で生じている。骨折を整復することで元に復し、前頭洞のドレナージ路も確保される（図）。

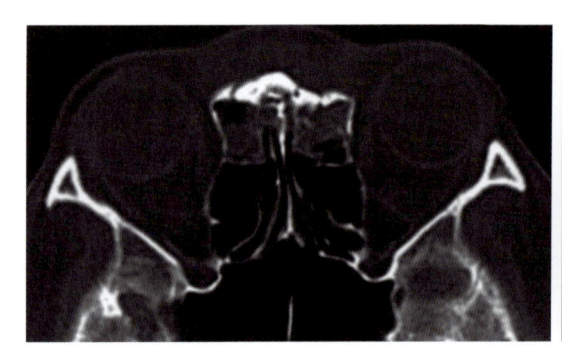

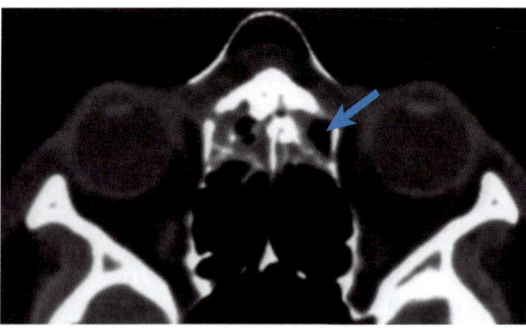

鼻根部の開大は骨折の整復によって元に復し、同時に前頭洞のドレナージ路（ ← ）も確保された

骨折形態による治療法

Variation 1 片側骨折型

> **POINT** 前頭骨と上顎骨前頭突起間のずれは確認できない。ここを支点として上顎骨前頭突起下方が後方へ転位している。したがって、前頭鼻骨縫合部には手術操作を加えない。下眼瞼切開と上口腔前庭切開より骨折部を展開して、整復・固定する

① 口腔前庭切開から梨状孔縁の骨折部を露出し、固定に要する範囲を骨膜下に展開する。上顎骨前頭突起をエレバラスパ、ノミなどで授動する。ついで、下眼瞼切開から眼窩下縁を露出し、第3骨片と上顎骨前頭突起の骨片を授動して、眼窩下縁の形態を整え、ミニプレートで仮固定する。

② 次いで、梨状孔縁の固定をミニプレートで行い、眼窩下縁にずれがないことを確認して同部位の最終固定をする。少しでもずれがあれば、やり直す。

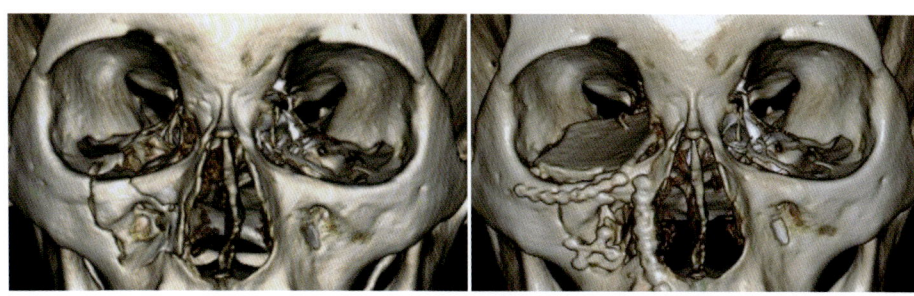

▲術前　　▲術後

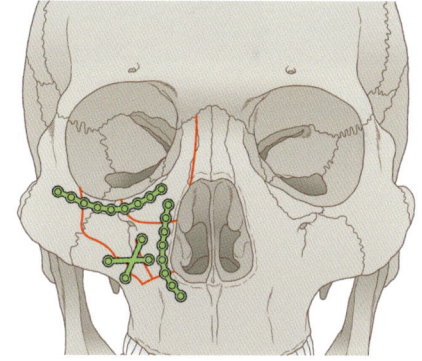

▲プレートを入れた位置

図1　片側骨折型の症例
この症例では、眼窩縁の整復後に、眼窩下壁から内側壁の骨折部から眼窩内容を整復し、腸骨移植で再建した。

Variation2 両側骨折・陥没型

POINT 前頭骨骨折を合併し、両眼窩下縁にも骨折を伴うため、冠状切開と下眼瞼切開からのアプローチを選択する

①冠状切開から骨膜下に剝離を進め、眼窩上縁に達し、正中部でさらに剝離を進め、前頭鼻骨縫合、鼻骨、上顎骨前頭突起を露出する。展開上、必要であれば眼窩上神経血管束を切痕から遊離する。
②外鼻椎体が全体として両側眼窩下縁を支点に後方へ回転 (telescoping-in) していることが多い（図6）。前頭鼻骨縫合から骨の後面に沿って曲がりノミを挿入し前方に授動する。この操作によって鼻骨と上顎骨前頭突起は前方に整復され、開大した篩骨も自然に整復される。
③眼窩下縁を固定する（ミニプレートあるいは吸収性プレート）。
④前頭骨骨折を固定する（マイクロプレートあるいは吸収性プレート）。
⑤最後に、整復した前頭骨と鼻骨・上顎骨前頭突起とを固定する（マイクロプレートあるいは吸収性プレート）。

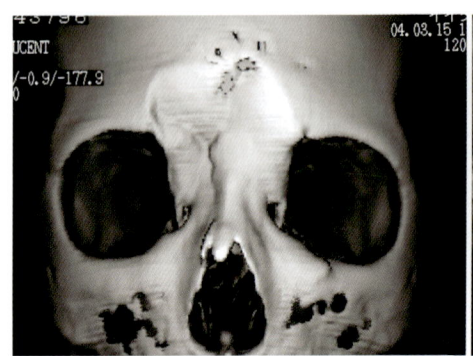

▲術前　▲術後

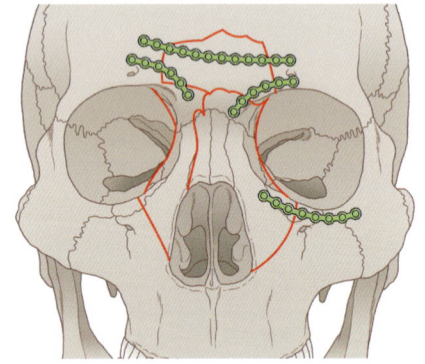

▲プレートを入れた位置

図2　両側骨折・陥没型の症例
この症例では、外鼻椎体の授動後に左眼窩下縁、眼窩内の骨折線に全くズレが見られないほど整復位に復したので、右眼窩下縁、梨状孔縁へのアプローチは行わなかった。

Variation3 粉砕・転位型

POINT Le Fort Ⅰ，Ⅱ，Ⅲ型骨折を合併した上顎骨前頭突起の高度転位型である。顔面中1/3を下方から上方に、大きな外力で持ち上げる受傷機転で生じる。冠状切開、両側下眼瞼切開、口腔前庭切開でアプローチする

①まず、両側頬骨、上顎骨の大骨片を授動・整復・固定する。
②次に鼻中隔を鼻骨整復鉗子で挟みながら持ち上げ、鼻骨・鼻中隔骨折を可及的に整復する。
③整復・固定された頬骨と上顎骨を指標に、上顎骨前頭突起の梨状孔縁部と眼窩下縁部の可及的な整復と固定を行う。
④術後は、鼻内からのガーゼ固定と外からのスプリント固定を行う。

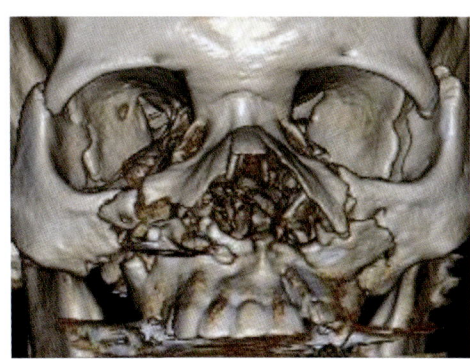

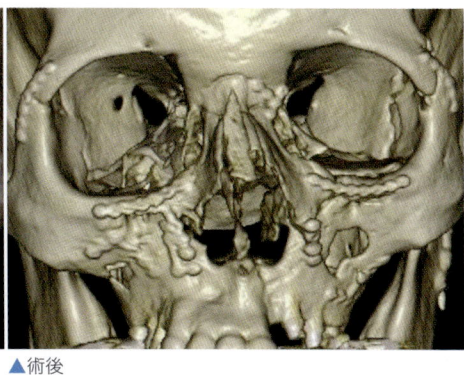

▲術前　　▲術後

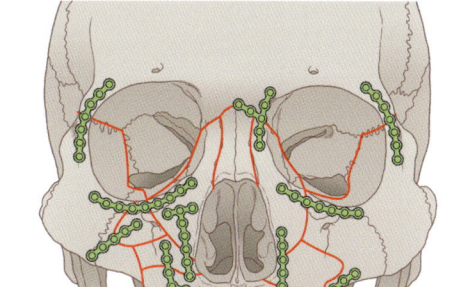

▲プレートを入れた位置

図3　粉砕・転位型の症例
この症例では、左の上顎骨前頭突起の整復が不充分で、術後に左内眼角の鈍化が見られた。また、鞍鼻変形と左眼窩壁骨折と内側壁骨折による眼球陥凹も生じた。このため、6カ月後に左上顎骨前頭突起の骨切りと整復・固定、肋骨・肋軟骨複合体を用いた隆鼻術および腸骨移植による眼窩下壁骨折整復術を追加した。

臨床のヒント

整容的・機能的な結果を得るための注意点

●短鼻様変形を見逃さない

　額の平坦化または陥凹、短鼻、naso-labial angle の増大、nostril show が見られる場合には、外鼻錐体が後方へ回転 (telescoping-in) している。この骨折型は、顔貌を大きく変化させるので、特に女性には大きな問題である。整容的な効果を得るためには、外鼻錐体の整復が欠かせない。隆鼻術での改善効果は少ない。

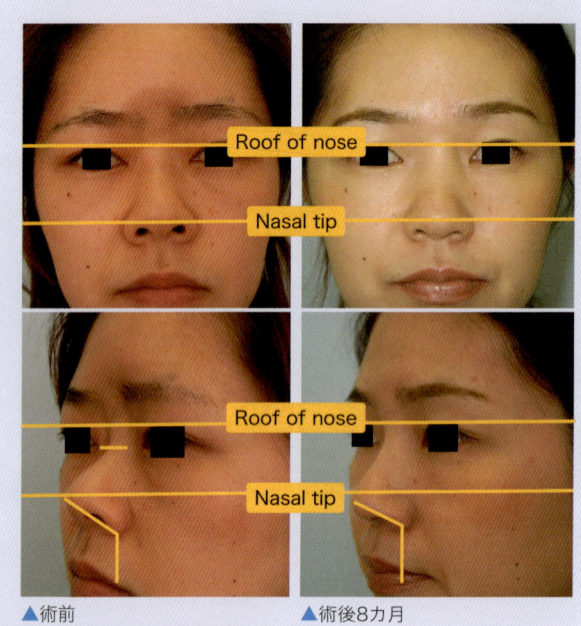

▲術前　　　　　　　　　　▲術後8カ月

骨折の整復によって短鼻様変形、naso-labial angle の増大、nostril show が改善された。

●内眼角靱帯の再建

　開放性骨折では断裂が多く、粉砕型骨折では靱帯停止部の骨片の転位による弛によって内眼角の鈍化が生じる。
- ▶靱帯の断裂は、両断端の縫合を腱縫合の要領で行う。
- ▶骨片転位による靱帯の弛緩は、骨片を整復することで目的を達する。
- ▶靱帯停止部が剥がれていれば、骨壁への固定を行う。この方法には、Mitek II®、骨孔、プレートを利用する方法がある。靱帯の再建と同時に、内眼角部真皮を骨面に密着させる処置も重要である。

●涙道の再建

　骨折の転位による骨性鼻涙管の損傷は、早期の骨折の整復によって修復されることが多い。粉砕骨折や鼻腔粘膜に広範囲の欠損がある場合には、二次的に再建を行っている。

【参考文献】
1) 田嶋定夫：顔面骨折の治療．pp152-174, 克誠堂出版，東京，1999
2) Sargent L A; Nasoethmoid orbital fractures; Diagnosis and Treatment. Plas Reconstr Surg 120: 16S-31S, 2007

5 上顎骨骨折（Le Fort型骨折）
maxillary fracture

IV章 顔面骨へのアプローチ
5. 上顎骨骨折（Le Fort型骨折）
▶ 千葉大学医学部形成外科　三川信之

骨折の形態別分類

　上顎骨骨折は横方向に走ることが多く、便宜上、骨折線の位置でLe Fort IからLe Fort III型骨折の3つに分類される。ほとんどの場合、重複または他の骨折を合併し、複雑な骨折形態を有する。

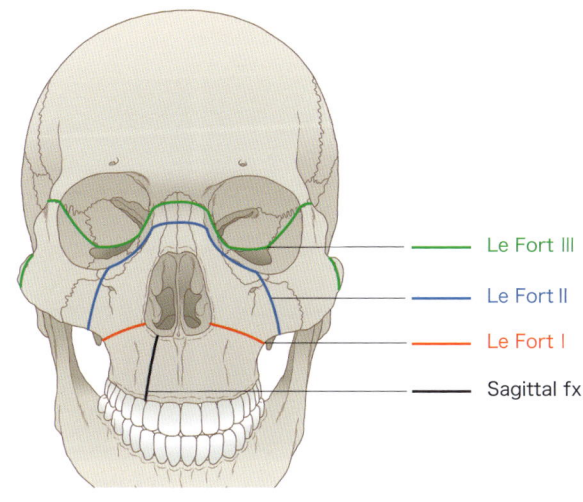

Le Fort III
Le Fort II
Le Fort I
Sagittal fx

上顎骨骨折の分類と骨折線

Variation 1　Le Fort I型を含む中顔面の骨折　⇒ p.167

- Le Fort I型骨折では、3DCT、CT冠状断で梨状孔の側縁から上顎骨前面を横に走り、上顎結節を経て翼状突起に達する骨折線が認められる。
- 上顎の動揺（floating maxilla）が著しい。
- Le Fort I型は単独でみられることも少なくない。

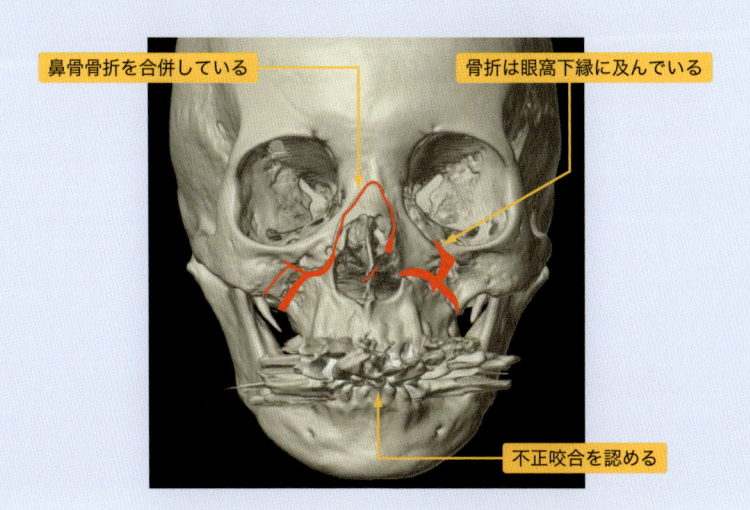

鼻骨骨折を合併している
骨折は眼窩下縁に及んでいる
不正咬合を認める

Variation 2　Le Fort Ⅱ & Ⅲ型骨折　　→p.168

- 3DCT、CT冠状断で、Le Fort Ⅱ型では鼻骨から上顎骨前面突起を横断、涙骨篩骨縫合を経て下眼窩裂を通り、頬骨上顎縫合、上顎骨側縁を経て翼状突起に、Ⅲ型では前頭鼻骨縫合から眼窩の内壁、下壁、外壁を経て、前頭頬骨縫合に至り、頬骨弓を経て上顎骨後壁、翼状突起に至る骨折線が認められる。
- ほとんどが重複または他の骨折を合併し、多くの場合、複雑な骨折形態を呈する。
- Le Fort Ⅲ型骨折では前頭蓋底に損傷の及ぶことがあり、髄液漏や頭蓋内気腫の有無についても注意する。
- Floating maxilla は認識できないことも多い。

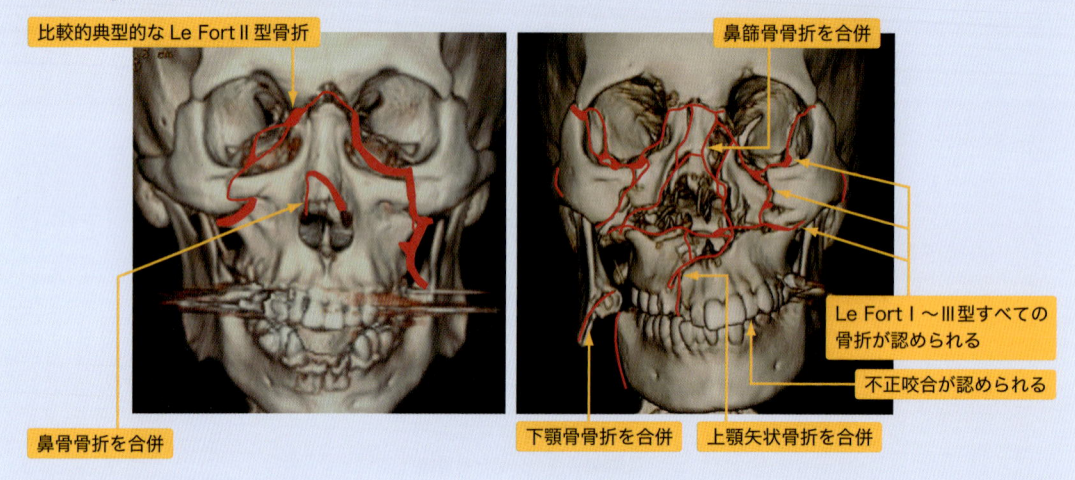

比較的典型的な Le Fort Ⅱ型骨折　　鼻篩骨骨折を合併
鼻骨骨折を合併　　下顎骨骨折を合併　　上顎矢状骨折を合併　　Le Fort Ⅰ〜Ⅲ型すべての骨折が認められる　　不正咬合が認められる

Variation 3　上顎矢状骨折　　→p.169

- 3DCT、CT冠状断で口蓋に矢状骨折が認められる。
- 単独で発生することはなく、Le Fort Ⅰ〜Ⅲ型骨折と合併して発生する。
- 歯列・歯槽弓の変形により、不正咬合がさらに著しくなる。

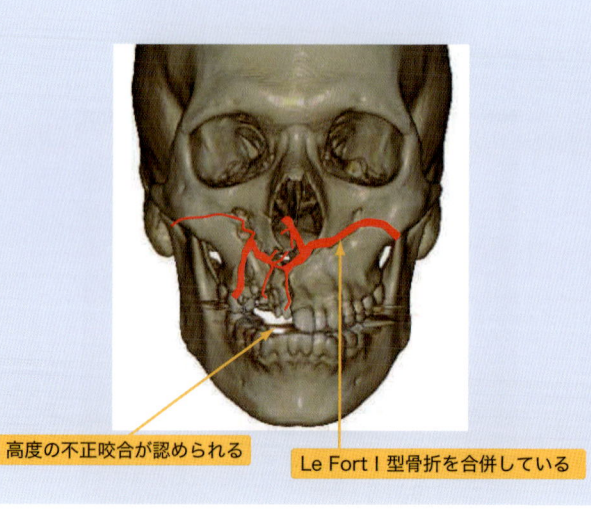

高度の不正咬合が認められる　　Le Fort Ⅰ型骨折を合併している

基本的な治療法

1. 固定部位と材料の選択

　整復固定は梁構造（buttress）を基準として行い、その正中部分に相当する nasomaxillary buttress、外側部分に相当する zygomaticomaxillary buttress の片側2本が重要である。
　その他、鼻中隔 - 上顎結節、頬骨弓、口蓋のアーチなども整復の基準となる。整復後の固定は主にプレートを用い、上記の4つの梁構造、眼窩下縁などを中心に行う。固定材料はチタン製のミニプレートやマイクロプレート、吸収性プレートを利用するが、それぞれの特性を生かし、併用するのがよい。

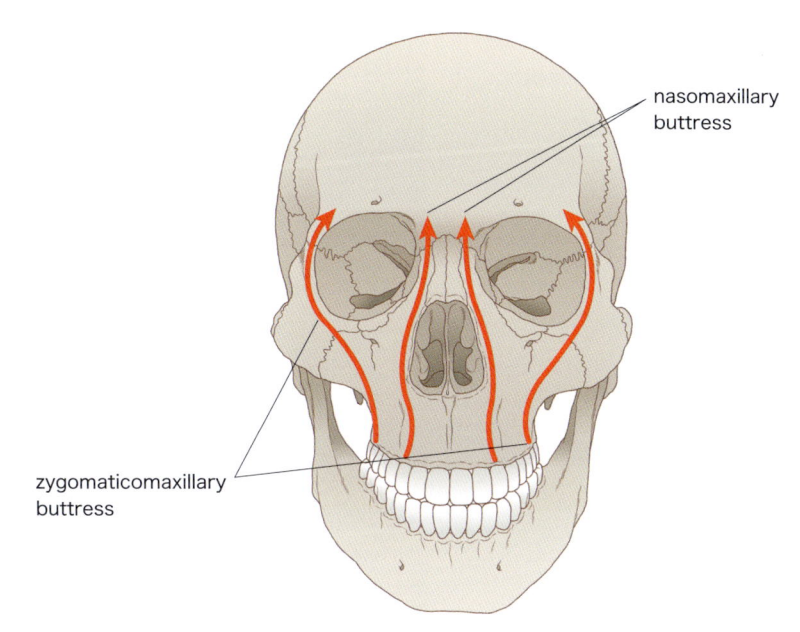

図1　上顎骨骨折の再建に用いられる buttress

2. アプローチ法の選択

POINT　骨折の部位と病態に応じた最良のアプローチ法の選択が大切

　アプローチは術前の CT 画像などから整復固定を行う部位を決めておき、それに合わせた皮膚（粘膜）切開を行う。通常は上口腔前庭切開、下眼瞼縁切開、経結膜切開（＋外眼角切開）、外側上眼瞼切開、冠状切開、両側内眼角切開（鼻根部切開）などである。骨折の部位と症状に応じて、最良のアプローチ法を選択することが重要である。開放骨折で皮膚に挫創がある場合は、その創を極力利用する。

3. 手術手順

　全身麻酔下に、原則として Le Fort I 型骨折では経鼻挿管、Le Fort II・III 型骨折では気管切開により行う。上・下顎歯にアーチバーを装着した後に観血的整復術を行う。
❶皮膚（粘膜）切開後は他の骨折同様、骨膜を剥離して展開し、骨折線を確認したら、骨折線に陥入した組織を除去する。

❷転位した骨片の受動にはRowe鉗子などの上顎骨受動用鉗子や上顎骨起子を用いる。➡

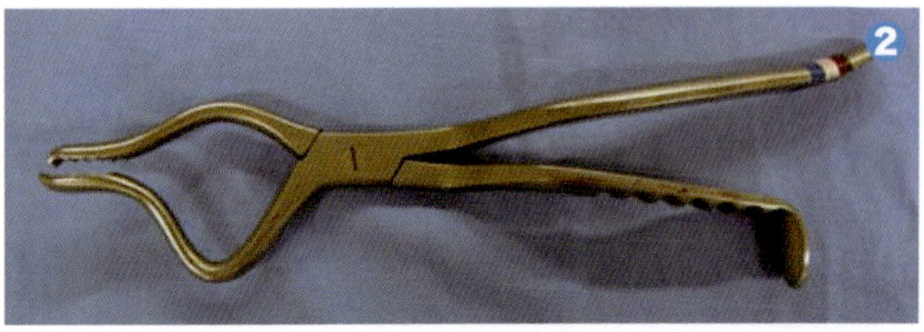

❸整復は下顎との咬合関係を最重要視するとともに、前頭骨や頬骨との連続性を得る。
　左右の鼻腔底と口蓋に鉗子をかけ、緩急自在の力を加えて上顎を受動する。その際、助手は母指を眼窩上縁に、他の4指を頭頂一後頭部にかけて頭部を固定する。
　力を加える方向は、まず下方に上顎を引き下げ（down fracture）、ついで前方に引き出す。受動に抵抗が強い場合や亜陳旧例では無理をせず、骨折線にノミを入れて離解する。

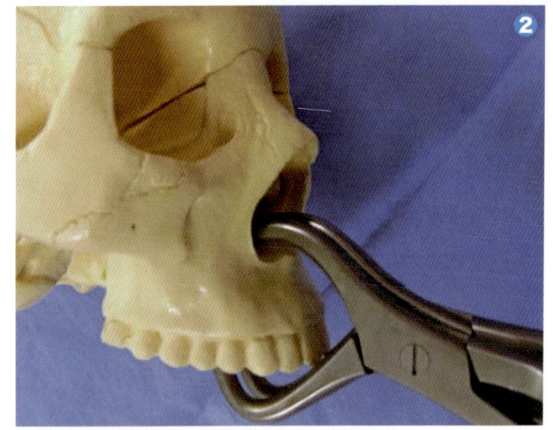

❹授動後、術前に作成したbite splintを用いて、習慣性咬合位で顎間固定を行う。➡

❺骨片の粉砕や骨欠損によって骨量が不足し梁構造の再建が困難な場合は、腸骨や頭蓋骨外板による骨移植を行う。

❻プレート固定した後、再度顎間固定を解除して上下顎の咬合状態を確認する。

❼最後に創内を洗浄し閉創する。

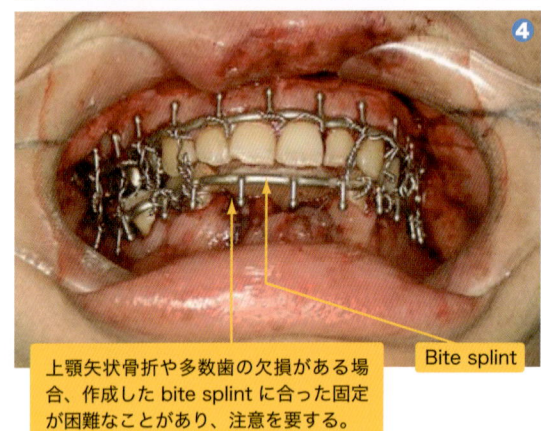

上顎矢状骨折や多数歯の欠損がある場合、作成したbite splintに合った固定が困難なことがあり、注意を要する。

Bite splintを用いて、習慣性咬合位で顎間固定する。

4．ポイントとコツ

■術前の評価と準備が大切
　術前に咬合模型を作成して咬合復元の指標とし、目的とする咬合状態を再現できたら、それに合わせてbite splintを準備しておく。受傷前から不正咬合や顔面の非対称がある場合もあるので、受傷前の写真を家族から取り寄せたり、咬合状態について問診を行うなど、受傷前の状態の把握に努める。

■上顎骨以外の骨折を認める場合、その整復優先順位は重要
　下顎骨骨折を合併する場合、原則的にまず下顎骨骨折を整復固定する。下顎の歯列弓に合わせた良好な咬合位で顎間固定を行うことによって咬合面を基準とした上顎の位置が決定したことになる。ついで頭側の骨片から上顎骨を授動整復する。鼻骨一篩骨合併骨折、眼窩壁骨折などがあれば、同時に整復・固定し、必要に応じて骨移植を行う。

■整復固定に当たっては常に梁構造を意識する
　整復の際、骨欠損が大きく梁構造の再現が困難な場合は、梨状孔縁を基準として梁構造（第Ⅰ章 p.5参照）を再構築する。

骨折形態による治療法

Variation 1　Le Fort Ⅰ型を含む中顔面の骨折

> **POINT**　治療の主な目的は損なわれた習慣性咬合位の復元である

①上顎口腔前庭粘膜切開を左右第1小臼歯間で行い、必要に応じて他の切開を追加し、骨折部を展開する。
②Rowe鉗子などの上顎骨受動用鉗子を用いて、まず上顎を下方に引き下げ（down fracture）、ついで前方へ引き出す。
③術前から準備したbite splintを噛ませ、習慣性咬合位で顎間固定した後、両側の頬骨下稜部、梨状孔縁近接部を中心にプレート固定する。他の中顔面の骨折があれば、その部位も整復固定する。
④顎間固定をいったん解除して上下顎の咬合状態を確認する。
⑤プレートによる固定が強固に得られたならば、術後の顎間固定は1〜2週間でよいが、顎間固定によって習慣性咬合位を復元している場合は、3週間以上継続が必要である。

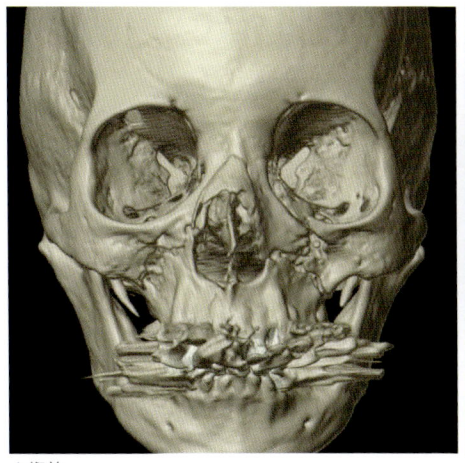

▲術前　　▲術後

▲プレートを入れた位置

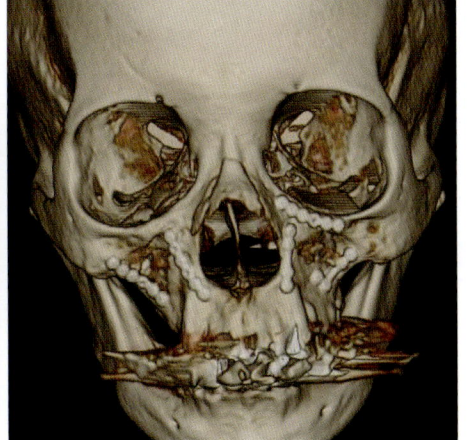

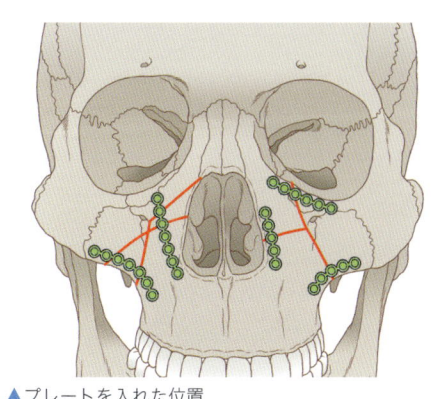

図2　Le Fort Ⅰ型骨折＋左上顎垂直骨折

Variation2　Le Fort Ⅱ＆Ⅲ型骨折

> **POINT**　治療の目的は損なわれた習慣性咬合位の復元と顔面変形の再建である

① Le Fort Ⅱ型骨折では上顎口腔前庭切開、下眼瞼縁切開、経結膜切開、鼻根部切開を用いる。
　　Le Fort Ⅲ型骨折ではさらに眉毛外側切開、外側上眼瞼切開、冠状切開などの切開を組み合わせて行う。
② Variation 1 同様、上顎骨受動用鉗子や上顎骨起子を用いて授動した後、習慣性咬合位で顎間固定する。
③ Le Fort Ⅱ型骨折では鼻根部と眼窩下縁、頬骨上顎縫合を、Le Fort Ⅲ型骨折では鼻根部と前頭頬骨縫合部、さらに必要に応じて頬骨弓部をプレート固定する。鼻骨‐篩骨合併骨折、眼窩壁骨折などの合併骨折も同時に治療する。
④ 顎間固定の期間に関しては、Variation 1 と同様である。

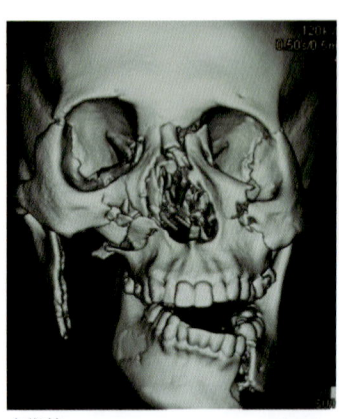

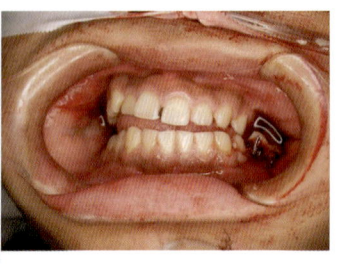

▲術前

▲術後

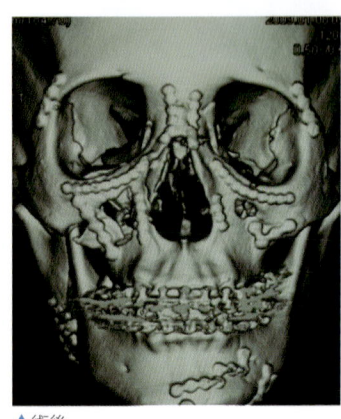

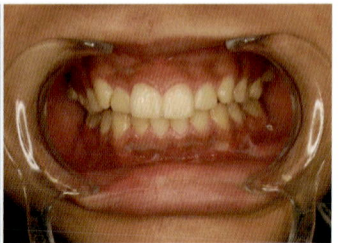

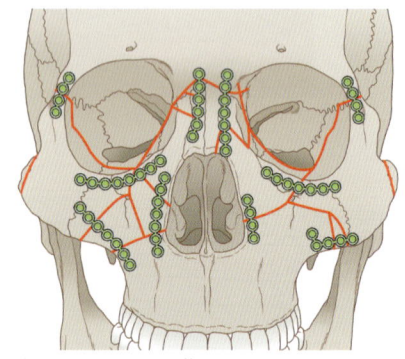

▲プレートを入れた位置

図3　Le Fort Ⅰ～Ⅲ型骨折＋下顎骨骨折

　術野へは冠状切開、両睫毛下切開、上・下口腔前庭切開からアプローチした。口腔から下顎体部・角部の骨折を整復固定し、上顎を下顎の歯列弓に合わせた良好な咬合位で顎間固定を行った。次に頭側の骨片から授動整復した。上方、下方からの整復が頬骨上顎支柱、鼻骨上顎支柱で極力整合する状態でプレート固定した後、再度顎間固定を解除して上下顎の咬合状態を確認した。

Ⅳ章 顔面骨へのアプローチ
5. 上顎骨骨折（Le Fort型骨折）

Variation3 上顎矢状骨折

POINT 術前の顎モデルによる検討、bite splint の作製は必須である

① 通常、Le Fort Ⅰ～Ⅲ型骨折と合併して発生するため、症例に応じたアプローチを選択する。必要に応じて口蓋切開を加えることもある。

② 受傷後10日以内の早期なら、他の上顎骨折の整復固定、顎間固定で自動的に整復され、特別な固定を要しない場合も多い。
受傷後2週間以上経過すると用手的に整復することが困難となるため、陳旧例に準じて骨折線にノミを入れて離開させる。

③ Bite splint を用いて上顎歯列弓を整復位に保定、いったん顎間固定する。上顎全体の骨折をbuttressを基準として整復固定した後、顎間固定解除、口蓋をマイクロプレートか吸収性プレートで固定する。

④ その後の治療については、Variation 1、2同様である。

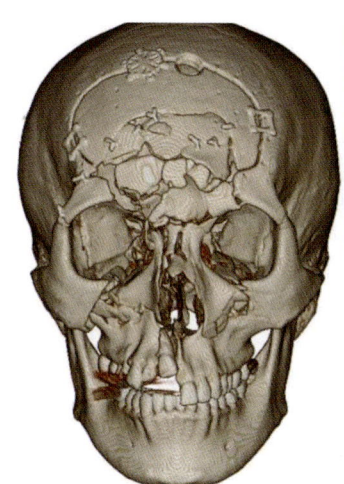

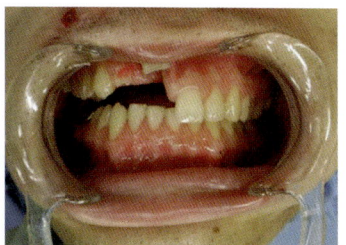

▲術前

▲術後

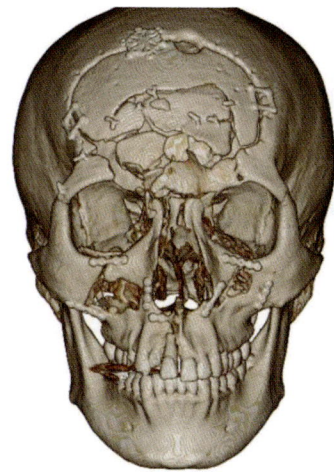

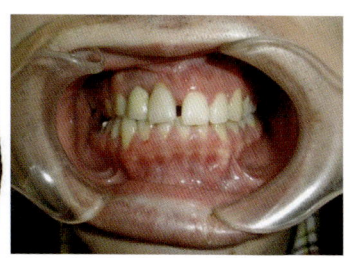

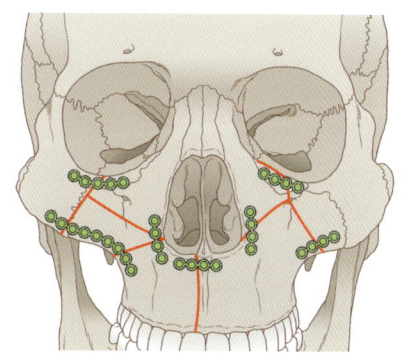

▲プレートを入れた位置

図4　Le Fort Ⅰ・Ⅱ型骨折＋右上顎矢状骨折＋右眼窩底骨折＋前頭骨骨折、脳脱、脳挫傷
脳外科的治療が優先され、受傷後40日で当科で手術を施行した。上顎矢状骨折の骨折線にノミを入れて離開させ整復した。

臨床のヒント

救急処置

- 受傷直後は鼻腔・口腔内からの出血、後鼻腔の狭小化と出血塊による上気道閉塞に注意する

  必要に応じて止血処置を行い、気道閉塞があれば気管内挿管や気管切開によって速やかに気道を確保する。歯牙の破損や脱臼の合併率も高いので、口腔内をよく観察し、上気道の異物に注意する。脱臼した歯は安易に除去せず、なるべく温存する。専門的な歯科的処置に委ねるのが望ましい。

手術時期の決定

- できる限り早期の手術治療が望ましい

  Le Fort 型骨折は他の顔面骨骨折に比べて、頭蓋内損傷や眼球損傷など多部位合併損傷が多く、亜旧性〜陳旧性骨折となりやすい。その場合、骨を正常位に復することが困難となり、時に骨切り術が必要となる場合もあるため、できる限り早期の手術治療が望ましい。

整容的な結果を得るための注意点

- 手術瘢痕を考慮したアプローチを！

  整容面を考慮し顔面になるべく瘢痕を残さないアプローチが望ましい。両側内眼角切開や下眼瞼切開、鼻根部切開などは術後瘢痕が目立ちやすいので、注意が必要である。冠状切開は鼻部および眼窩上・内・外壁まで直視下にでき、顔面にも瘢痕を残さないのが利点であるが、一方で頭部に瘢痕性禿髪を生じるので、その使用には慎重を期すべきである。

- できる限り2週間以内の手術を！

  Le Fort 型骨折は顔面軟部組織損傷を伴うことも多い。手術までの期間が長く、骨折の偏位が強い症例では、軟部組織、特に眼窩周囲の変形が残存し、治療に難渋することがある。できるだけ2週間以内の手術が望ましい。

術後管理の注意点

- 咬合の再建には顎間固定や顎間ゴム牽引が必須である

  プレート固定の状態にもよるが、通常1〜2週間程度の固定期間は必要である。

- 顎間固定解除後に骨片が偏位することもある

  解除後は慎重な経過観察を要し、必要に応じて顎間ゴム牽引や歯科矯正治療を行う。

- 髄液漏が疑われる際の処置法

  髄液漏が疑われる場合は、骨折が頭蓋底に及んでいる可能性が示唆される。鼻出血があっても、逆行性感染の危険を考慮し、2日以上続けて鼻腔内へガーゼを挿入することは避ける。ベッド上安静と抗生剤投与により、通常2週間以内に止まるので、その後に Le Fort 型骨折の治療を行う。保存的に改善した症例では鼻篩骨の前方への整復により髄液漏の再燃が危惧されるため、注意が必要である。

骨延長法の応用

中顔面に広範な粉砕骨折や骨欠損を認め、骨片の授動や固定が一期的に困難な症例には Halo 型骨延長器を用いた治療法も有用である。

【参考文献】

1) 田嶋定夫：Le Fort 型上顎骨骨折．顔面骨骨折の治療（改訂第2版），pp197-232，克誠堂出版，東京，1999
2) 三川信之，窪田吉孝，佐藤兼重：上顎骨骨折（Le Fort 型多発骨折）．PEPARS 61：30-37，2012
3) Gruss JS, Makinnon SE: Complex maxillary fractures; Role of buttress reconstruction and immediate bone grafts. Plast Reconstr Surg 78: 9-22, 1986
4) 石田有宏：多発顔面骨折治療の pitfall. PEPARS 18：76-84, 2007

IV章 顔面骨へのアプローチ
6. 下顎骨骨折

▶ 東京警察病院形成外科・美容外科　渡辺頼勝

6 下顎骨骨折
mandibular fractures

骨折の形態別分類

Variation 1　下顎正中部（おとがい部）・傍正中部・下顎体部骨折　⇒ p.175

- 3D-CT、CT水平断で、多くの場合、線状骨折を認める。軽微な場合、CT画像上はっきりせず、パントモグラフィ上で骨折が認められる場合もある。歯牙状態を把握する意味でも、常にパントモグラフィは撮影しておく。下顎管にも骨折が及ぶ。
- 受傷機転は、転倒、殴打が多く、介達骨折としての関節突起部骨折が合併することがある。合わせて、3D-CT、CT冠状断でのチェックも必須である。

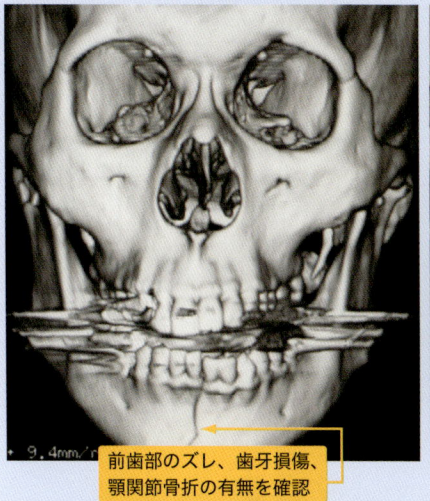

前歯部のズレ、歯牙損傷、顎関節骨折の有無を確認

下顎正中(おとがい)部

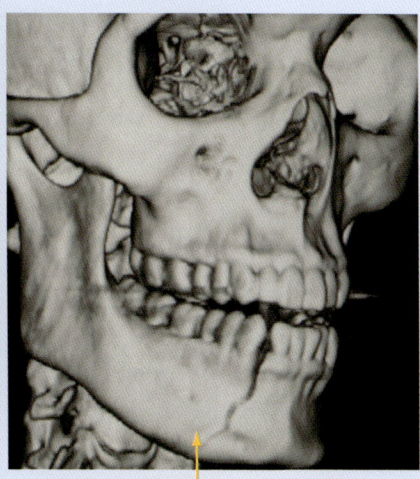

歯牙損傷、顎関節骨折の有無の確認

傍正中部

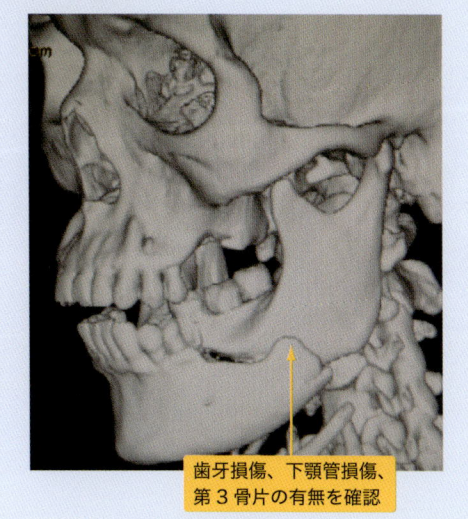

歯牙損傷、下顎管損傷、第3骨片の有無を確認

下顎体部骨折

Variation 2　下顎角部・臼歯部骨折　　→ p.176

- 3D-CT、パントモグラフィ上、骨折線は第二大臼歯遠心を通り、下顎管にも骨折が及ぶ。歯牙・歯肉・口腔粘膜損傷を伴うことが多く、感染が生じやすい。術前管理が重要である。

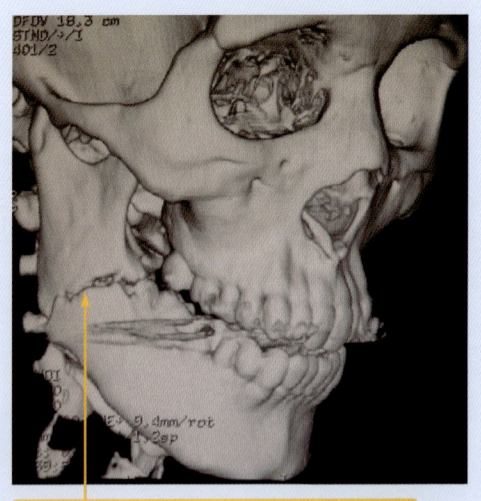

智歯と骨折線の関係、下顎管損傷の有無を確認

Variation 3　下顎関節突起部骨折　　→ p.177

- 3D-CT、CT冠状断、パントモグラフィ上で骨折を認める。骨折部位と骨片位置により、治療方針が異なるため診断が重要となる。
- 受傷機転は、殴打や転倒に伴う介達骨折が多く、下顎正中部、傍正中部、体部骨折に合併しやすい。
- 骨折位置により、関節内骨折、関節外骨折、関節突起下骨折に分類される。

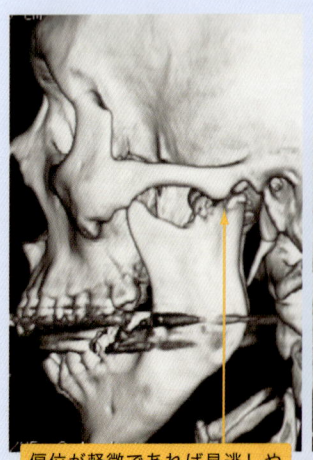

偏位が軽微であれば見逃しやすい。必ず咬合状態を聞いたうえで、確認する

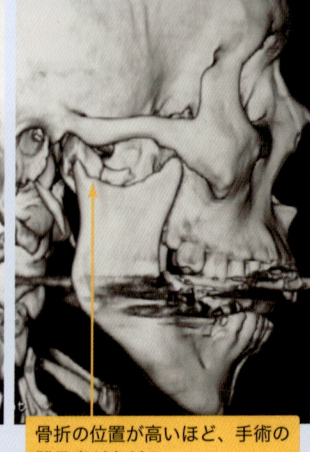

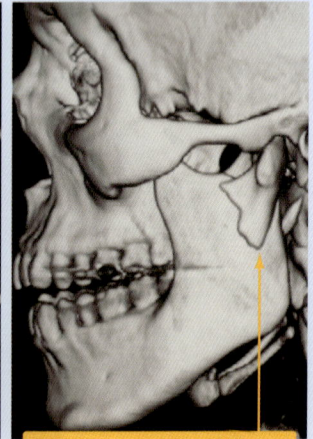

骨折の位置が高いほど、手術の難易度が上がる

関節内骨折の合併の有無も確認する

関節内骨折　　　　関節外骨折　　　　関節突起下骨折

基本的な治療法

1. 固定部位と材料の選択

■固定部位の決定

Champy's line と AO Concept の理解が重要である。

- Champy's line は、単純型骨折における骨接合に理想的なライン（下顎骨の buttress）である。骨折は、Champy's line に沿って、ミニプレートで固定する。正中部では左右のねじれ力が働くことから 5mm 以上離れた 2 カ所で固定する。一般的に、骨とプレートで骨接合部にかかる力を分散できる前提で行われる Load-sharing 型骨接合である。
- AO Concept では、下顎骨にかかる咀嚼筋群による咬合圧バランスが取れる位置のことを zero force line と呼ぶ。Zero force line 頭側は、咬合圧は骨折線を開大する方向に働くため、これを tension side と呼ぶ。一方、尾側は、咬合圧は骨折線を圧縮する方向に働くため、これを compression side と呼ぶ。AO Concept は、単純型骨折はもちろん萎縮した無歯顎、第 3 骨片や骨欠損を伴うなどのより複雑な骨折に対して適応され、顎間固定期間の短縮、早期社会復帰を目指した骨接合方法といえる。Tension side は、Champy's line に沿ってミニプレートで固定する。Compression side は、骨折部の圧縮による変形治癒を防ぐために、骨折部に力がかからないように強固なプレートで固定する（Load-bearing 型骨接合）。

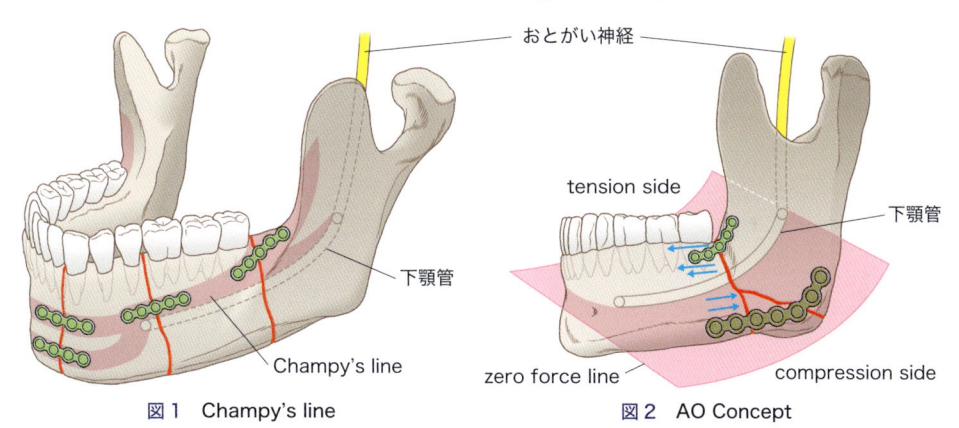

図 1　Champy's line

図 2　AO Concept

■固定材料と固定

顎間固定には 26 番、28 番のサージカルワイヤー、エリックアーチバー、IMF スクリューを組み合わせて行う。

骨固定は、Champy's line（図 1：ピンクライン）に沿ってミニプレートを使用する。骨折が安定している場合や咬合力が強くない場合では、吸収性プレートも使用可能である。

第 3 骨片を伴う骨折や粉砕骨折（図 2）では、compression side の下顎下縁は第 3 骨片のズレや短縮が生じやすいのでバイコルチカルプレートあるいはモノコルチカルロッキングプレートで強固に固定する。

2. アプローチ法の選択

- 骨折部位にあわせ、下口腔前庭切開（図 3）、下顎枝前縁切開、下顎下縁切開、耳前部切開、下顎後切開を選択し、これに外表挫創があれば、組み合わせる。
- 口腔内からのアプローチでは、第 4-5 歯間から出るおとがい神経に留意する（図 3）。
- 展開を容易にするために、おとがい神経周囲の骨膜を全周性に切開しておく（図 3）。

- 皮膚側の下顎下縁からのアプローチでは、顔面動静脈の位置周囲にある顔面神経下顎縁枝に留意する。
- 通常、頚部伸展位において下顎下縁 2cm 尾側から切開アプローチすれば、下顎縁枝は自然と展開挙上した皮弁に含まれる。

3．手術手順

全身麻酔下、経鼻挿管で行う。

❶術前口腔内は、歯垢や食物残渣などが残り不潔なことが多く、洗浄、消毒を充分に行う。

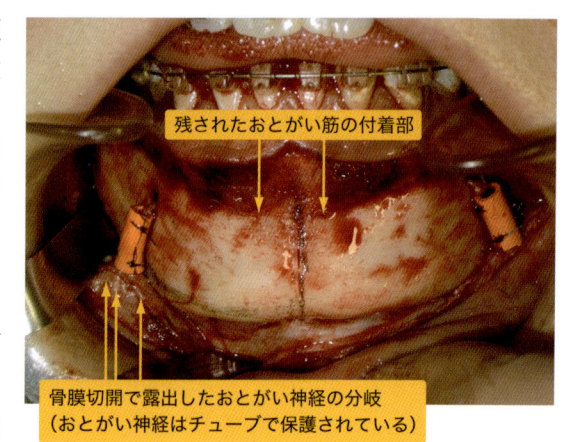

図3　下口腔前庭切開アプローチによる展開

（画像ラベル：残されたおとがい筋の付着部／骨膜切開で露出したおとがい神経の分岐（おとがい神経はチューブで保護されている））

❷口腔内または皮膚切開をデザインしたら、骨折周囲および剥離予定範囲の下顎骨下に hydro-dissection もかねて充分なエピネフリン含局所麻酔剤を注入しておく。

❸骨折でずれた下顎歯牙同士に鋼線をかけできるだけ引き寄せ、仮結紮固定したうえで、上下歯列にエリックアーチバーを固定する。歯牙領域に骨折がない場合または Variation2, 3 の骨折の場合は、上下顎骨に IMF スクリューを刺入して用いることができる。

❹切開アプローチ後、骨折周囲を剥離し骨折部断端を鋭匙でリフレッシュし整復する。整復位置は、骨折線をまたぐ歯牙同士の位置と骨折線および下顎下縁の位置から総合的に判断する。

❺整復位置がほぼ確認できたら、顎間固定を行い、歯根および下顎管の損傷に注意しながら正確にプレート固定する。顎間固定を解除し、スムーズな開口と咬合状態が良好なことを確認する。

❻充分な洗浄後、閉創する。血腫形成予防のため圧迫固定し、抜管前に顎間固定は解除する。術翌日、充分な覚醒下で再度顎間固定を行う。

4．ポイントとコツ

■治療のゴールは、下顎形態、咬合、顎関節機能の再建である

そのためには、整復固定中に咬頭嵌合位が得られていることを随時確認する。さらに両側の関節突起が関節窩の中心にゆるみのない状態にある関節中心位にあることも確認する。そのうえで、プレート固定中に咬合・顎関節位置がずれないようにしっかりした顎間固定を行うことが重要となる。もちろん、正確なプレートの曲げや固定は重要である。

■関節突起骨折は、咬頭嵌合位と顎関節機能の再建を優先する

関節突起骨折の治療法選択には、議論が多い。それは、関節突起がもつ高い remodeling 能が関係している。保存的治療と手術治療との選択が難しい。関節突起骨折は、術野が狭く整復自体が困難なことが多く、骨折整復固定術にこだわると術後関節突起の吸収変形などを来たす場合がある。骨折整復固定そのものよりも、咬頭嵌合位と顎関節機能の再建を優先する方が重要と考えられ、筆者らは簡便な内固定型骨延長器による動的牽引術の良好な結果を報告している[2]。

骨折形態による治療法

Variation1 下顎正中部（おとがい部）・傍正中部・下顎体部骨折

> **POINT** 術後に下口唇からおとがい形態を整容的に保つには、開創時に粘膜切開から1cmほど下顎骨のおとがい筋付着部を残しておき、閉創時に切離したおとがい筋同士を縫合することが重要である

原則的に、正中部（おとがい部）・傍正中部骨折では、口腔前庭切開アプローチを用いる。
その際、おとがい神経孔に遭遇するが、この処理は「アプローチの選択」を参照してほしい。
骨片同士は、付着する咀嚼筋に引っぱられ偏位しているため、整復は咀嚼筋をストレッチする感覚でゆっくり持続的に力を加えながら行う。
①骨折部間の肉芽瘢痕組織を除去しリフレッシュする。
②先においた歯牙間の仮鋼線結紮を少しずつ締めていき、骨片の整復を図る。
③ある程度、整復位が得られたら、しっかりとワイヤにて顎間固定を行う。
④顎間固定で、咬頭嵌合位（上下顎歯列咬合面の各咬頭と各窩がお互いにぴったり合致した状態）が得られたことを確認のうえ、整復位置を再度確認し、Champy's lineに平行に2枚のミニプレートを5mm離して固定する。プレートの位置決めは、歯牙根尖、おとがい神経孔、下顎管の位置を考慮する。

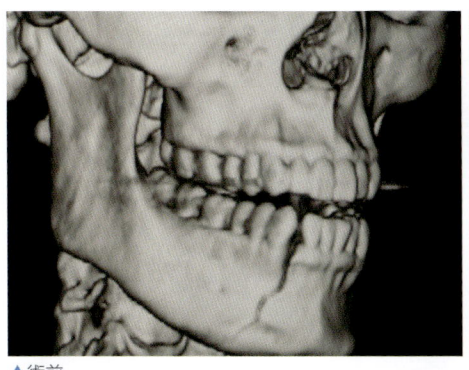

▲術前　　▲術後（Champy's lineに沿ったプレートの固定）

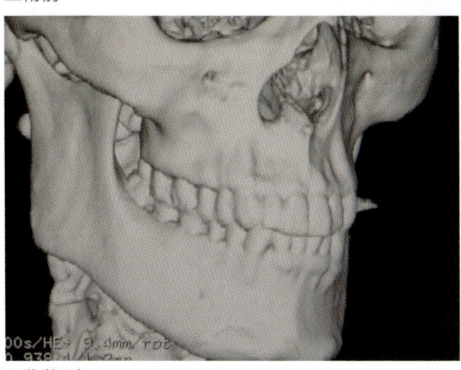

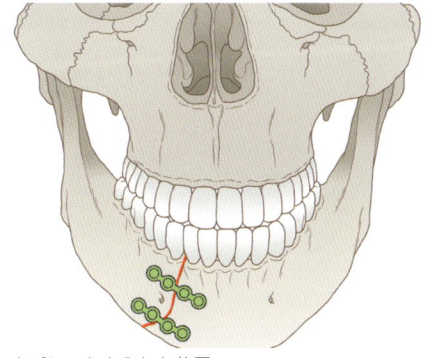

▲術後2年　　▲プレートを入れた位置

図4　傍正中部骨折の症例

Variation2 下顎角部・臼歯部骨折

> **POINT** 骨折部にかかる歯は、感染がなければ、骨片の固定性を優先するため温存する。智歯、または感染が明らかな歯は抜歯する

①必要に応じ下顎枝前縁から下顎前庭切開アプローチをとる。下顎角部骨折では、下顎角から下縁に付着している咬筋を骨片からはずし、視野を確保する。
②顎間固定をしっかり行ったのち、整復する。
③安定した単独線状骨折の場合、1枚のミニプレートをChampy's line に沿った下顎骨外斜線上に設置して固定する。他部位に下顎骨折を伴う場合や1枚のプレートのみでの固定が不安定な場合は、2枚のプレートを用いて固定する。1枚のミニプレートは、Champy's Line に沿った下顎骨外斜線上に、もう1枚の強固なプレート（ロッキングプレートなど）は下顎骨下縁近くに設置して固定する。

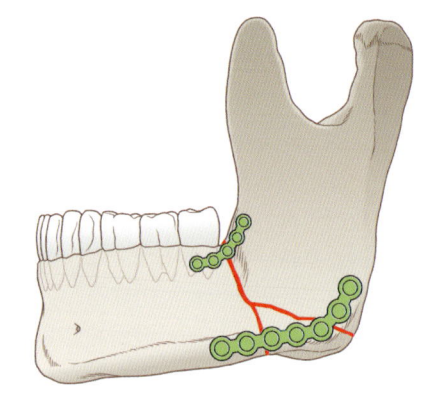

図5　下顎角部の第3骨片を伴う骨折の骨固定

▲術前
▲術後　Champy's lineに沿ったプレートの固定
▲プレートを入れた位置
▲術後3年

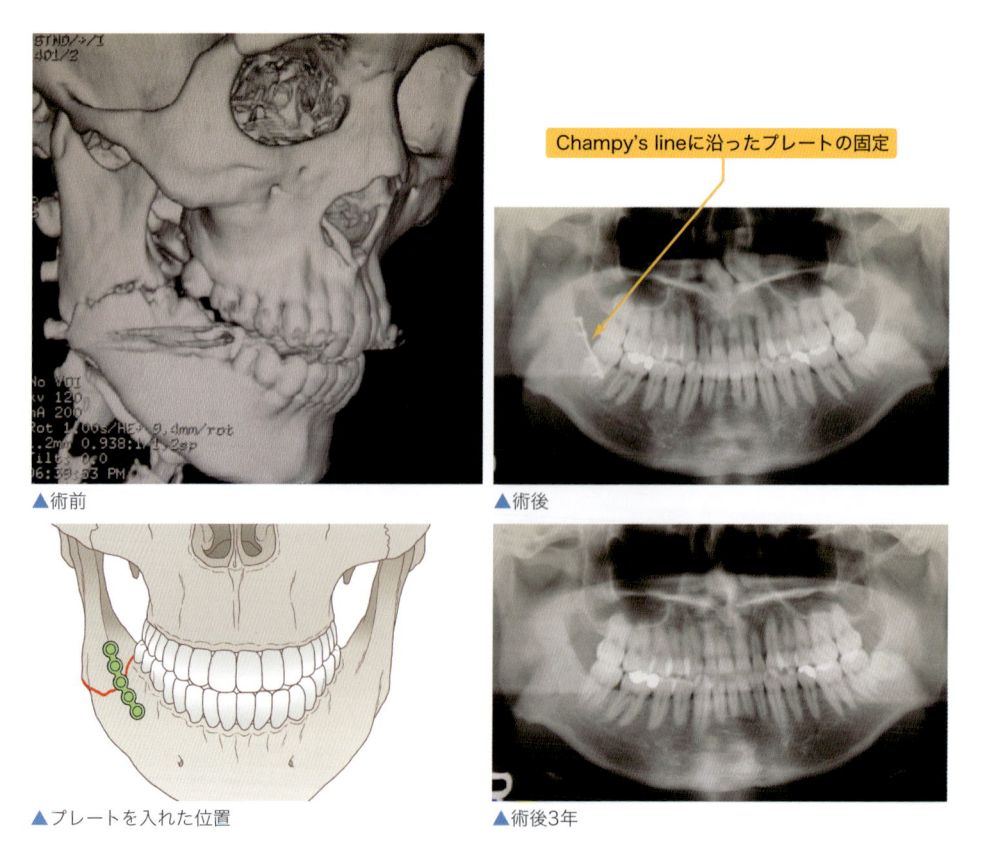

図6　下顎角部・臼歯部骨折の症例

Variation3 下顎関節突起部骨折

下顎関節突起部骨折

　骨折の位置、骨片の位置によって治療法はさまざまな方法があるが、優先される治療目標は、咬頭嵌合位と顎関節機能の再建である。小児骨折の場合は、原則的に保存的治療を選択する。

関節内骨折の場合

　骨片が小さく下顎枝の短縮がわずかの場合、保存的に顎間固定療法を行う。
　骨片が比較的大きく下顎枝の短縮が有意の場合、内固定型骨延長器による動的牽引術[2)]を行う。

関節外骨折の場合

〈偏位（骨片同士が接している状態）が小さい場合〉
　保存的に顎間固定療法を行う。
〈偏位が大きい場合〉
　観血的整復固定術または内固定型骨延長器による動的牽引術を行う。
　偏位骨折に対する、耳前部切開アプローチの観血的整復固定術を以下に示す。
①耳前部から耳垂後方に周り下顎枝後縁に至るフェイスリフト切開ラインからアプローチする。
②浅側頭動静脈をメルクマールにこれを尾側に耳下腺内を剥離していくと下顎後静脈に至る。顔面神経枝の多くは下顎後静脈の前後を通っているので、同定しておく。
③顔面神経をベッセルテープで確保・同定できれば、これらを避けて関節突起部に至ることが可能である。
④顎間固定を行った状態で、整復し、プレート固定する。

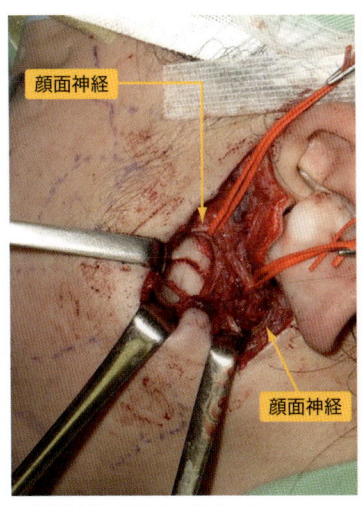

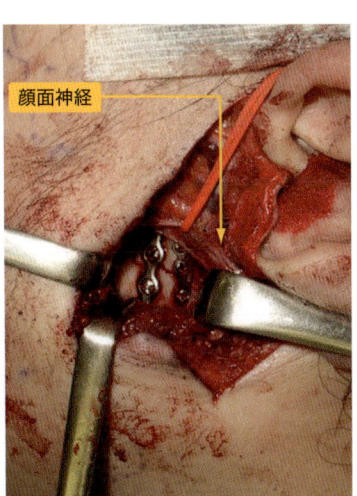

▲顔面神経を固定し、温存する　　▲プレート固定　　▲プレートを入れた位置

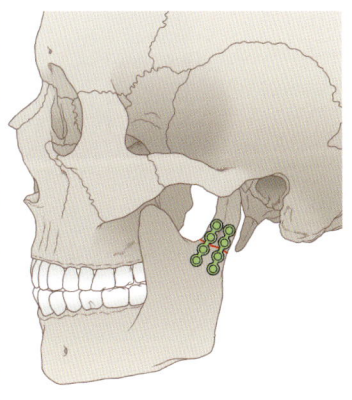

図7　偏位骨折に対する耳前部切開アプローチの観血的整復固定術

〈転位（骨折同士が離れている状態）の場合〉
　整復とプレート固定が可能であれば観血的整復固定術を行う。困難であれば内固定型骨延長器による動的牽引術[2]を行う。

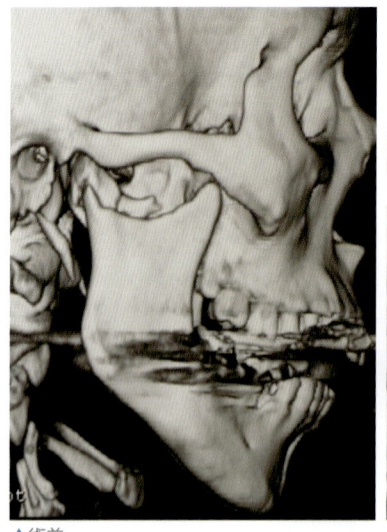

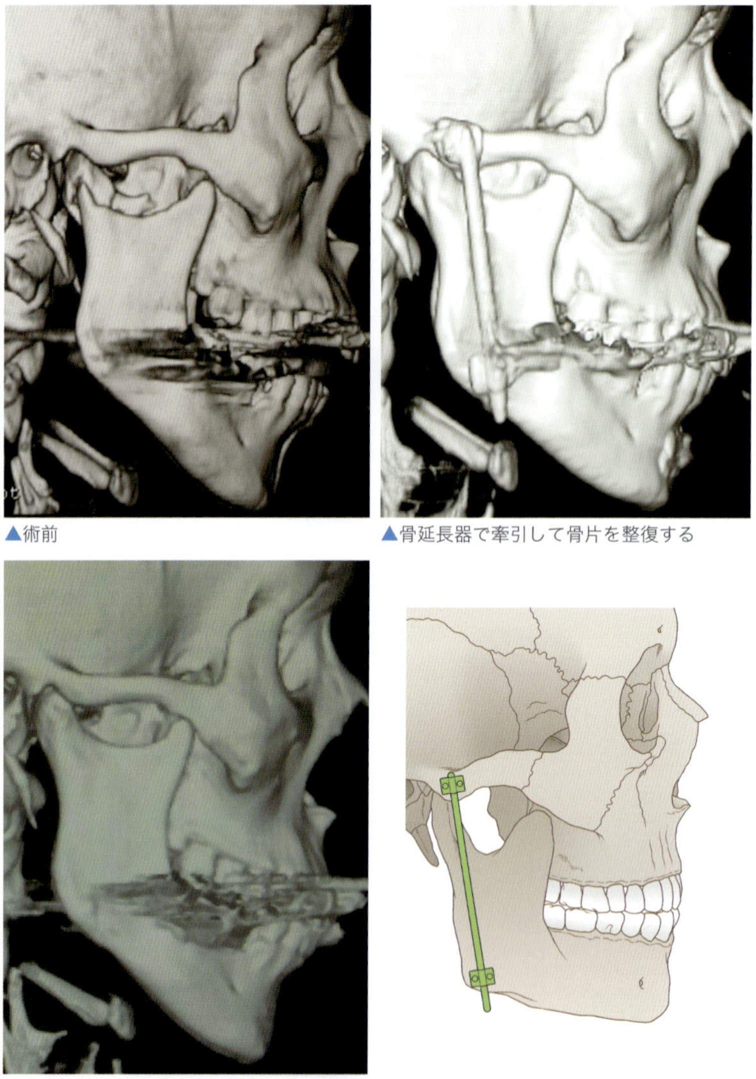

▲術前
▲骨延長器で牽引して骨片を整復する
▲術後2年。良好な関節頭の形態
▲内固定型骨延長器を入れた位置

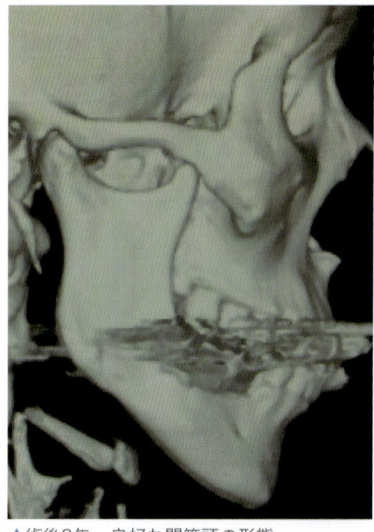

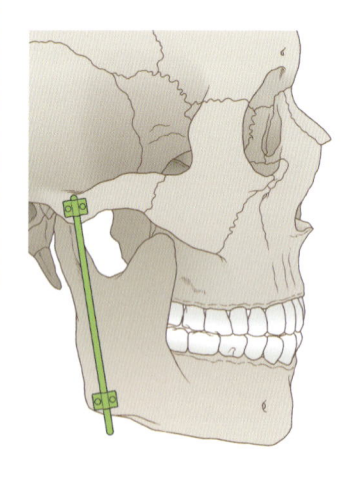

図8　骨頭整復が困難なタイプの内固定型骨延長器による動的牽引術

関節突起下骨折の場合

〈偏位が小さい場合〉
　保存的に顎間固定療法を行う。
〈偏位が大きい場合〉
　観血的整復固定術または内固定型骨延長器による動的牽引術[2]を行う。
〈転位の場合は〉
　観血的整復固定術を行う。
　転位骨折に対する内固定型骨延長器による動的牽引術[2]を以下に示す。

①もみあげ後縁で頬骨弓頭側に1.5cm程の切開から頬骨弓関節結節に達する。また、下顎角部より2cm尾側から2cm程の切開から下顎角部に達する。
②関節結節部と下顎角部に内固定型骨延長器（ケイセイ医科工業社）を取り付ける。延長軸は咬筋内を通す。
③ゴムリングによる顎間固定を行い、患側臼歯部に3mmほど間隙ができるまで延長器を回し、閉創する。これにて、短縮した骨折部に牽引力が加わる。
④ゴムリングによる顎間固定は抜管前に除去する。術翌日から1週間ほどゴムリングを装着し顎間固定を行う。通常1週後以降はゴムリングを除去して早期に開口リハビリテーションを開始する。開口量は、延長軸に負担のかからない最大2横指以内とする。通常術後1カ月で患側臼歯部のギャップは消失する。
⑤術後3カ月以降で、内固定型骨延長器を抜去し、さらなる開口リハビリテーションを継続する。

臨床のヒント

術後管理の注意点

●術後の顎間固定と食事形態
▶手術終了時に解除した顎間固定は、手術翌日にワイヤーを用いて再度行う。咬頭嵌合位が得られればよく必要以上にきつく締め付けない。
▶通常、術後1週間はワイヤーによる顎間固定を行い、この間は流動食とする。それ以降は、ゴムを2～3本かけて安静をさらに2週間ほど保つが、食事中はゴムをはずして軟食をとる。外来でゴムを外して咬合状態を確認し、習慣性咬合位が獲得できれば終了とする。
▶もし、ゴムをはずして習慣性咬合位が得られなければ、さらにゴムによる顎間固定を2～4週間継続する。特に、下顎角部や関節突起部骨折の術後には咬合のずれの問題が生じやすい。ゴムによる誘導および顎間固定期間が長くなることがある。

●術後の口腔内ケアの重要性
▶術後、顎間固定装置やワイヤー、ゴムリングに食物残渣が付着するため、口腔内は非常に不衛生な状態になる。食後の口腔内ケアとその指導が重要となる。
▶小児用のヘッドが小さくブラシが軟らかい歯ブラシを使用するとよい。
▶ワイヤーによる顎間固定中であれば、ノズルの先から水がジェット状に出るウォーターピックを用いてもよい。
▶ゴムによる顎間固定中であれば、ゴムを外してケアを行う。

●術後の開口リハビリテーション
▶ワイヤーによる顎間固定が解除されたら、1日3回の食事時のゴムを外した際にゆっくりとした開口運動を行う。
▶リハビリテーション開始後4週間で、最大開口位で40mm以上になることを目標とする。

【引用文献】
1) AO Surgery Reference, Online Reference in clinical life, https://www2.aofoundation.org/
2) 渡辺頼勝, 秋月種高：下顎骨関節突起部骨折の新しい治療法；内固定型骨延長器を用いた動的牽引療法. 顔面骨骨折の実際. pp302-306, 文壱堂, 東京, 2010

7 顎変形症
orthognathic surgery

▶ 東北大学医学部形成外科　今井啓道

骨切りの種類

Variation 1　上顎 Le Fort I 型骨切り　　→ p.187

上顎骨尾側1/3及び上顎歯列弓全体を前方・頭側・尾側・回転移動させるときに用いる術式。

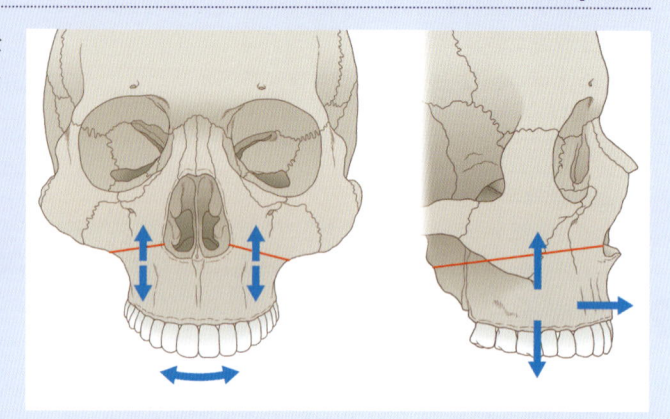

Variation 2　上顎前方分節骨切り　　→ p.189

上顎前歯部のみ後方・頭側・尾側移動させるとき、上顎前歯部の歯軸角度を変更するために用いる術式。上顎第一小臼歯を抜歯しそのスペースを用いて後方移動させる Wassmund の術式では5mm程度の後方移動が可能。

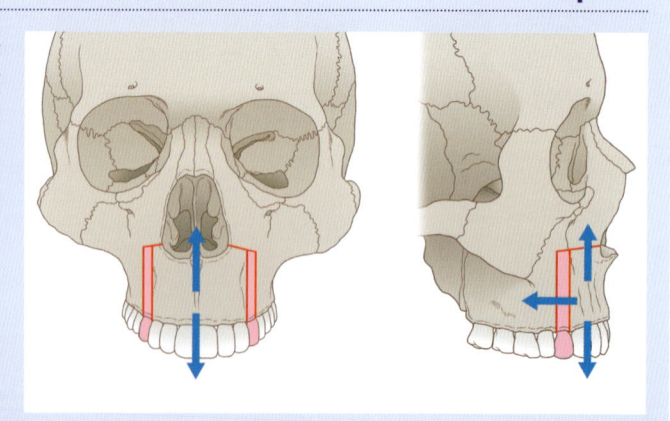

Variation 3　下顎枝矢状分割　　→ p.190

下顎体部および下顎枝列弓を前方、後方、頭側、尾側、回転など、あらゆる移動に対応できる術式。

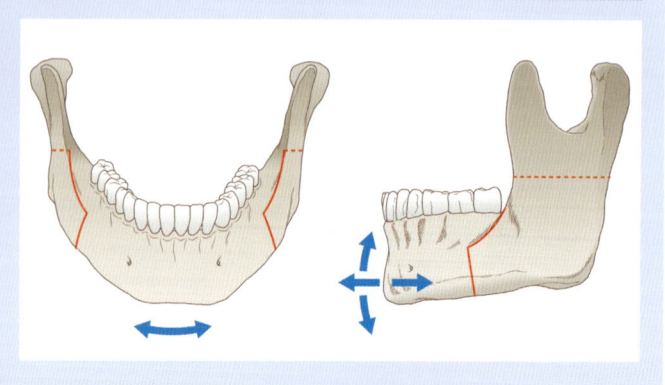

Variation 4　下顎枝垂直骨切り　⮕ p.192

　下顎体部および下顎枝列弓を後方、頭側、尾側、一方の下顎枝を軸に回転移動させるときに用いる術式。前方方向の移動には向かない。下顎矢状分割と比較し手技が容易。

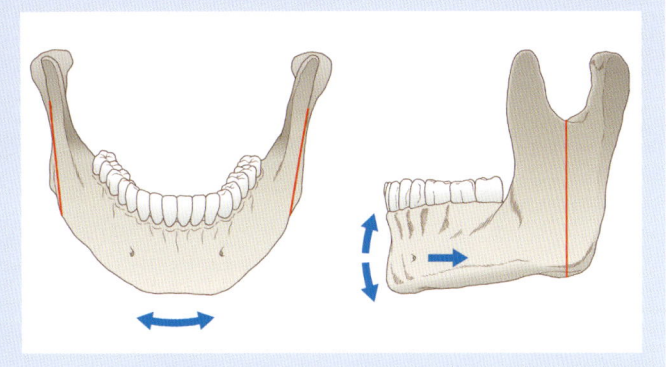

Variation 5　下顎前方分節骨切り　⮕ p.192

　下顎前歯部のみ後方・頭側・尾側移動させるとき、下顎前歯部の歯軸角度を変更するために用いる術式。下顎第一小臼歯を抜歯しそのスペースを用いて後方移動させる Köle の術式では5mm 程度の後方移動が可能。

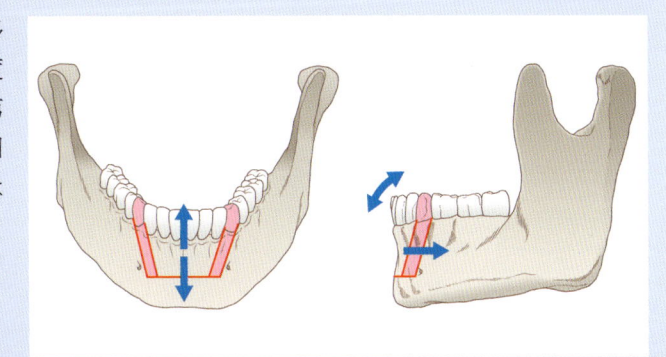

Variation 6　おとがい骨骨切り　⮕ p.194

　おとがい部を前方、後方、頭側、左右など移動させるときに用いる術式。

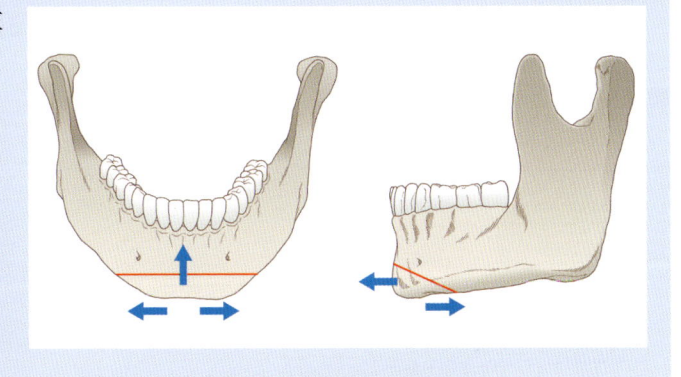

基本的な治療法

1. 固定部位と材料の選択

　骨切りの Variation 1〜6 に対する固定部位を図にまとめて示す。下顎矢状分割部位の固定法は、右はスクリュー（bicortical screw）による固定部位を、左はプレート（nomocortical screw）による固定部位を示している。

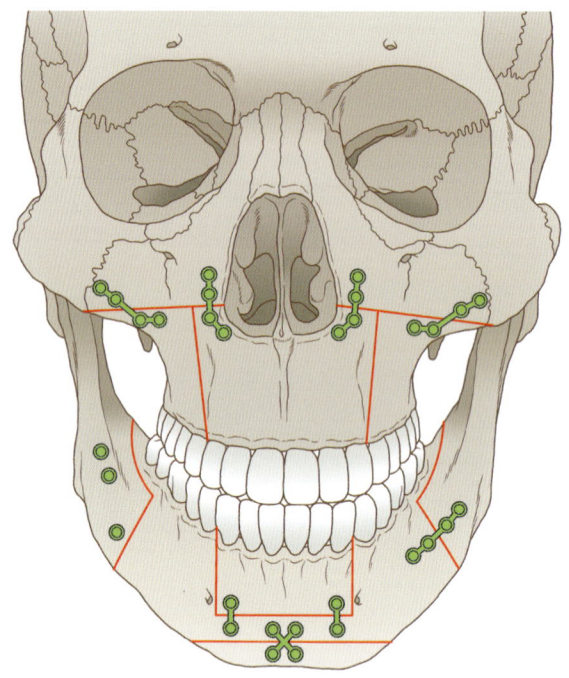

図1　Variation1〜6 に対する固定部位

■骨接合・固定の基本

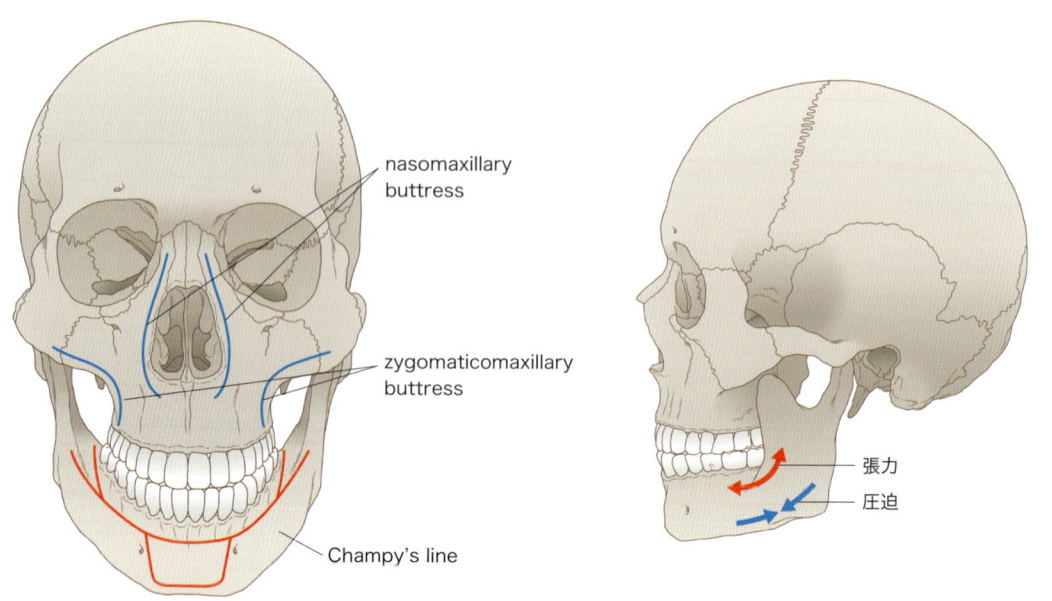

図2　咬合・咀嚼による顔面の応力線

図3　咬合・咀嚼時に下顎枝にかかる力

骨接合の固定の基本は、骨折と変わらないが、顎変形症手術の場合には、咬合・咀嚼による応力を支持できる固定が必要になる。

〈上顎〉

縦の梁（buttresses）が応力線となっており、上顎を支える構造となっている（図2）。

そのため、Variation 1や2の上顎骨切り術では、左右のnasomaxillary buttressとzygomaticomaxillary buttressを再建することが肝要となる。

〈下顎〉

いわゆる Champy's line に沿った応力線が咬合・咀嚼による負荷を支えている（図2）。咬合・咀嚼時に下顎枝にかかる負荷は前縁と後縁で逆の方向であるため（図3）、引き離されようとする力がかかる前縁の Champy's line を固定することが必要になる。

■固定材料の選択

上顎と下顎で若干異なる。

〈上顎〉

- 固定は 0.8〜1.0mm 厚程度のチタン製プレートによって強固に行われ、場合によっては骨移植を併用する。

〈下顎〉

- 同様に、下顎においても頤形成や分節骨切りでは、0.8〜1.0mm 厚程度のチタン製プレートによる強固な固定が行われる。
- 下顎枝矢状分割では、顎関節を形成する近位骨片にどれだけの自由度を与えるかで固定法が異なる。つまり、固定の強度では、複数の 2mm 径チタン製スクリュー（bicortical screw）、1.0mm 厚以上のチタン製プレート（monocortical screw）、軟鋼線、の順に弱くなり術後顎間固定の必要性が高くなるが、逆に顎関節への固定の影響は出にくくなる。

■固定法の選択

担当する矯正歯科医の好みや歯科矯正の方法、術後の顎間固定期間によっても変わってくるため、よく連携して最適な方法を選択する。

- 吸収性プレートの使用は最近報告が増えているが、チタンに比べて強度的には弱く、使用する症例の選択が必要である。
- 下顎枝垂直骨切りでは一般的に固定は行わない。

2. アプローチ法の選択

上顎の手術は上口腔前庭切開を、下顎枝への手術の場合は後外側口腔前庭切開あるいは下顎枝前縁切開を、下顎おとがい部の手術では下口腔前庭切開を用いる。いずれの切開も前庭溝の口唇寄りを切開する。

3. 手術手順

- 手術は経鼻挿管にて全身麻酔下に行う。
- 挿管チューブは経鼻 RAE チューブあるいはスパイラルチューブを用いて頭側にチューブを逃がして固定する。この際、鼻孔縁への負担と目への圧迫に注意する。
- ドレーピングは 2 枚のドレープを用いて頭を挿管チューブごと包み込むように行い、チューブトラブル時に速やかにチューブ接合部を麻酔科医師に展開し、処置後に容易に清潔野に戻れることを可能にしておく。

下記手順で各アプローチと固定を行う。

1. 上顎へのアプローチ

❶上口腔前庭の粘膜を切開したら、歯槽側の粘膜弁を起こすように上顎骨前面に達する。骨膜下を梨状孔外側縁から zygomaticomaxillary buttress を越えて翼突上顎接合部までを剥離展開する。上顎前方分節骨切り時は翼突上顎接合部までの剥離は行わない。以上を左右に行う。

❷前鼻棘から口輪筋を剥離し梨状孔縁全体を展開する。鼻中隔尾側端を前鼻棘より離断しておく。梨状孔縁外側からエレバを鼻腔底骨膜下に後鼻孔まで挿入、後鼻孔から前方に鼻腔底を挙上する。▶

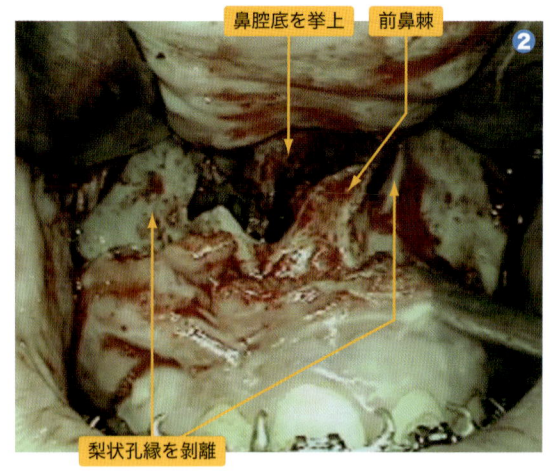

図4 上顎を展開したところ

2. 下顎へのアプローチ

❶下顎枝を触れる部分よりやや外側の頬粘膜を縦に切開する。粘膜下に頬筋が現れるので、頬筋上を下顎骨に向けて剥離し下顎大臼歯部歯槽頬側面に達する。ここで骨膜を切開し、骨膜下に下顎枝外側面の剥離を進める。

❷ストリングストリッパーを用いて下顎下縁から下顎角部にかけて付着する咬筋を剥離する。続いて、筋突起前縁から側頭筋を剥離する。曲がりのエレバで下顎切痕の高さを確認しておき、側頭筋の剥離は下顎切痕の高さまで行う。剥離した側頭筋は下顎枝用筋鈎で押さえておく。▶

❸下顎枝外側面を観察し下顎枝内側面にある下顎孔に対応する高さにある小さな隆起を参考に下顎枝内側面を剥離する高さを決定する。下顎孔は切痕より 6〜7mm 尾側にあるとの報告も参考にできる。剥離する高さを決定したら、慎重に内側壁を骨膜下に下顎後縁まで剥離する。剥離した空間に下顎枝内側用のリトラクターを挿入し視野を得る。
　下顎枝垂直骨切りにはこの剥離は不要である。

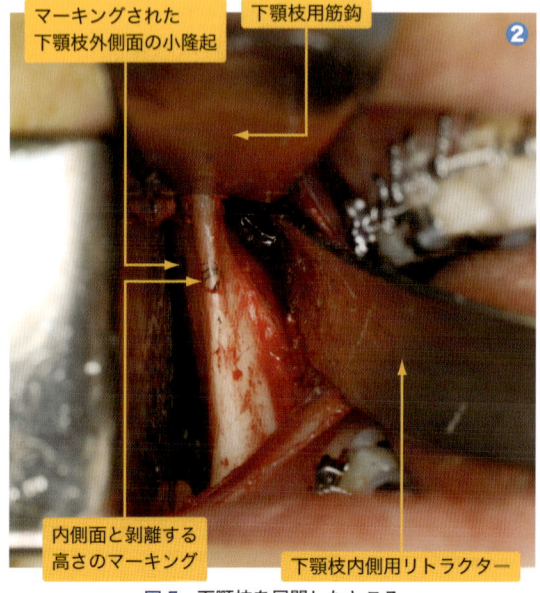

図5 下顎枝を展開したところ

3. おとがい部へのアプローチ

❶粘膜を切開したらおとがい筋が見える。これを骨から剥離せず骨付着部を残し切離する。おとがい筋の尾側で骨膜を切開し骨膜下に入りおとがい部まで剥離する。➡

❷外側への剥離は、第一・第二小臼歯間の延長上を目安におとがい孔を確認するまで行う。おとがい神経は損傷しやすいので注意する。

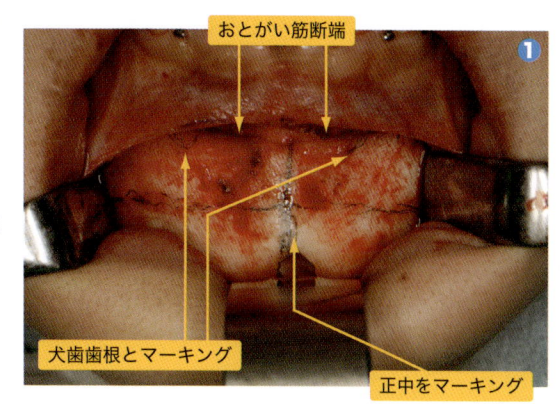

図6　おとがい部を展開したところ

4. 骨固定

必要な骨切りおよび授動操作を行った後、骨固定の操作に移ることになる。

Variation1～5は歯槽部が移動するため、正常な咬合が再建されることが骨固定の必須条件となる。そのため、まず目的とする咬合位を術野で再現するために歯科にて作製された occlusal splint（図7、8）を利用する。

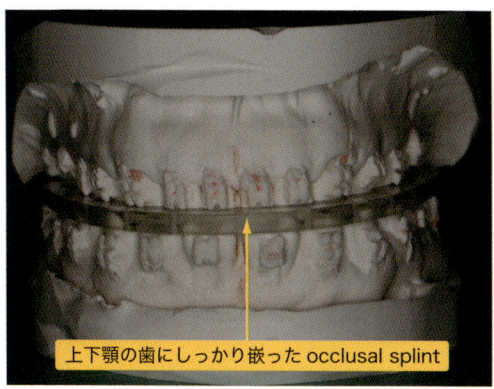

図7　症例の咬合模型を目的とする咬合位に合わせて occlusal splint を作製する

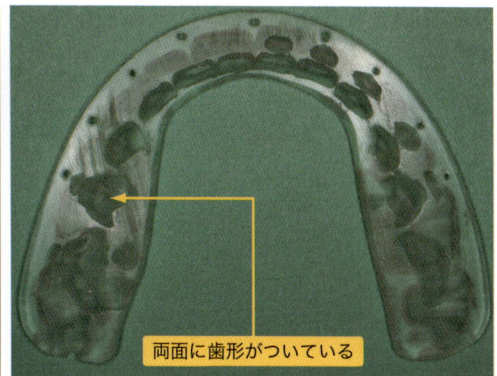

図8　Occlusal splint

Occlusal splint を患者に噛ませた状態で上下の歯を鋼線で締結（顎間固定）することで、目的とする咬合位を術野で再現できる。そのうえで、顎間固定された上下顎複合体の位置を決定し、「各骨切り術の実際」の項で示したように骨片の固定を行う。

最後に創内を洗浄し閉創する。筆者は下顎枝の手術時のみ骨膜下に吸引ドレーンを挿入している。

4. ポイントとコツ

■丁寧な術野の展開が骨切り手術の基本
　　顎骨の骨切り操作は視野の悪い術野で行われることが多い。そのため、展開時の出血や、不充分な展開は手術をさらに困難にする。顔面骨格を３次元的にイメージした丁寧な展開が必要である。

■完全な骨切りを行って、無理な骨折は行わない
　　骨切り操作が不充分な状態で上顎の down fracture 操作や下顎枝の分割操作を無理に行うと不慮の骨折が生じ、予期せぬ合併症の原因となる。軽い力で骨折できない場合は再度骨切り操作を行い、骨切りが不完全な部分をなくすことが重要である。

■安定した咬合位が得られるまで妥協せず骨固定をやり直す
　　骨固定後に顎間固定をいったん解除し顎運動をさせ、目的とする咬合が得られている事を確認する。もし、咬合がずれたり臼歯部や前歯部に開咬が生じたりする場合は妥協せず再度骨固定をやり直すべきである。

各骨切り術の実際

Variation 1 上顎 Le Fort I 型骨切り

要点 Nasomaxillary と zygomaticomaxillary buttresses をプレートにて固定する。骨固定後の顎間固定は、ゴムあるいは軟鋼線で必要

①最も長い犬歯の歯根より頭側で下鼻甲介付着部より尾側で骨切り線を設定する。後方は頬骨弓への変曲点を目安にする。
②レシプロソーで水平骨切りを行う（図9）。

レシプロソー
上顎外側から翼突上顎接合部を展開する鉤
水平骨切り線をマーキング
鼻腔粘膜を保護する鉤

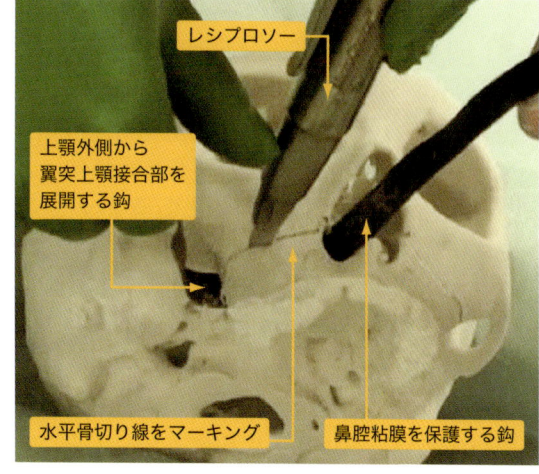

図9　水平骨切り

③薄刃のノミで上顎洞外側壁、内側壁を骨切りする。ノミが翼突板にあたると音が重く変わるのでそこで止める（図10）。

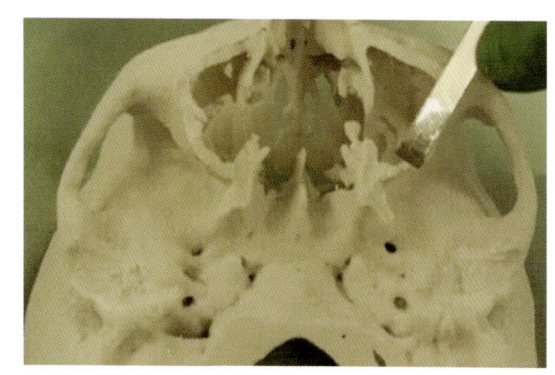

図10　上顎洞外側壁・内側壁の骨切り

④翼突上顎接合部離断用ノミ（筆者は Kawamoto のノミを使用）にて翼突上顎接合部を離断する（図11）。

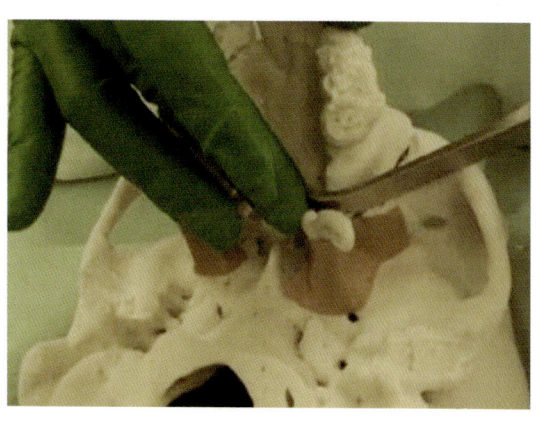

図11　翼突上顎接合部の離断

⑤指で軽く押すと上顎は離断する（図12）。

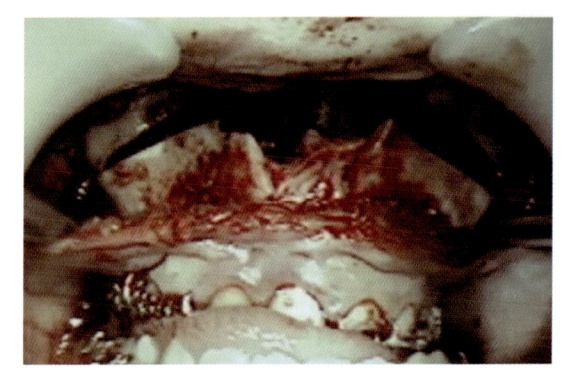

図12　上顎の離断

⑥上顎歯列と下顎歯列にあらかじめ歯科により作製されたocclusal splintを噛ますことで咬合を合わせ、その状態で上下の歯を軟鋼線にて締結し顎間固定を行う。上下顎骨複合体の3次元的な位置を術前計画に基づいて決定し、左右のnasomaxillary buttressesとzygomaticomaxillary buttressesをL型あるいはY型プレートにて固定する（図13）。用いるスクリューは上顎洞内に大きく突出しないように5mm程度とする。ロッキングプレーを用いるとプレートの成形に精度がなくても保持した上顎の位置で固定が可能である。

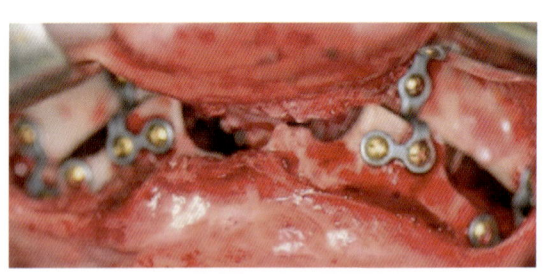

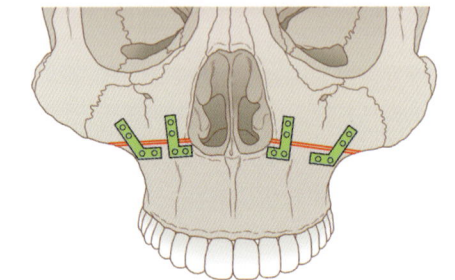

図13　L型プレートの固定

⑦上顎の前方移動が必要な場合はプレートをクランクに折り曲げる必要がある（図14）。この場合、唇顎口蓋裂症例ではクランク部分に大きな後戻りの力が加わるため、吸収性プレートの使用は適さない。

クランクに曲げたL字プレート

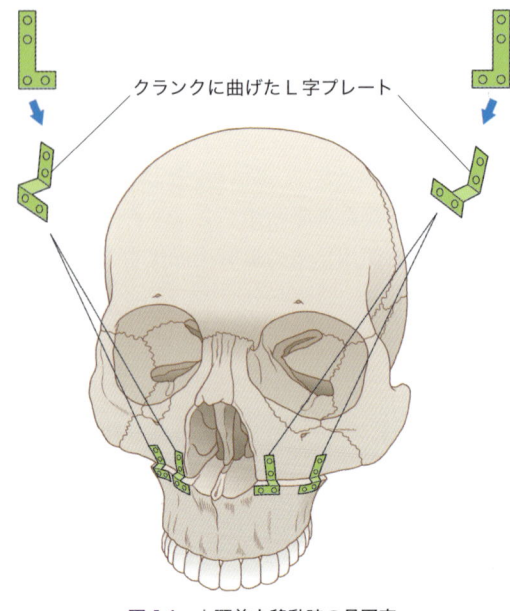

図14　上顎前方移動時の骨固定

Ⅳ章 顔面骨へのアプローチ
7. 顎変形症

Variation2 上顎前方分節骨切り

> **要点** Nasomaxillary buttresses をプレートにて固定する。骨固定後の顎間固定は不要

Wassmund の術式を説明する。
① まず左右の上顎第一小臼歯を抜歯する。
② 水平骨切りは犬歯の歯根より頭側で下鼻甲介付着部より尾側に設定。垂直骨切りは抜歯窩より隣接歯根を横切らないように設定する。
③ 咬合模型での骨切り線を参考に口蓋側の粘膜を骨切り幅のみ骨膜下を剝離する。（骨片の血流は粘膜からのみであることを念頭に）
④ 歯槽部の垂直骨切り部を骨膜下に剝離する。
⑤ 梨状孔縁よりレシプロソーで水平骨切りを行う（図15）。
⑥ 3mm ラウンドカッティングバーで垂直骨切りを行う（図15）。垂直骨切りは口蓋に連続する。この際に、口蓋粘膜骨膜下にプロテクターを入れて口蓋粘膜を保護する。

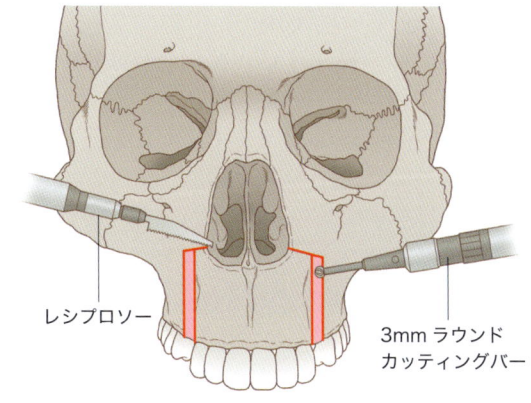

図15 上顎前方分節骨切り操作

⑦ 指で軽く押すことで離断する（図16）。

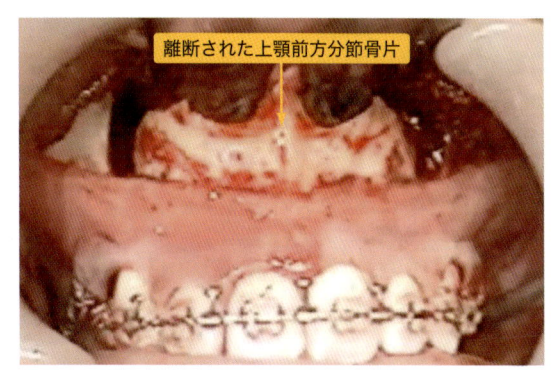

図16 上顎前方分節骨切りを完了した状態

⑧ Occlusal splint を上顎歯列弓に装着し軟鋼線で締結することで、分割した上顎前方部骨片の歯の位置・角度を決定する。その位置で、図のごとく左右の nasomaxillary buttresses を L 型プレートにて骨固定を行う。スクリューは上顎洞内に大きく突出しないように5mm 程度のものを使用する。

　本法では臼歯部の咬合に変化はないため、前歯部で咀嚼しない限りは骨切りした骨片に大きな負荷はかからない。そのため骨固定後、occlusal splint は除去し顎間固定も不要である。吸収性プレートの使用も問題ない（図17）。

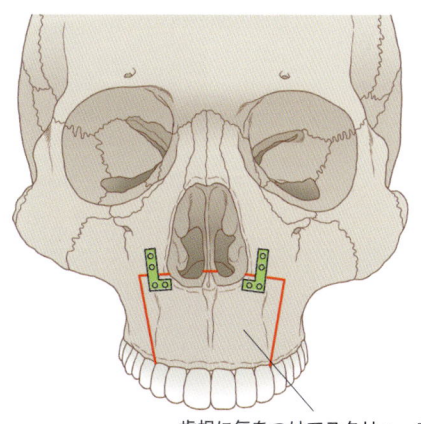

図17 プレートを入れた位置

Variation3 下顎枝矢状分割

要点 下顎関節突起の位置決めが重要。骨固定後の顎間固定はゴムあるいは軟鋼線で必要

①臼後三角部から筋突起部移行部にある下顎枝内側面へ庇状に張り出した部分を5mmオーバルカッティングバーあるいは3mmラウンドカッティングバーで削除し、下顎孔から下縁までの下顎枝内側面が直視できるようにする。

②下顎枝内側の皮質削除を3mmラウンドカッティングバーにて行う。この操作はObwegeser-Dal Pont法の場合は下顎枝後縁まで行うが、Hunsuck-Epker法に代表されるshort lingual cutの場合は下顎孔までで留める（図18）。

③下顎外側の皮質削除を、第1大臼歯遠心を目安に3mmラウンドカッティングバーにて行う（図19）。

④下顎枝上縁の骨切りをレシプロソーにて行い、下顎内側と外側の皮質削除部位を連続させる（図20）。

⑤薄刃曲がりのノミを（筆者は曲のMunroのノミを使用）下顎枝上縁の骨切り線よりノミ先が下顎枝外側皮質内側面に当たるように向けて挿入し、矢状分割時のノミの進む入り口を作っておく。

⑥3〜4mmの薄刃直ノミ（筆者は直のMunroのノミを使用）で下顎孔付近の骨切りを行う。Short lingual cutの場合は顎舌骨神経溝に沿って内側皮質に骨折線が入るようにノミを入れておく。

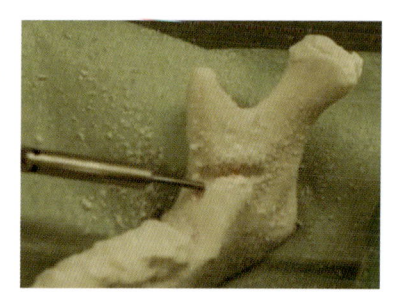

図18 下顎枝内側の骨切り操作

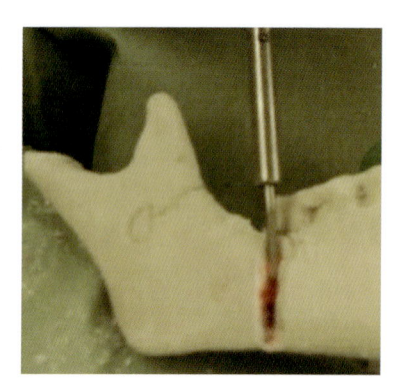

図19 下顎枝外側の骨切り操作

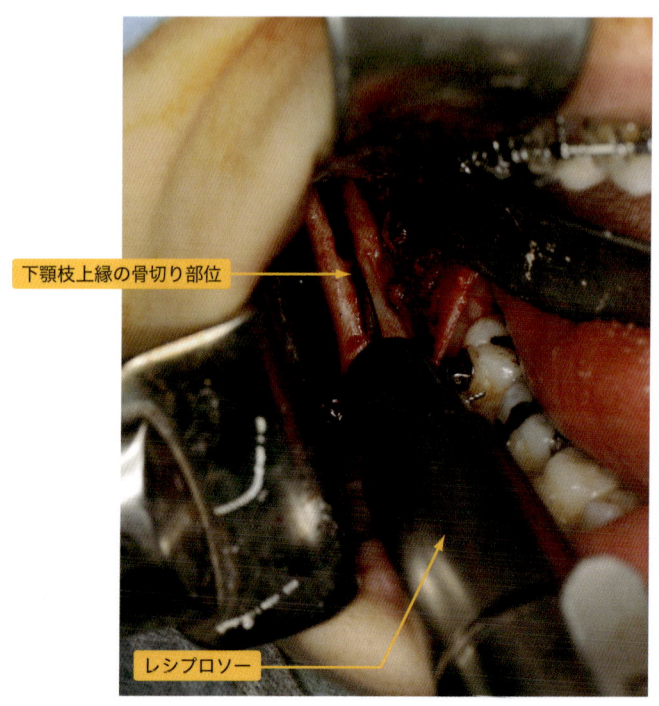

図20 下顎枝上縁の骨切り操作

IV章　顔面骨へのアプローチ

7. 顎変形症

⑦下顎下縁にリトラクターを挿入し軟部組織を保護した上で、5〜12mmの薄刃直ノミを下顎枝上縁の骨切り線より外板の内面に沿わせるように進入させ、下顎下縁の皮質を骨切りする。

　1本目のノミを入れたら抜去せずに次のノミを外板と挿入されたノミの間に進入させる。扇状に角度を変えて外板に沿って打ち込むようにして下顎下縁の骨切りを連続させてゆく。2本目が入ったら1本目のノミを抜去する。これを連続して行い矢状分割を完遂する（図21）。

⑧Occlusal splintを用いて顎位を決定し顎間固定を行った後、下顎関節突起を関節窩に押し込み脱臼していないことを確認し、遠位骨片をリラックスさせた位置で固定する。固定は左右1カ所ずつ遠位骨片前端部をmonocortical screwと4穴ストレートプレートで固定する。スクリューは5mm程度のものを使用する。（遠位骨片の位置決めと固定法は多彩な方法がある）（図22）

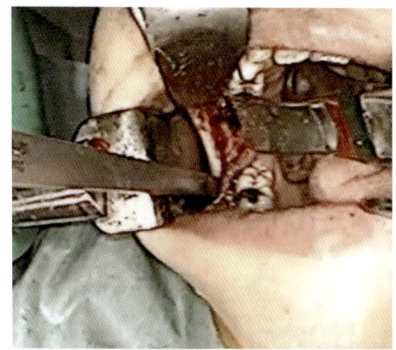

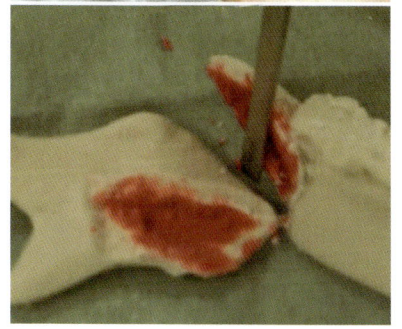

図21　下顎枝の分割操作

▲プレートを入れた位置

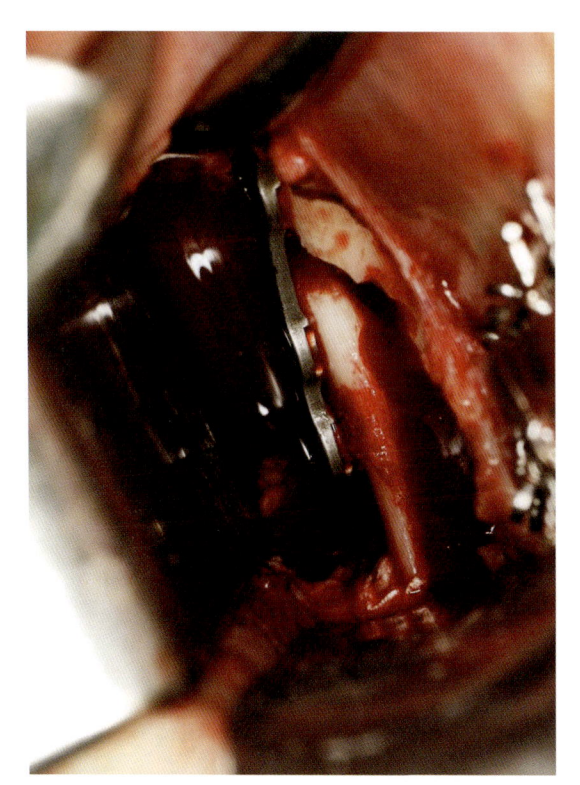

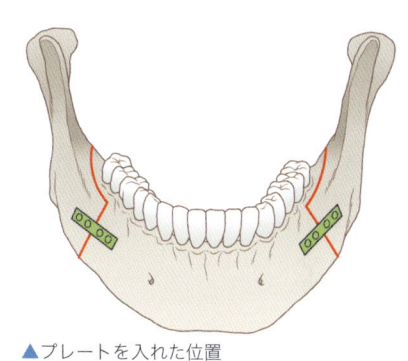

図22　プレートでの固定

⑨下顎を後退させた場合は、臼歯部を被ってしまっている下顎枝前縁を削除する。
⑩固定後、顎間固定を外し下顎の開閉運動を行い顎関節がスムーズに動くこと、咬合がずれないことを確認する。

191

Variation4 下顎枝垂直骨切り

要点 骨固定は不要。しかし、顎間固定はゴムあるいは軟鋼線で必要

①左右の Bauer リトラクターを切痕と下顎枝下縁にかけ、視野を展開する。
②下顎枝外側面の小隆起（対応する内側面に下顎孔がある）を確認。この小隆起のやや後方を通るように切痕から下顎枝下縁までの骨切り線を設定する。
③イントラオーラルオッシレーティングブレードを用いて切痕部から下顎枝下縁まで骨切りを行う。
④遠位骨片を把持し、内側翼突筋を遠位骨片が近位骨片の頬側に乗ることができるまで剝離する。
⑤顎位を固定し顎間固定を行う。骨片の固定は行わない。

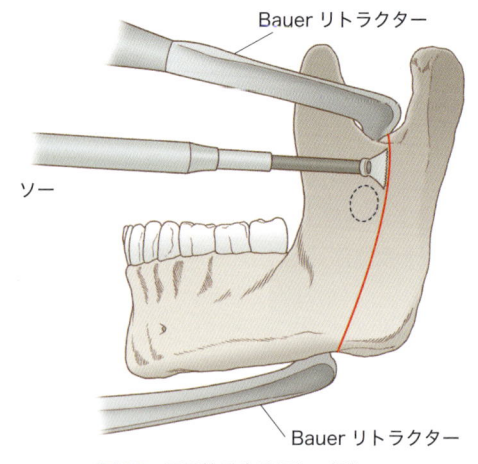

図23　下顎枝垂直骨切りの操作

Variation5 下顎前方分節骨切り

要点 歯根を避けて尾側を左右2カ所プレート固定する。骨固定後の顎間固定は不要

Köle の術式を説明する。
①まず左右の下顎第一小臼歯を抜歯する。
②水平骨切りは犬歯の歯根より尾側に設定。垂直骨切りは抜歯窩より隣接歯根を横切らないように設定する。

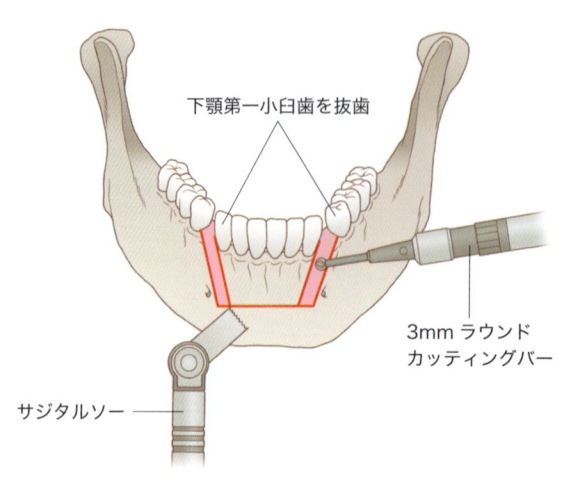

図24　下顎前方分節骨切りの操作

③歯槽部の垂直骨切り部を骨膜下に剝離する。
④3mm ラウンドカッティングバーで垂直骨切りを行う。骨切りは抜歯窩に連続させる。この際に、舌側骨膜下にプロテクターを入れて軟部組織を保護する。
⑤サジタルソーで水平骨切りを行い、垂直骨切り部と連続させる。

⑥指で軽く押すことで骨片を離断する。

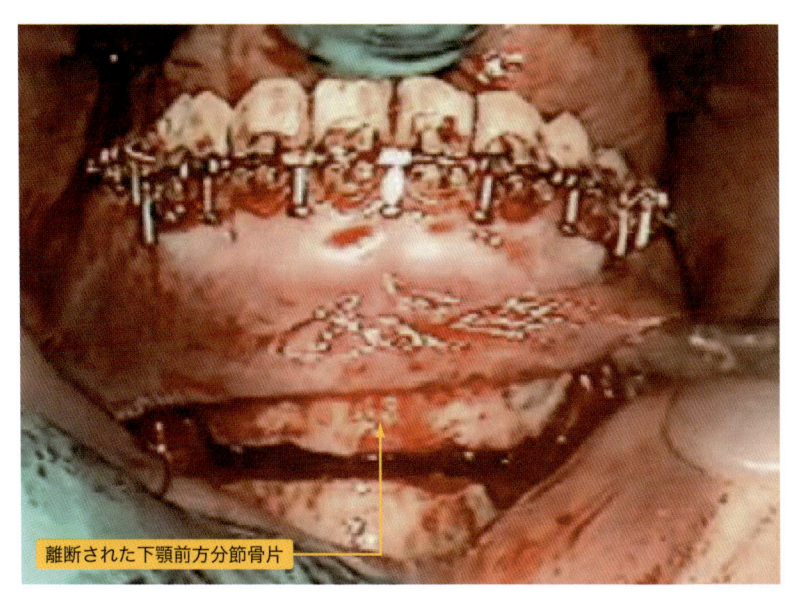

図25 下顎前方分節骨切りが完了した状態

⑦Occlusal splint を装着し、下顎歯列に軟鋼線で締結することで、分割した下顎前方部骨片の歯の位置・角度を決定する。その位置で図のごとく骨片の尾側を2カ所プレートで固定する。スクリューは5～7mm 程度のものを使用した monocortical 固定でよい。骨固定後、occlusal splint を除去し、顎間固定も不要である。吸収性プレートの使用もよい。

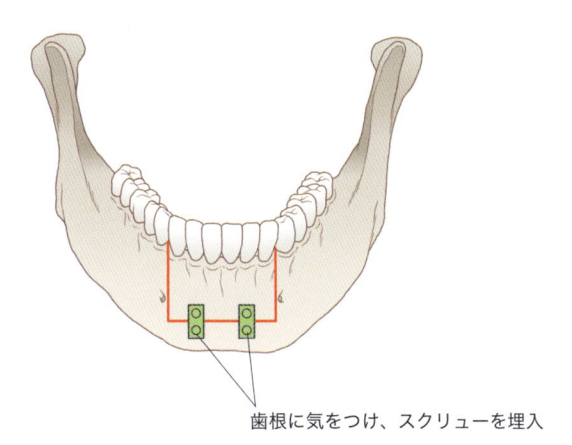

図26 プレートを入れた位置

Variation 6 おとがい骨骨切り

要点 必ず正中をマークしておく。そのマークを参考に固定位置を決める。前進させ固定するときは専用のチンプレートが便利

①おとがい神経の損傷を避けるため、骨切り線はおとがい孔より 5 mm 以上尾側に離して設定する。正中線もマークしておく。
②サジタルソーにて骨切りを行う。

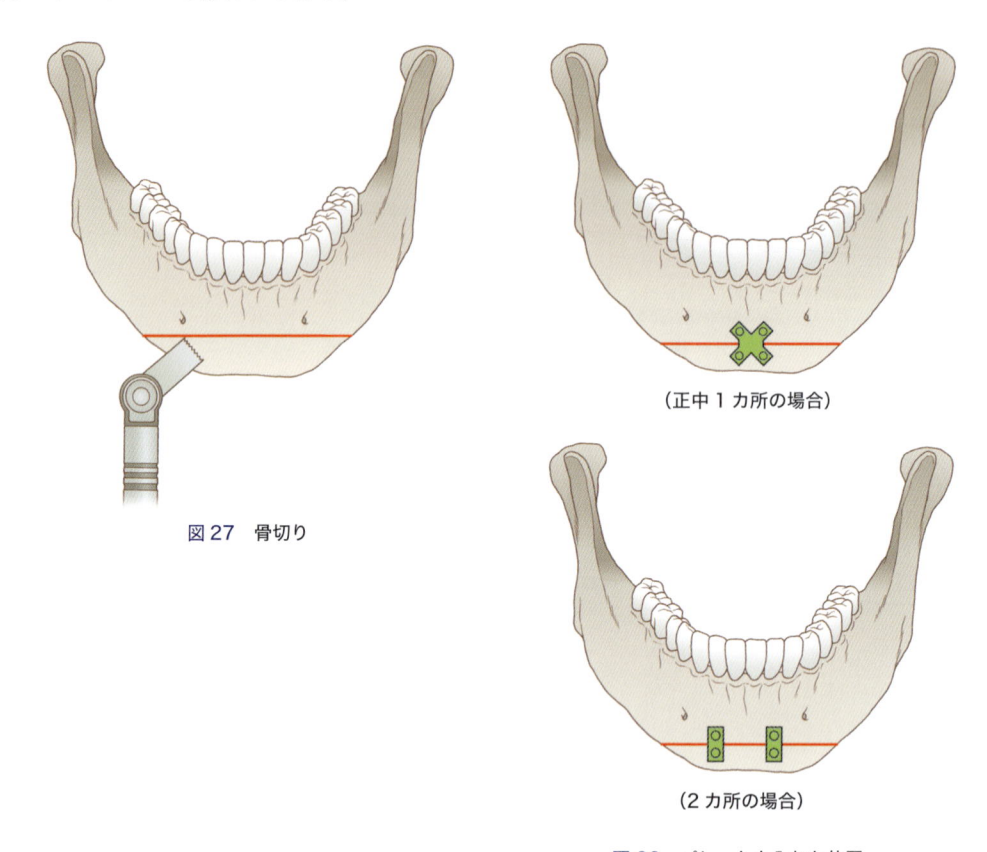

図27　骨切り

（正中 1 カ所の場合）

（2 カ所の場合）

図28　プレートを入れた位置

③正中のマークを目安に予定位置に移動させる。
④骨固定は、正中部に 1 カ所専用のチンプレートにて行うか、あるいは左右に 1 カ所ずつストレートプレートにて行う（図28）。スクリューは 5 〜 7mm 程度のものを使用し、monocortical 固定とする。吸収性プレートの使用もかまわない。
⑤外側の段差や突出があれば削除し、なだらかにする。

臨床のヒント

整容的な結果を得るための工夫

●顎変形症の手術は矯正歯科医との連携が必須である

　症例の評価や手術計画はセファログラム上で分析と議論がなされるが、その分析結果は外科医である我々にとってけっして理解しやすいものではない。そのため良い連携を構築するには、お互いに理解し合える共通のコミュニケーションツールが必要である。CDS（Craniofacial Drawing Standards）はテンプレート型分析法の一種で、標準形と比較することで視覚的に形態を理解でき、矯正歯科医が手術に求めていることも理解しやすく、外科医側からも意見を示しやすい方法である。双方の考えをお互いが理解することで、整容的により優れた結果を生み出せる。

術後管理の注意点

●気道閉塞には充分な注意と対策を

　顎顔面手術は時として咽頭の浮腫を生じることがあり、それによる気道閉塞には充分な注意と対策が必要である。気道閉塞が生じた場合、再挿管は困難であることが多い。病棟には、救急カートとともに輪状甲状膜穿刺キットを完備することが望ましい。また、術後挿管下の管理も考慮されて良いと考える。

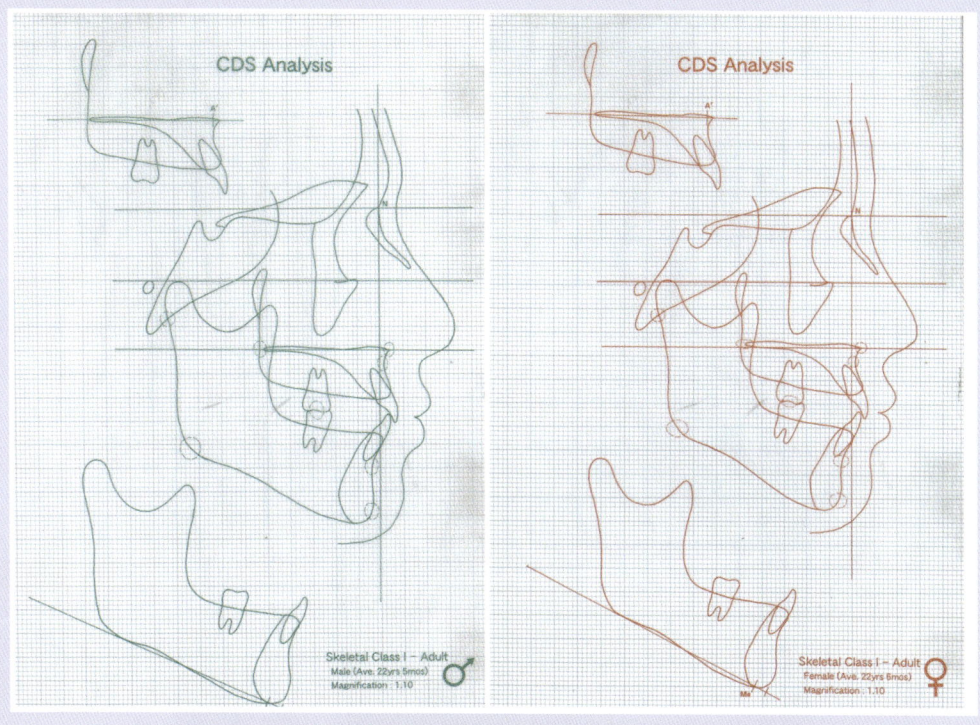

図　CDS：Craniofacial Drawing Standards

【参考文献】
- 菅原準二, 曽谷猛美, 川村仁：平均顔面頭蓋図形（Cds）を利用した顎顔面頭蓋の形態分析：顎矯正外科への適応. 日矯歯誌. 47：394-408, 1988
- 菅原準二：顎変形症の診断と治療成績；矯正歯科医の立場から. 日頭顎顔会誌 18：205-223, 2002
- 今井啓道：唇顎口蓋裂；顎変形症の治療方針. 頭蓋顎顔面外科 最近の進歩（第2版）, 平林慎一編, pp175-184, 克誠堂出版, 東京, 2008

8 頭蓋縫合早期癒合症
craniosynostosis

順天堂大学浦安病院形成外科・美容外科　小室裕造

分類

　頭蓋縫合早期癒合症は単一あるいは複数の頭蓋縫合が早期癒合して頭蓋変形、頭蓋内圧亢進などを引き起こす疾患である。頭蓋骨縫合の早期癒合により縫合線での垂直方向への成長が抑制され頭蓋の変形を来す。早期癒合する縫合によりそれぞれ特徴的な頭蓋形態を呈するが、実際は典型的でない症例も多く多彩な形態を示す。

　頭蓋縫合早期癒合症には非症候群性のものと頭蓋底および顔面骨の低形成を伴い特異な顔貌を呈する症候群性のものがある。症候群性の頭蓋縫合早期癒合症にはCrouzon症候群、手足の合指(趾)症などを合併するApert症候群、Pfeiffer症候群、Saethre-Chotzen症候群などがある。

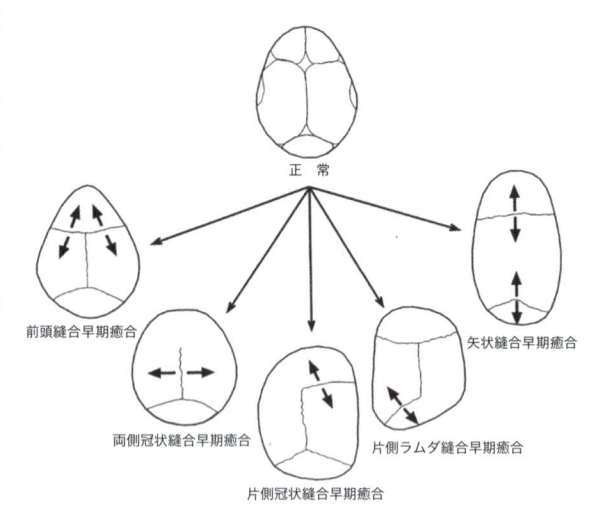

各種頭蓋縫合早期癒合症
(Cohen, MM Jr &Maclean RE: Anatomic, genetic, Nosologic, Dingnostic, and Psychosocial Considerations. 2nd ed, Oxford University Press, New York 2000 より改変引用)

Variation 1　矢状縫合早期癒合症 (sagittal synostosis)　→p.202

　頭蓋が前後へ伸長し正面像では頭頂部に向かって横径が狭くなる舟状頭 (scaphocephaly) を呈する。前頭骨は膨隆し (frontal bossing)、後頭部は突出する (occipital bulgi)。

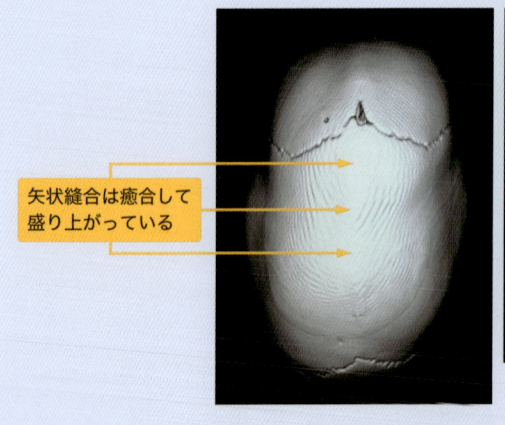

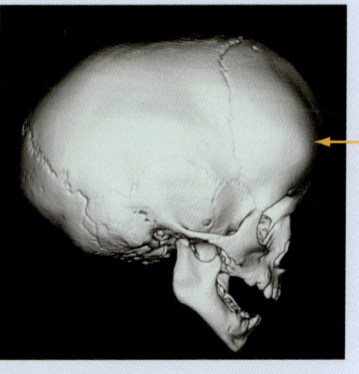

矢状縫合は癒合して盛り上がっている

前頭骨は膨隆する

矢状縫合早期癒合症 3DT

Variation 2　片側冠状縫合早期癒合症（unicoronal synostosis）　→ p.203

　前頭部の斜頭症（plagiocephaly）を呈する。患側の前頭骨の後退および眼窩上縁の上方へのひきつれが認められる。健側の前頭骨は代償的に前方へ突出する。患側では頭蓋底の狭小化が見られ、代償的に患側の側頭部は側方へ、頭蓋底は下方へ拡大する。このため患側の頬骨上顎骨が前下方に張り出し、鼻根部は健側に向け傾斜するため顔面の非対称を呈する。

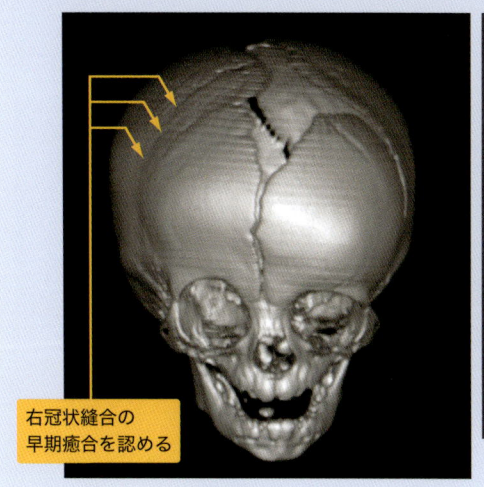

右冠状縫合の早期癒合を認める

右冠状縫合早期癒合症

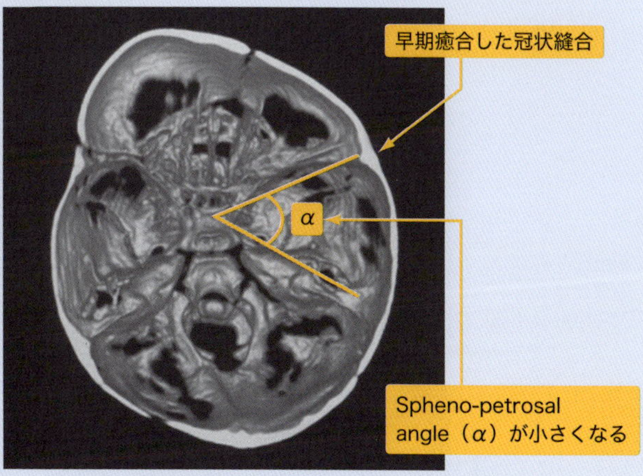

早期癒合した冠状縫合

Spheno-petrosal angle（α）が小さくなる

頭蓋底の 3DCT

Variation 3　両側冠状縫合早期癒合症（bicoronal synostosis）　→ p.204

　前後径の短縮した短頭（brachycephaly）を呈する。頭蓋は前後径が短縮し、代償的に側方へ広がり頭蓋長も高くなる。前頭骨は眼窩上縁が後退し上部が突出した形態をとる。頭蓋内では蝶形骨稜（sphenoid ridge）が癒合した冠状縫合に引かれるように張り出し、X線画像で harlequin-eye と呼ばれる像を示す。矢状縫合やラムダ縫合早期癒合などを合併することもあり、その場合、上方へ伸長した尖頭（oxycephaly）あるいは塔状頭（turricephaly）と呼ばれる形態を呈する。

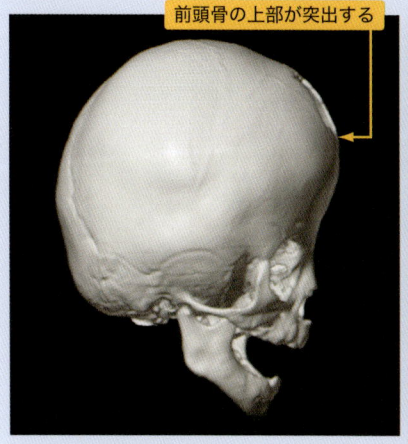

前頭骨の上部が突出する

両側冠状縫合早期癒合症 3DCT

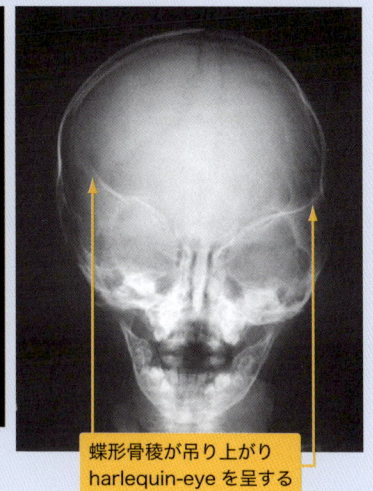

蝶形骨稜が吊り上がり harlequin-eye を呈する

単純 X 線像

Variation 4 前頭縫合早期癒合症（metopic synostosis） ➲ p.205

　頭蓋縫合の中で最も早期に癒合し（通常3～9カ月の間）、しかも癒合後は他の縫合線と異なり完全に骨癒合し縫合線として残らないためその診断は困難を伴うことがある。典型例では癒合した前頭縫合部分が突出し（metopic ridge）、上眼窩縁が後退し hypotelorism を呈する。代償性に頭頂骨の後方が左右に拡大するため前頭骨だけでなく頭蓋全体が三角形を呈する三角頭蓋（trigonocephaly）となる。

前頭部が突出し頭蓋全体が三角型を呈する

矢状洞が前頭骨にくい込むΩサインを認める

頭部 CT 水平断

前頭縫合早期癒合症 3DCT

Variation 5 片側ラムダ縫合早期癒合症（lambdoid synostosis） ➲ p.205

　極めてまれな疾患で後頭部斜頭症（posterior plagiocephaly）を呈する。診断においては、頭蓋骨縫合早期癒合症を伴わない deformational plagiocephaly と鑑別する必要がある。Deformational plagiocephaly とは子宮内や産道での圧迫による頭部の変形が、寝ぐせにより顕在化したものである。

右ラムダ縫合の早期癒合を認める

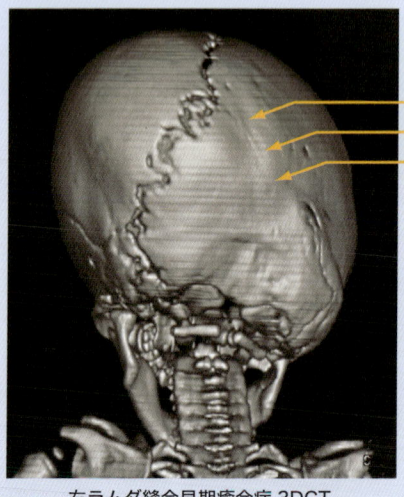

右ラムダ縫合早期癒合症 3DCT

Variation 6 症候群性頭蓋縫合早期癒合症（syndromic craniosynostosis） ⇒ p.206

■ Crouzon 症候群

Crouzon 症候群にみられる頭蓋骨縫合早期癒合は、両側冠状縫合早期癒合が基本であるが、矢状縫合やラムダ縫合が癒合していることも多く多彩である。顔面では上顎の低形成、浅い眼窩、これによる眼球突出が特徴的である。知能は正常範囲であることが多い。

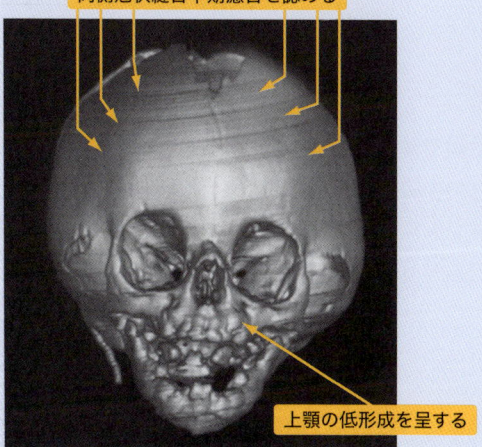

Crouzon 症候群 3DCT
（両側冠状縫合早期癒合を認める／上顎の低形成を呈する）

■ Apert 症候群

両側冠状縫合早期癒合を認める一方で、前頭縫合から大泉門、矢状縫合前方にかけて広く骨欠損を認めるのが特徴的である。顔面では Crouzon 症候群のような高度な眼球突出はみないが、短い顔面長、著明な開咬、眼窩離開を伴っていることが多い。四肢の合指（趾）症を認める。多くの症例で精神発達遅滞を示す。

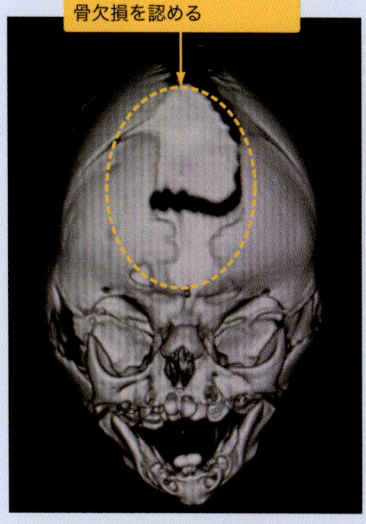

Apert 症候群 3DCT
（大泉門から前頭骨にかけて骨欠損を認める／Mitten hand と呼ばれる合指症を呈する）

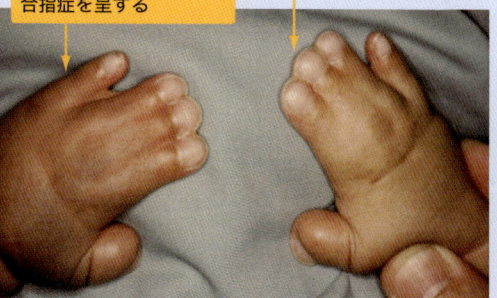

手術の基本

1. 体位

■変形の修正が前頭から頭頂・側頭部分の場合は仰臥位で、変形の主体が後頭部の場合は腹臥位とする

　　　全頭蓋の修正を行う場合は腹臥位で頸を後屈させるスフィンクス体位が有用であるが、術前に頸椎の異常などがないことを確認しておく必要がある。

2. 頭皮切開

■頭蓋縫合早期癒合症の手術では両側冠状切開が基本となる。切開線は側頭部で垂直方向の直線にすると瘢痕が目立つのでZigzag切開が望ましい

　　　つむじの周囲は瘢痕が髪に隠れず目立ちやすいのでここに皮膚切開線が来ないよう留意する。つむじの後方を回る冠状切開も瘢痕が目立ちにくい。

3. 頭皮剥離

■帽状腱膜下の剥離は骨形成能の旺盛な1歳以下とし、それ以上の年齢では骨膜下剥離とする

　　　頭皮の剥離層として帽状腱膜下と骨膜下がある。帽状腱膜下での剥離を行った方が出血は少ないが、頭蓋形成を行う際、骨を外すことで骨膜の血行も絶たれるため術後の骨形成には不利となる。骨延長術を行う場合は骨および骨膜の血流は保たれるので年齢にかかわらず帽状腱膜下の剥離でよい。

4. 側頭筋の処理

■開頭に際し蝶形骨のPterion部分を開窓するため、また眼窩外側の骨切りを行うため側頭筋を剥離挙上する

　　　側頭筋の挙上に際しては側頭骨起始部の腱膜状部分を縫い代として残しておき、閉創の際、側頭筋をこれに縫合する。

■眼窩外側を前方移動した場合は、挙上した側頭筋を前方に移動させ前頭骨および眼窩外側縁に作成した穴か骨固定材として用いたプレートに針糸で固定する

■側頭部陥凹の変形防止には、側頭骨を側頭筋に付着したまま長方形に骨切りし骨付き筋弁の形で前方に移動させるtemporal advancement法も有効である

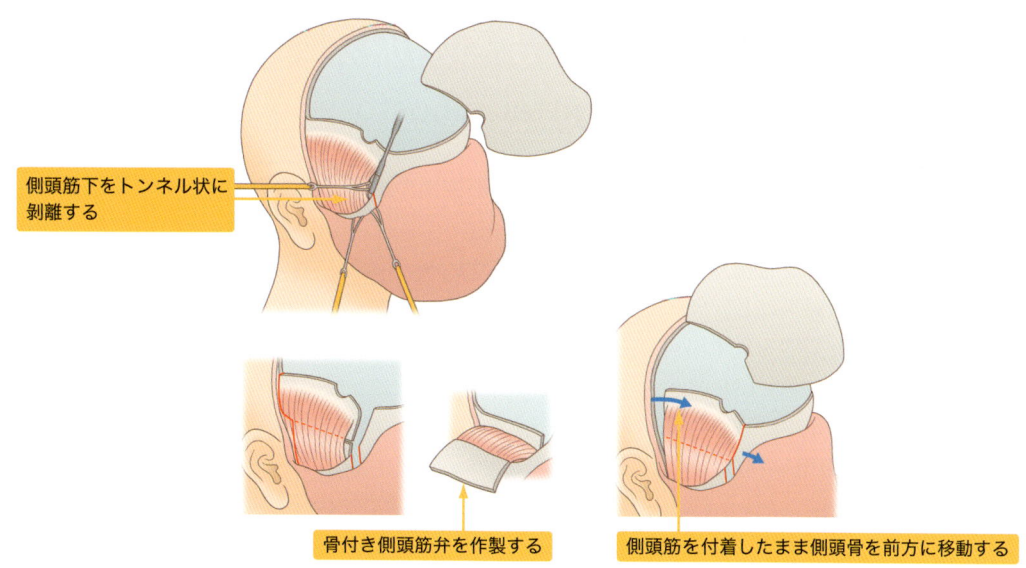

図1　側頭筋を側頭骨に付着させたまま移動させる temporal advancement 法

5. 開頭

- バーホールは頭頂部の矢状静脈洞を避けた部位および両側の Pterion 部分に開ける
    大泉門がまだ残っている場合は頭頂部のバーホールは必要なく大泉門の骨縁を剥離する。
- Pterion 部分では蝶形骨稜（sphenoid ridge）により前頭葉と側頭葉が分けられているので、冠状縫合早期癒合症などで蝶形骨稜の吊り上りが強い場合は広めに開けた方が分かりやすい
- 眼窩上は骨鋸で Pterion にあけたバーホールから眉間部分（Glabellar）に向け骨切りする
    正中部分には鶏冠があり厚みがあるのでこの部分は外から細いサージカルバーで削ることで眉間部分にバーホールを開けることなく開頭可能である。
- 5〜6歳以降になると前頭洞が開放されることがある。その場合は、閉頭の時に pericranial flap で閉鎖する
    幼小児では前頭洞はまだ発達していないので問題にならない。

6. 骨固定

- 脳の急速な成長拡大を念頭に置き骨固定を行う
    脳の体積は生後6カ月までに2倍に、2歳6カ月までに3倍となり成人の80％に達する。基本的には眼窩周囲の骨は過矯正気味の位置に吸収性プレートを用いて固定する。
- 生後6カ月まで
    頭蓋骨は強固な固定は必要なく前頭骨は修正した眼窩縁に吸収糸を用いて固定する。骨欠損が生じても新生骨の形成が期待できる。
- 生後6カ月以上
    大きな骨欠損を残すとそのまま残存する。小範囲の骨欠損になるよう骨の配置を考慮する。頭蓋骨の固定は適宜吸収性プレートを用い、比較的強固に行う。
- 生後6カ月まで5〜6歳以上
    骨の厚みが増し外板と内板に分割することができるので、骨欠損はできるだけ骨移植を行い吸収プレートおよび吸収糸で固定する。

癒合形態による治療法

Variation 1 矢状縫合早期癒合症（sagittal synostosis）

POINT 手術では前後径の短縮、前頭部膨隆・後頭部突出の修正、頭蓋の側方への拡大を行う

①前頭骨、側頭・頭頂骨を骨切りしてはずし、骨に切り込み（radial oriented osteotomy）を入れ膨隆している前頭骨は扁平にし、頭頂骨・側頭骨は弯曲をつける。
　後頭骨も突出した変形を示す場合は、骨に切り込みを入れて扁平化する。
②側頭骨基部は barrel stave osteotomy を加え側方へ若木骨折させ頭蓋底部の拡大を図る。
③前後径の短縮のため正中に残した頭頂骨部分を幅 2cm 程度切除する。
　固定はほとんどの箇所で吸収糸で行えばよく、強度がほしい部分のみ吸収性プレートを用いる。

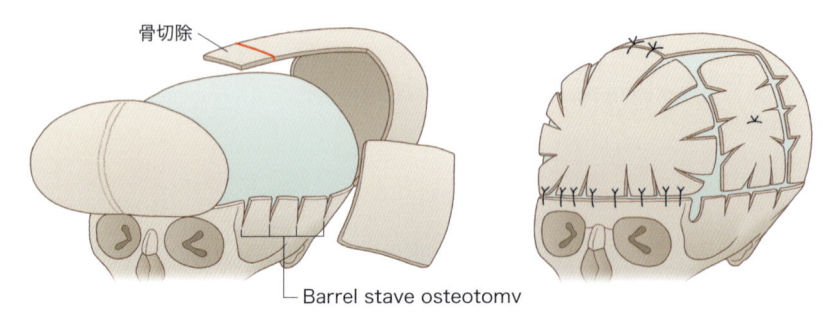

図2　Modified π procedure による全頭蓋形成

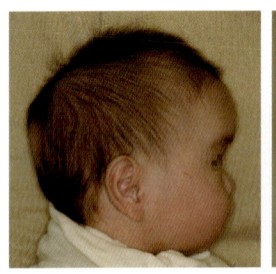

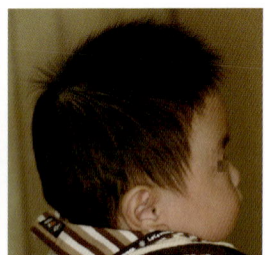

▲術前　　▲術後4カ月

図3　生後4カ月の舟状頭

④1〜3歳以上では骨が硬化するため、変形が強い部分をいくつかのピースに分けて骨切りして骨の内面に溝を何本か刻みボーンベンダーで弯曲させ固定する。
　固定には吸収性プレートと吸収糸を用いる。

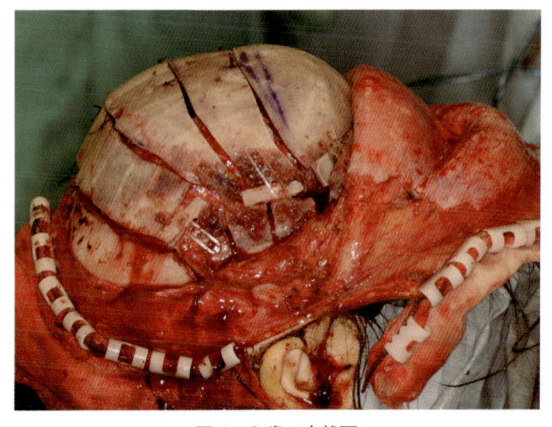

図4　3歳の舟状頭
骨を横方向に分割して成形した。

IV章 顔面骨へのアプローチ
8. 頭蓋縫合早期癒合症

Variation2 片側冠状縫合早期癒合症（unicoronal synostosis）

POINT 手術では両側前頭開頭を行い前頭骨および眼窩外側縁の修正を行う。軽度であれば患側だけの修正でよいが、通常は両側の修正が必要である

①患側の眼窩上縁を眼窩外側縁を含め骨切りし捩じりを加えつつ前方へ移動させる。
②張り出した蝶形骨稜（sphenoid ridge）は上眼窩裂の外側までリュエル等を用いて切除する。
③前進させた眼窩骨を吸収性プレートを用い過矯正気味に固定する。前頭骨はまだ柔らかい時期であればリモデリングし、前方へ移動した眼窩上縁に固定する。

　修正が難しい場合は頭頂骨から平坦な部分を選び切り出し、前頭骨と置換する。

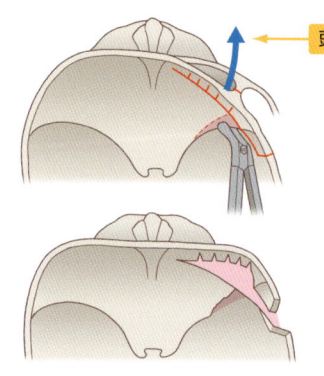

▲後退した眼窩縁を骨切りし内側面に溝を作成し若木骨折させつつ前進させる。蝶形骨稜（sphenoid ridge）はリュエルで切除する。

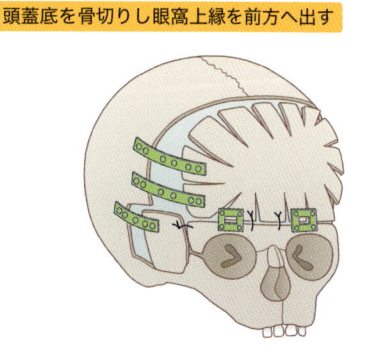

▲前進させた眼窩骨上に矯正した前頭骨を固定する。

図5　右冠状縫合早期癒合症の頭蓋形成

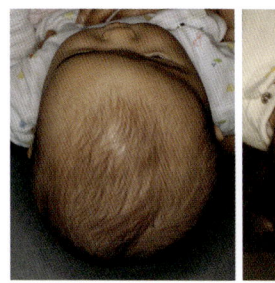

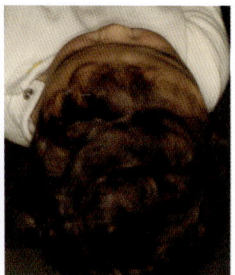

▲術前　　▲術後1年（1歳10カ月）

図6　生後8カ月の右冠状縫合早期癒合症症例

　1〜3歳以上では前頭骨を縦方向にいくつかのピースに分けて骨切りして骨の内面に溝を何本か刻みボーンベンダーで弯曲させ固定する。固定には吸収性プレートと吸収糸を用いる（図7）。

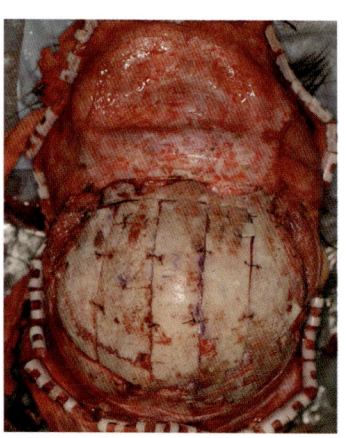

▲前頭骨を縦方向に分割して弯曲をつけ再固定した。

図7　6歳の右冠状縫合早期癒合症症例

203

Variation 3 両側冠状縫合早期癒合症（bicoronal synostosis）

POINT 片側冠状縫合早期癒合症と同様の眼窩縁の前進と蝶形骨稜（sphenoid ridge）の切除を両側で行う

- 前頭骨はしばしば眼窩上部が陥凹しその上部が突出した形態を示すので前頭骨に切り込みを入れリモデリングするか、前頭骨の上下を反転または頭頂骨との置換をするなどして前額の正常な凸面を形成する。
- 後頭部の扁平化がみられ、頭蓋前後径の短縮および上下径の伸長が認められる例では、スフィンクス体位で頭蓋高を短縮させる全頭蓋形成を行う。
- 1〜3歳以上の場合、前頭骨は縦方向にいくつかのピースに分割する。表面凸となるようリモデリングし、吸収性プレートと吸収糸を用いて固定する。

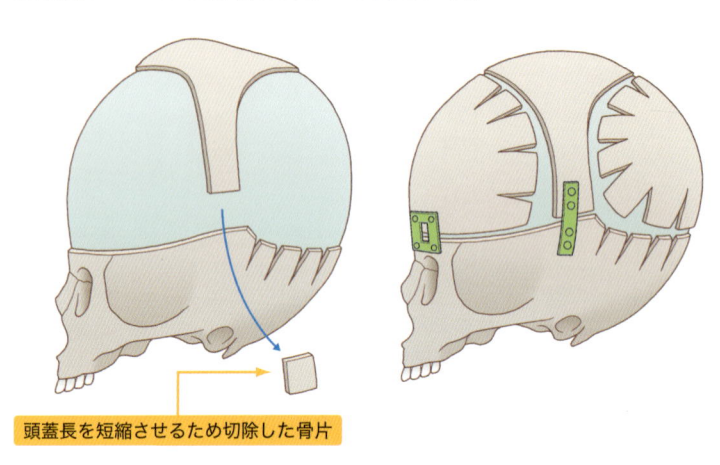

頭蓋長を短縮させるため切除した骨片

図8 両側冠状縫合早期癒合症に対する全頭蓋形成
頭頂高が高い症例では頭頂骨の基部を切除して短縮を図る。

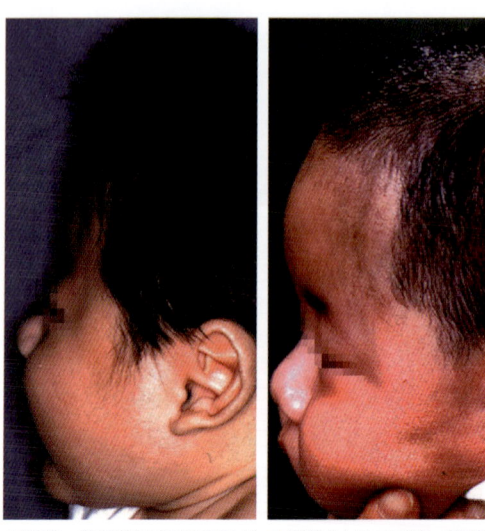

▲術前。前額部の陥凹変形が目立つ。　▲術後3カ月の状態。前額部の形態が改善された。

図9 生後5カ月の両側冠状縫合早期癒合症

Ⅳ章 顔面骨へのアプローチ
8. 頭蓋縫合早期癒合症

Variation4 前頭縫合早期癒合症(metopic synostosis)

①両側前頭開頭を行うが前頭骨だけでなく頭蓋全体が三角形を呈するので冠状縫合の後方を回り込むよう骨切りする。
②眼窩縁の前進を両側に行う。
③突出した鼻根部はサージカルバーで削る。
④前頭骨を平坦に修正し前進させた眼窩骨に固定する。
- 1〜3歳以上の場合、前頭骨を分割して吸収性プレートと吸収糸を用いて固定する。

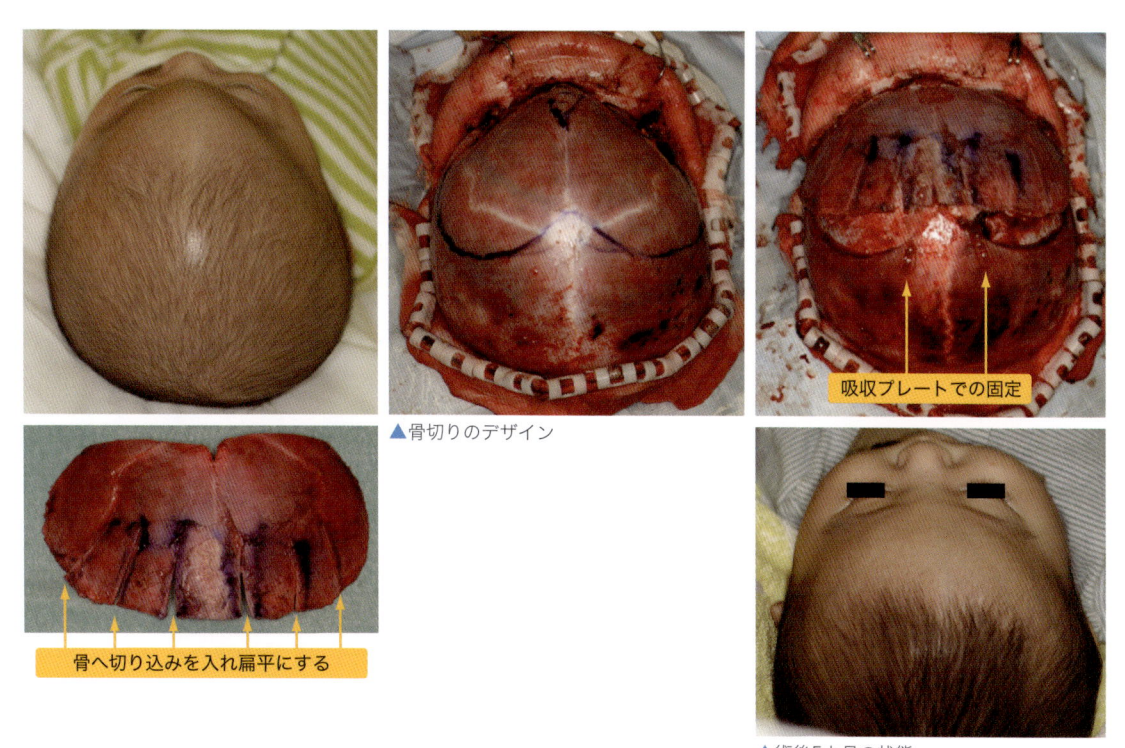

▲骨切りのデザイン

吸収プレートでの固定

骨へ切り込みを入れ扁平にする

▲術後5カ月の状態

図10 生後3カ月の前頭縫合早期癒合症
前頭骨を冠状縫合の後方で骨切り開頭し、両側眼窩縁を前方移動させたのち矯正した前頭骨を180°上下を回転させて固定した。

Variation5 片側ラムダ縫合早期癒合症(lambdoid synostosis)

①早期癒合したラムダ縫合部分および上項線の尾側を水平に骨切りする。
②後頭蓋窩にかけて barrel stave osteotomy を加える。
　　小脳扁桃ヘルニアを認める場合は大後頭孔の拡大も同時に行う。
③後頭骨に延長器を装着し1日1mm程度の速度で延長を行う。
④延長終了後は約2カ月の保定期間をおいたのち延長器の抜去を行う。

Variation6 症候群性頭蓋縫合早期癒合症（syndromic craniosynostosis）

1. 骨延長術を用いた頭蓋拡大

　症候群性の頭蓋縫合早期癒合症ではしばしば高度な狭頭症を呈する。従来行われている前頭眼窩前進（fronto-orbital advancement）では拡大が不充分で再狭窄が起こりやすいので、延長器を用いた骨延長法が有用である。

■後頭蓋拡大

　後頭蓋の骨延長は外貌に大きな変化を与えることなく効率的に頭蓋容積を拡大できる。小脳、延髄の除圧および静脈還流の改善にもつながり、また尖頭変形を防止できる可能性があるので積極的に試みてよい。後頭部の扁平が目立つ症候群性の頭蓋縫合早期癒合症では前頭部分の拡大に先立ちまず後頭部の拡大を行う。

①後頭骨を骨切りし後頭蓋窩にかけて barrel stave osteotomy を加える。
　小脳扁桃ヘルニアを認める場合は大後頭孔の拡大も同時に行う。
②後頭骨に延長器を装着し1日1mm程度の速度で延長を行う。延長量はできるだけ大きく少なくとも 30mm 以上行うのが望ましい。
③延長終了後は約2カ月の保定期間をおいたのち延長器の抜去を行う。

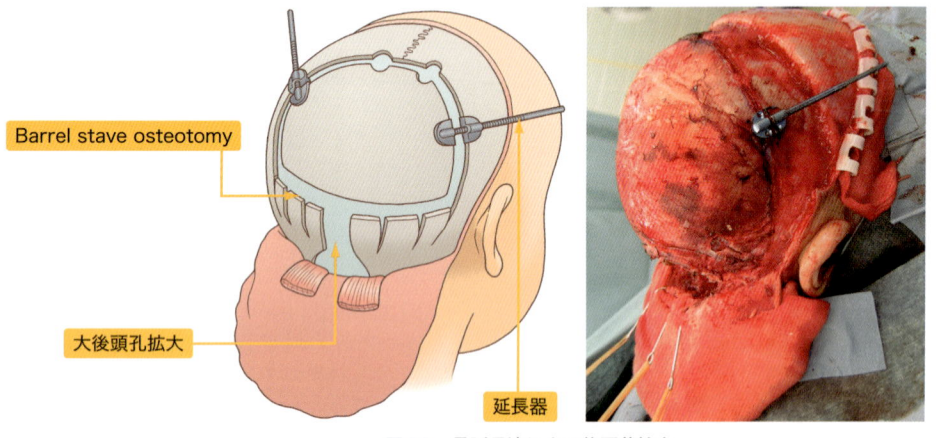

図11　骨延長法による後頭蓋拡大
小脳扁桃ヘルニアを認める場合は大後頭孔の拡大も行う。

■前頭眼窩前進（fronto-orbital advancement）

POINT 骨を硬膜から剥離しないという骨延長術の利点をいかすため従来の fronto-orbital advancement の骨切りとは異なる手技が必要となる。すなわち、前頭骨と orbital bar を分離せず一塊として骨切りを行う

①眼窩の骨切りは、Pterion 部分を大きめに開窓し、また眉間部分にバーホールをあけ、この間で硬膜を剥離し保護しながら電動鋸およびノミで行う。
②延長器を装着し後頭蓋の時と同様1日1mm程度の速度で延長を行い、延長終了後は約2カ月の保定期間をおいたのち延長器の抜去を行う。

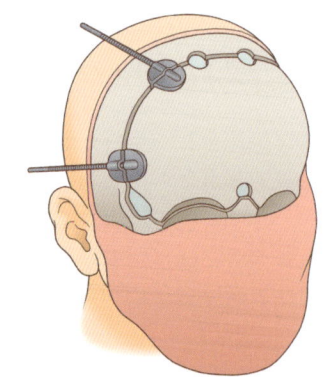

図12　骨延長法による前頭眼窩前進術
前頭骨と眼窩骨を一塊として延長する。

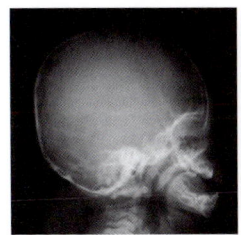

IV章　顔面骨へのアプローチ
8. 頭蓋縫合早期癒合症

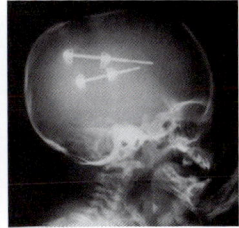

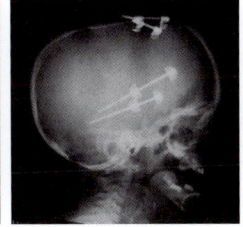

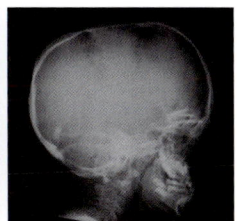

▲術前。生後10カ月　　▲後頭蓋拡大　　▲前頭眼窩前進　　▲拡大終了

図13　Crouzon症候群に対する頭蓋拡大
後頭蓋と前頭部の拡張を連続して骨延長法で行った。

2. Le Fort Ⅲ骨切り術

　Le Fort Ⅲ型骨切りは症候群性頭蓋縫合早期癒合症の中顔面低形成の治療に用いられる。従来では術中に骨切りした中顔面を前方移動し顎間固定をしたうえで生じた骨欠損部に骨移植を行っていた。現在では大きな前進が可能、骨移植が不要、後戻りが少ない、感染の発生が少ないなどの理由から骨延長術が第1選択といってよい状況となっている。

①アプローチは通常両側冠状切開のみで可能であり下眼瞼の切開は必要ない。
②鼻根部の骨切りはサジタルソーとレシプロソーを用い前頭鼻骨縫合の下部で行い涙嚢窩の後ろを回り込み下眼窩裂まで骨切りする（図14）。
③眼窩の外側を垂直に切り眼窩下壁を下眼窩裂まで骨切りする。
④眼窩外側の骨切りを翼突上顎連合へ連続させる。この部位の骨切りはノミを用いる（図15）。
⑤鼻中隔の高位離断を行う（図16）。
⑥Rowe鉗子でdown fractureさせる。その後骨延長器の装着を行う。

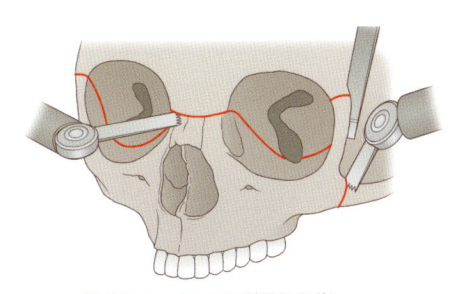

図14　Le Fort Ⅲ型骨切り術

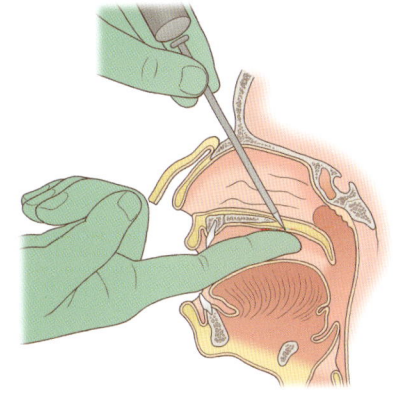

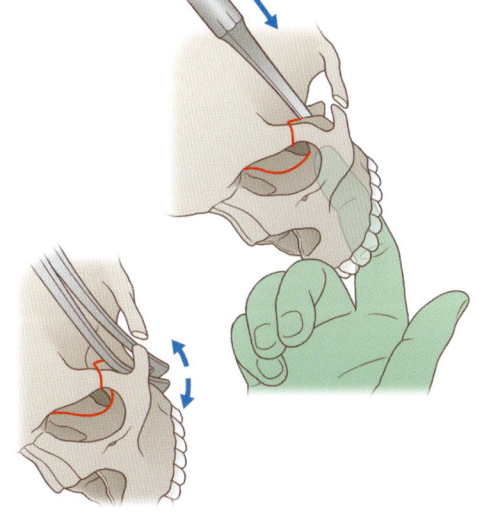

図15　眼窩外側の骨切りを翼突上顎連合へ連続させる
この部位の骨切りはノミを用いるが盲目的な操作となるためノミの刃先の位置を充分感じながら骨切りすることが大切である。片手でノミを持ちもう片方の手の指先は口腔内からノミの刃先方向を確認し、助手に槌をたたかせる。ある程度骨切りが完了したらボーン・スプレッダーで分離させる。

図16　鼻中隔の高位離断
後鼻棘に一方の手指をあてがい、そこを目標にノミで離断する。

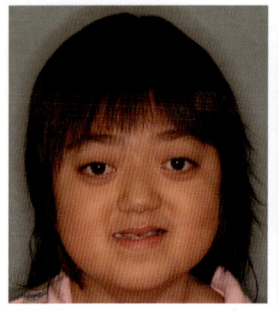

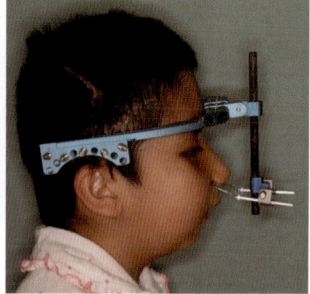

▲術前　　　　　　　　　▲Halo型延長器　　　　　　▲術後2年の状態

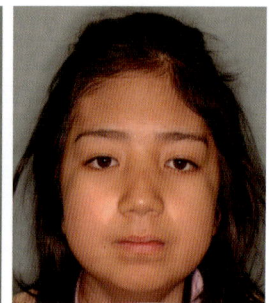

図17　Crouzon症候群（6歳）
Fronto-orbital advancement と Le Fort III 型骨切りを同時に行い、前頭部には内固定型の骨延長器を装着し中顔面には Halo 型の骨延長器を装着した。

臨床のヒント

HINT 整容的な結果を得るための注意点

　非症候群性の頭蓋縫合早期癒合症では早期癒合した縫合部の骨切りおよび開大を図ればよいと考えがちであるが、実際は代償的な変化は全頭蓋に及んでおり、これらを積極的に修正する必要がある。すなわち、矢状縫合早期癒合症では側方への拡大だけでなく前後径の短縮、片側冠状縫合早期癒合症では患側の前方移動だけでなく健常側の平坦化、両側冠状縫合早期癒合症では前後径の拡大だけでなく頭蓋高の短縮がキーポイントになる。これらを修正しなければ整容的に良好な頭蓋形態は得られない。

●術式は年齢によって柔軟に変化させる

　生後1歳までは比較的骨は薄く柔らかいため用手的に骨の曲率を変化させることができるためリモデリングが容易にできる。1歳以降になると骨は硬化するので良好な形態をつくるためには骨片を分割して再構築する。

●骨欠損への対応：できるだけ1カ所に大きな面積の骨欠損が残らぬよう、小さな欠損が複数あるよう骨切りのデザインを考慮する

　頭蓋形成を行うと多くの場合骨欠損が生じることになる。1歳以下であればある程度の骨新生が期待できるがそれ以降では手術時に残った骨欠損はそのまま残ることが多い。5～6歳以上になると頭蓋骨の厚みが増し、板間層で外板と内板に分割できるので、積極的に骨移植を行う。

●幼小児の骨固定：確実に1年程度で吸収分解される吸収性プレートおよび吸収糸の使用が推奨される

　チタン製マイクロプレートは扱いやすく組織親和性に優れた骨固定材であるが幼小児に用いる場合は注意が必要である。骨のリモデリングによりプレートの埋入が生じスクリューが硬膜を貫通し脳の損傷をきたす可能性、てんかんのフォーカスとなる可能性などが指摘されており、また骨の成長抑制の報告もある。したがって、幼小児ではチタンプレートを用いた場合は早期にプレート抜去を行うのが望ましい。

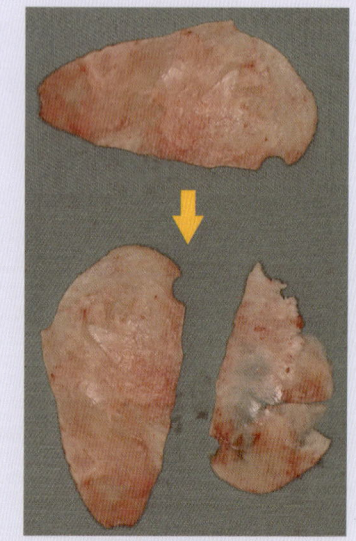

外板と内板に分割できる

【参考文献】
1) Cohen MM Jr, MacLean RE: Cranioaynoatosis; Diagnosis, Evaluation, and Management, (2nd ed). New York, Oxford University Press, 2000
2) Persing JA., Jane, J.A, Edgerton MT: Surgical treatment of craniosynostosis, Scientific Foundations and Surgical Treatment of Craniosynostosis. Williams & Wilkins, Baltimore, 1989

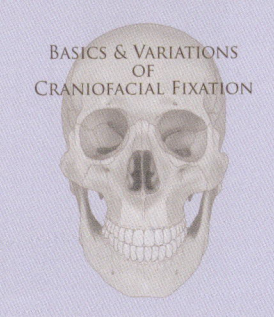

V章 わたしの工夫

1 頭蓋骨　cranium
1. 頭皮の消毒、頭髪の処理
2. 頭皮切開・頭皮剥離の工夫
3. バーホールの処理
4. 側頭骨陥凹を避けるための工夫
5. 減圧開頭術後頭蓋骨再建
6. 前頭側頭開頭において顔面神経側頭枝損傷を避ける工夫
7. 前頭開頭における前頭洞処置
8. 脳神経外科手術後創離開に対する工夫

2 顔面骨　facial bones
9. 顔面骨手術における挿管チューブの固定法
10. 頬骨骨折の整復位の術中確認
11. 顔面骨骨折における吸収性プレートとチタン製プレートの使い分け
12. 顎間固定の工夫
13. 顔面重度骨折における緊急対応
14. 小児の顔面骨骨折
15. 眼窩下壁骨折における再建材料
16. 鼻骨骨折の外固定・内固定

1 頭蓋骨
cranium

1. 頭皮の消毒、頭髪の処理

● 市販のジェル状整髪剤を使用する
太組一朗・野手洋治

　術中・術直後に出来具合の確認（軟部組織と硬性再建の兼ね合いなど）を要するため、ドレーピングは最小限にすることが多い。無剃毛で手術を行う場合、丁寧に洗髪・消毒したのちに筆者は市販のジェル整髪剤を活用している。

　消毒では皮下ドレーン挿入予測部位もやや広めに消毒する。

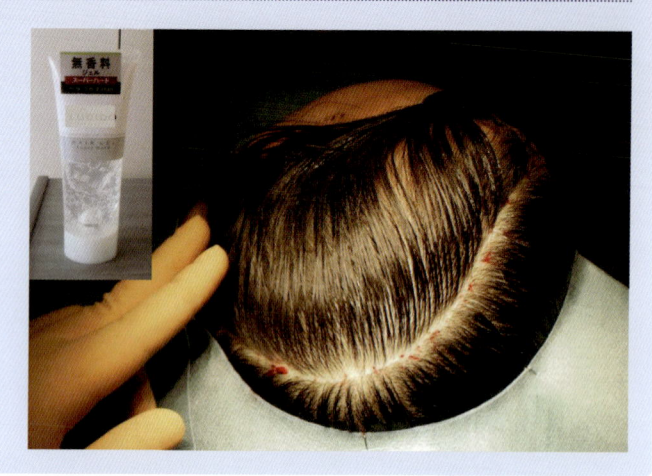

● 頭髪処理がスムーズな手術の肝となる。頭髪は頭皮に固定する
渡辺頼勝

　冠状切開アプローチでは、つむじの位置をマーキングしておく。麻酔導入後、イソジンシャンプーで洗髪し、頭髪を含め術野を消毒し、術野を確保する。マーキングしておいたつむじの後方を周るように耳前上方から皮膚切開ラインをデザインする。つむじ後方を周る切開ラインでは、直線的な切開でも毛流にほぼ直交するラインのため、瘢痕は目立たない。

　頭皮弁挙上範囲に局所麻酔薬を注入する。頭髪が中途半端に短い場合、ライン前方後方それぞれ1cm程度離した位置で髪を頭皮にステプラで止める。長髪の場合、ライン上前方後方それぞれで幅3cmぐらいずつの髪をゴムで束ねる。束ねてもラインにかかる場合は、さらにステープラーで頭皮に固定する。この頭髪処理中に局所麻酔が効く。

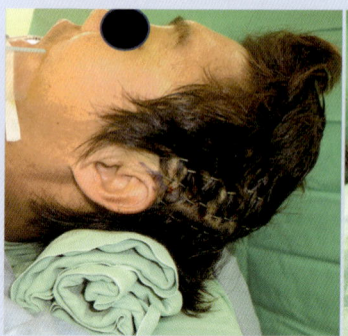

▲頭髪が短い場合

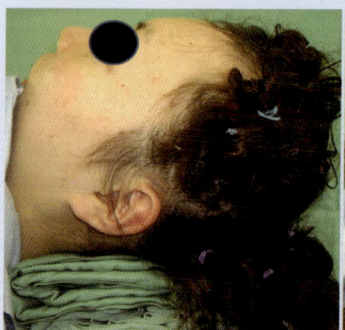

▲頭髪が長い場合

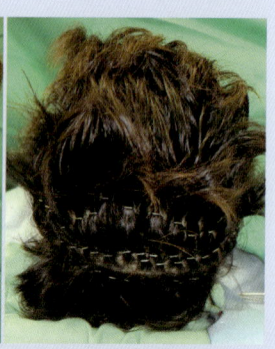

2. 頭皮切開・頭皮剥離の工夫

🔹 小型開創器を用いての出血管理　　　　　　　　　　▶ 近藤聡英

　頭皮切開は、手術の目的や部位によって、さまざまに変化しうるステップである。また、その方法は術者の好みや施設、教育背景により大きくことなっているだけでなく緊急性などでも変化するため、手術全体をみて頭皮段階の処置をどの程度で終了させるか判断する必要がある。

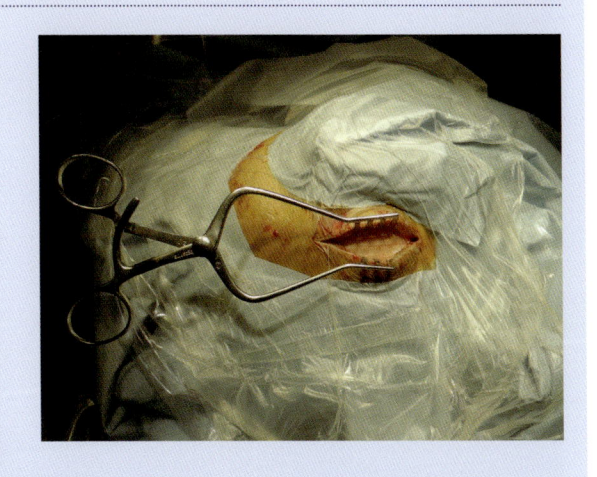

　一方で、緊急時などに止むを得ず充分な力量のある助手がつかない、もしくは一人で手術をするときなどには、頭皮段階での止血操作は意外と難しい。切開部位は瞬く間に出血で埋めつくされ正しい層まで切開することができたかの判断が難しく出血点の同定に困難を有するからである。そのようなケースの場合には、穿頭時に用いる小型の開創器をかけると皮膚の圧迫および緊張により出血が管理可能となる。これを適宜ずらしたり、開創器の開き具合を調節することで出血点を同定でき、的確な層での剥離操作が可能となる。

🔹 冠状切開はZigzag切開を基本とし、つむじを避ける　　▶ 三川信之

　頭皮切開の基本は毛流に直行に行うことである。冠状切開を用いる場合、直線は術後瘢痕が目立つため、著者はZigzag切開を基本としている。

　切開に際しては創縁に生食ガーゼを当て、術者と助手の手指で圧迫しながらなるべく出血量を減少させ、迅速に頭皮クリップをかける。止血は一定以上の口径をもつ血管からの出血はバイポーラ電気メスで止血するが、むやみに頭皮断端を焼灼止血しない。剥離は通常帽状腱膜下で行い、骨切りを行う部位付近で骨膜下に入る。100万倍希釈のエピネフリンを加えた0.05％リドカインから成るtumescent液を頭皮下に大量に注入するhydrodissectionを術前に行っておけば、出血のコントロールと剥離操作がより容易になる。

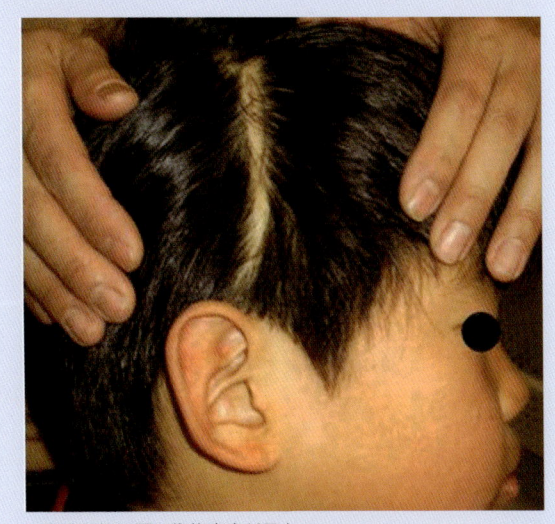

▲直線冠状切開は術後瘢痕が目立つ

3. バーホールの処理

♣ バーホールは骨セメントでカバーしている。必要な量の骨セメントを一塊で入れる事が重要である

➡ 福井　敦・河野道宏

　硬膜外腔に骨セメントが進入するのを防止するために、はじめにゼルフォーム®をバーホールに挿入してから、バーホール部の欠損部より一回り大きいサイズの骨セメントを配置し、骨表面が骨セメントでやや盛り上がるように覆っている（図1）。

　また、pterional approach の場合には、長期的に生じる側頭筋の萎縮による前額部から側頭部にかけての陥没を予防するための整容的配慮として、pterion 部を中心に、やや盛り上げるように骨セメントを配置している（図2）。

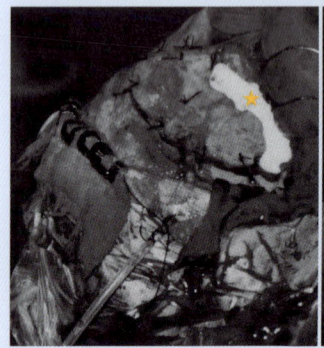

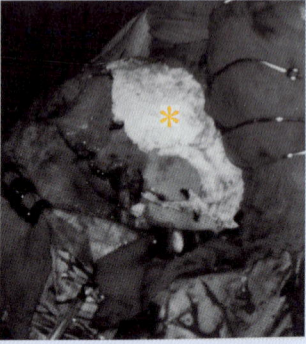

図1

図2
骨欠損部にゼルフォーム®（★）を挿入し、骨セメント（＊）をやや盛りあげるように配置する（右前頭側頭開頭）

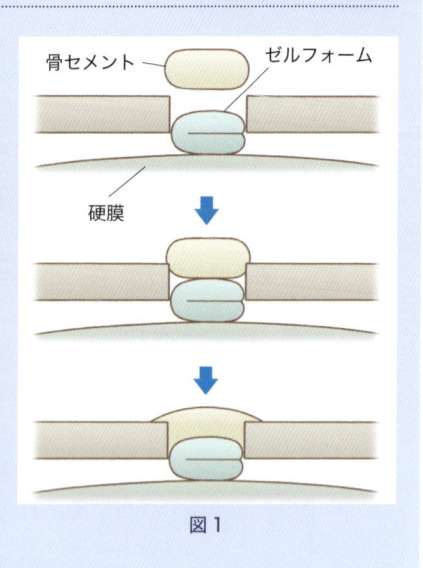

♣ ①数年後の骨吸収を覚悟しておくこと　②必ず骨膜再建すること

➡ 太組一朗・野手洋治

　バーホール部も骨断端なので常にリモデリングの影響を受ける。頭蓋骨形成後のバーホールならハイドロキシアパタイペーストを充填し骨吸収を防ぐ。ボタン型のボーホールキャップはぴったりしたサイズでなければ数年後の骨吸収を覚悟しておく。バーホールを覆うプレートを使用する場合には、あまりぎりぎりなサイズを選択するとやはり経年的な骨吸収の結果として骨欠損部が拡大し、スクリューが浮き出てしまうことがあるのでサイズに余裕を持たせる。必ず骨膜再建する。機能脳神経外科手術（DBS）におけるバーホール処置にはたくさんの独特な工夫が必要であり、これは他稿に譲る。

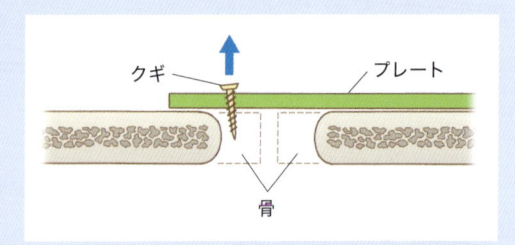

▲あまりぎりぎりなサイズを選択すると、骨吸収の結果として数年後にスクリューが外れてしまうことがある

4. 側頭骨陥凹を避けるための工夫

困った時の、煮こごり法
▶坂田勝巳

　前頭側頭開頭は脳神経外科医にとって最もなじみ深い手術法の一つである。この際、中頭蓋底の骨削除を行うことは脳の圧排を軽減するために必要な手技である。特にsphenoid ridgeを平らにするためには、中頭蓋窩前方の骨削除は必須である。しかし、側頭骨欠損の範囲が大きいと、術後時間経過とともに側頭筋萎縮を来たし、こめかみ周辺の陥凹が目立ち整容的に思わしくない。

　当施設では側頭骨欠損の骨形成に"煮凝り法"を行っている。開頭の際の骨片や骨粉を少量のフィブリングルーでシート状に固める。中頭蓋窩硬膜外腔をサージセルコットンなどで埋めて土台とし、その表層に骨片煮凝りを骨欠損に合わせて骨形成を行う。骨癒合も良好で、骨欠損の形に自由に形成できるので極めて有用である。現在までのところ術後感染を来たした例はない。

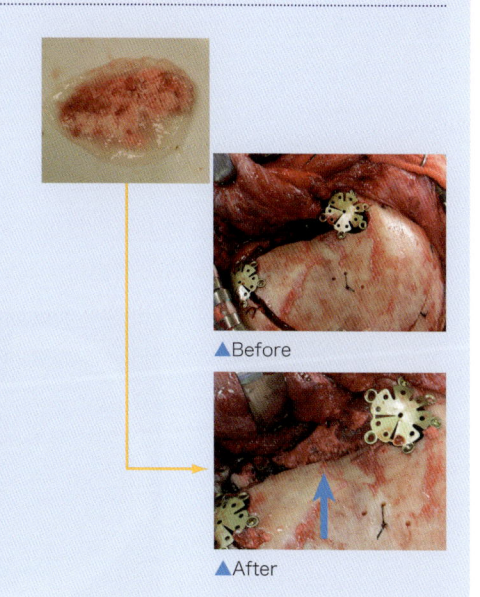

▲Before

▲After

最小限の剥離、確実な筋縫合がKeyとなる
▶小室裕造

　側頭部の陥凹はhourglass deformityとも呼ばれ側頭筋を剥離した後の合併症としてあげられる。この変形の予防にはまず側頭筋の剥離を必要最小限にすることが重要である。側頭筋全体を側頭骨から剥離するといかに縫合して戻しても筋の移動、萎縮は避けられない。

　側頭筋の剥離に際しては、縫い代として側頭筋の起始部に当たる腱膜性の骨付着部を残すことで、骨弁を戻したのちの縫合の固定源とすることができる。眼窩外側縁では骨に小孔を開け針糸固定する。側頭骨の場合も骨に孔をあけるか逆U字型のフック状の溝を作成するなどして縫合糸の固定先を確保するか、骨固定のプレートを固定源にする。小児の頭蓋縫合早期癒合症において眼窩縁を前進させる場合は、側頭筋を付着させたまま側頭骨を骨切りし骨付き筋肉弁のかたちで前進させることで側頭部の陥凹が予防できる（頭蓋縫合早期癒合症の側頭筋の処理の項参照）。

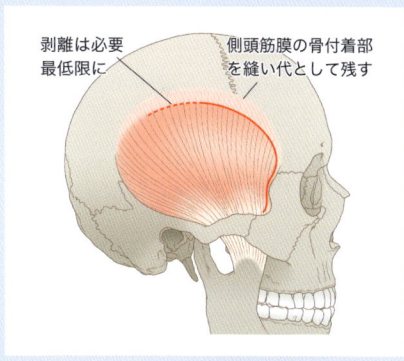

剥離は必要最低限に　　側頭筋膜の骨付着部を縫い代として残す

▲縫い代を残しつつ眼窩外側縁および前方より必要な範囲のみ行う

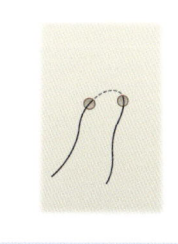

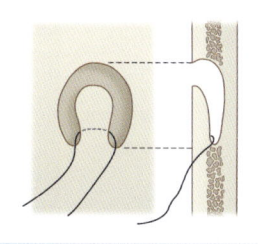

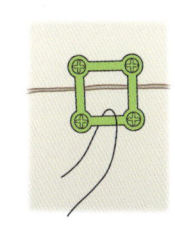

▲縫合には、骨に小孔を開ける、骨に逆U字状のフック状の溝を作成する、骨固定のプレートに固定するなどの方法がある

5. 減圧開頭術後頭蓋骨再建
··· 5-1. カスタムメイド人工骨 ···

🧠 硬膜外死腔は必ずしも術後感染を生じないが、人工骨の曲率を下げるのも一案　　●吉岡伸高

　減圧開頭術では、一般的には広範囲な骨欠損となっている。また、脳軟化などで頭蓋形成術後の脳の戻りが悪い場合がある。特に脳室腹腔シャント術が行われている場合には、図のように骨欠損部が陥没していることが多い。

　この場合、術前にシャント圧を高めに設定し、術後ＣＴで脳の戻りを確認し、ドレーン抜去後にもとの圧に戻すことで、術直後の硬膜外死腔を減らすことができる。これにより、感染や血腫を生じにくくなる。また、整容的問題の少ない被髪頭部では曲率を下げたカスタムメイド人工骨を用いれば、硬膜外腔を小さくし、縫合時の皮膚の緊張を少なくすることもできる。

　ただし、若年者などで骨欠損部の硬膜が骨縁より膨隆している場合には、曲率を下げると骨形成が難しくなるので注意が必要である。

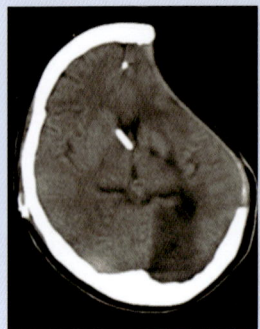

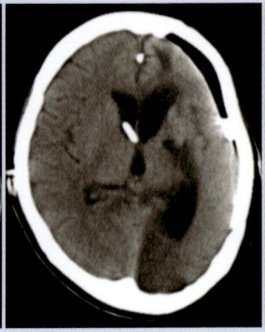

▲術前　　▲術直後（シャント圧を高く設定し、人工骨は曲率を下げて作成している）。硬膜外腔が狭くなっている　　▲術後１カ月。シャント圧は術後数日で術前の圧に戻している

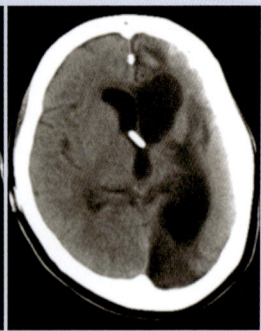

🧠 被覆する頭皮に余裕を持たせてオーバーサイズにならないように注意する　　●石田有宏

　減圧開頭術後の広範囲な骨欠損を放置すると、大気圧で脳実質が圧迫され頭皮が沈み込んでいくsinking skin flap ayndromeを引き起こし、意識障害を来たすこともある。これを防止するためには頭蓋形成が必要であり、CT画像データを元に作成された欠損部に一致するハイドロキシアパタイトやチタン製のカスタムメイド人工骨が用いられる。作成にあたり頭皮に拘縮がある場合、人工骨を披露する皮膚が不足することがあるので、人工骨はオーバーサイズにならないよう注意する。

　ハイドロキシアパタイト人工骨の固定には特殊な器具が必要であり、不用意にドリル孔を開けると割れることがある。

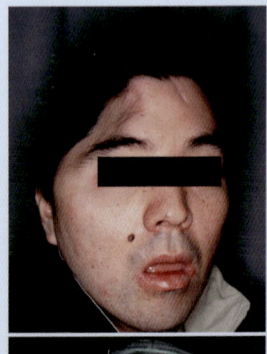

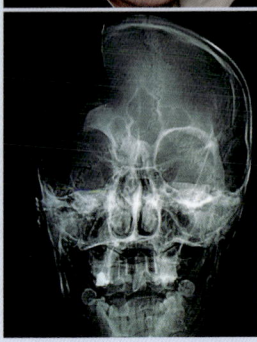

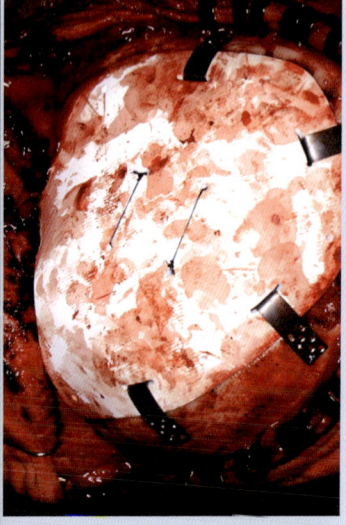

▲ハイドロキシアパタイト製のカスタムメイド人工骨による頭蓋形成術

V章 わたしの工夫
1. 頭蓋骨

··· 5-2. リン酸カルシウム骨ペースト ···

● 術後の吸収変形をいかに予防できるかが成功のKeyとなる　　➡力丸英明・清川兼輔

　本材料は、原則として骨直上にonlay graftする。頭蓋骨の凹凸変形の整容的改善に有用であるが、血液等体液の混入や移植片の細片化浮遊が原因で吸収されて再変形を生じる。

　これを予防するための工夫は以下である。
①骨直上の止血を確実に行う。
②変形修正に必要なペーストの容量を一塊として移植する際、印象用モデリングコンパウンドでシミュレーションし、必要量を計測する。
③移植したペーストをポリウレタンフォームでカバーしたうえで頭皮を被せて形態を形成する。
④充分に硬化が得られた後に、陰圧ドレーンを挿入し閉創する。

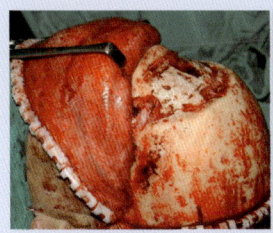

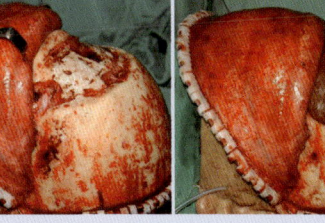

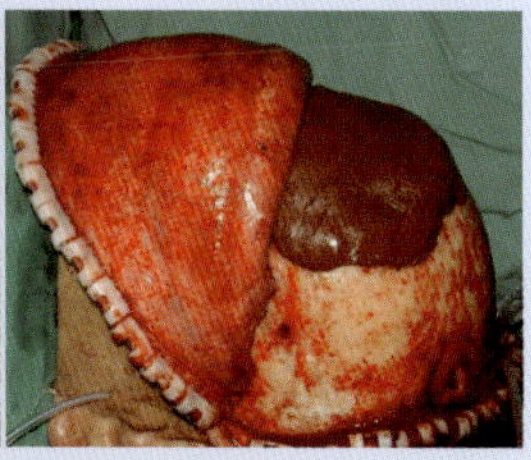

▲前頭骨に広範囲の陥凹・凹凸変形を認める
▲シミュレーション
▲ポリウレタンフィルムを被せた状態。この上にいったん頭皮を被せて外側からの成形を行う 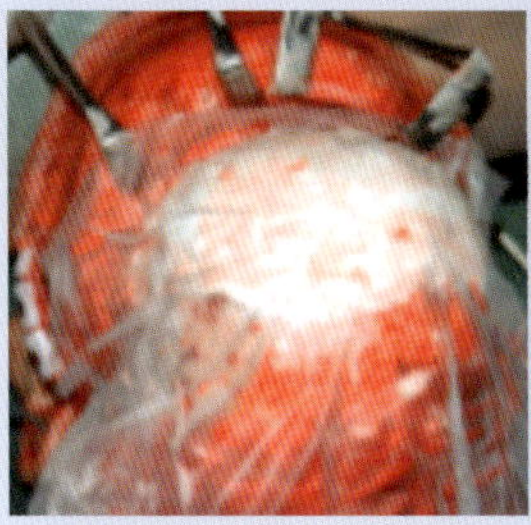
▲硬化中、血液の混入はほとんど認めない 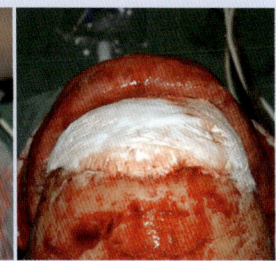

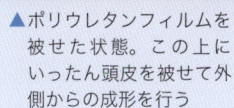

● 毛髪に隠れない前額部は、母床骨と人工骨の間をリン酸カルシウム骨ペーストで埋める　　➡小室裕造

　減圧開頭術後に広大な頭蓋欠損を生じた症例には人工骨による頭蓋再建が適応となる。人工骨として生体親和性の高いセラミック系人工骨があり、最近ではCT画像データからオーダーメードで欠損に合致した形状のものを作成できる。しかし欠損部に隙間なく人工骨を合わせるのは困難であり母床骨と人工骨の間に溝が残ることが多い。毛髪に隠れる部分では問題とならないが、前額部では経過とともに変形が目立ってくることがある。

　これを避けるために、母床骨と人工骨の間の溝をリン酸カルシウム骨ペーストで埋めておくと整容的に満足な結果が得られる。また側頭部では骨欠損を修復しても側頭筋の萎縮により陥凹が目立つことがある。こうした例ではリン酸カルシウム骨ペーストでaugmentationすることで良好な結果が得られる。

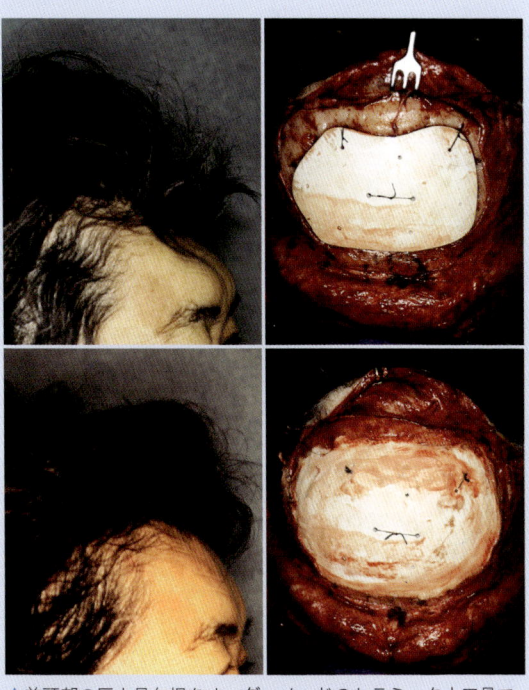

▲前頭部の巨大骨欠損をオーダーメードのセラミック人工骨で再建し、母床骨と人工骨の間隙はリン酸カルシウム骨ペーストで充填した

5-3. チタンメッシュ

■ メッシュプレートの縁を骨面から浮かせない固定を
　　　　　　　　　　　　　　　　　　　　　　　　近藤聡英

　チタンメッシュプレートによる頭蓋形成は、素材の術中加工の容易さ・素材が薄く金属片であることからの感染のしにくさ・他の素材とのコスト面での差異から好まれることが多い。

　メッシュプレートの固定は、プレート端の管理と固定が重要となる。プレート面は軽く外側に突出するようにしつつ、縁は逆に複雑な曲面である頭蓋骨に沿うように加工して固定する。鋭いプレート端は術後、萎縮菲薄化した皮膚からの突出することがある。これを防ぐには固定スクリューの角度や位置でプレートへかかる力を調整し端の挙上を防ぐ。プレートへのtentingは端で切れやすいため、硬膜の吊り上げのみ細い糸を用いて、これに太めの糸をかけ、この太い糸をプレートへかける方法を提唱する術者もいる。

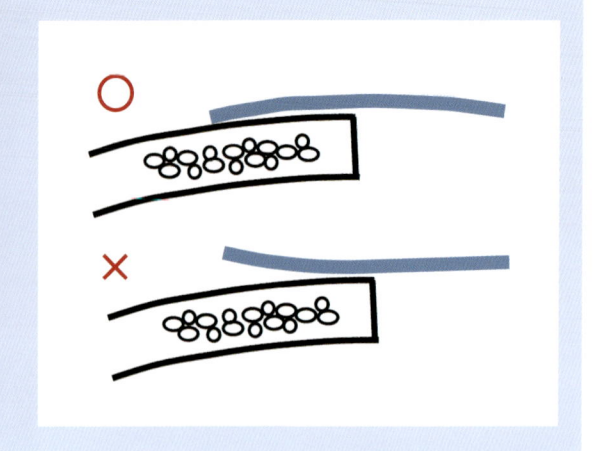

■ オーダーメイドのチタンメッシュは広範囲の頭蓋骨欠損に対しても適している
　　　　　　　　　　　　　　　　　　　　　　　　安本幸正

　チタンメッシュは形状形成が自由にできないため広範囲頭蓋骨欠損に不向きであるが、前もってオーダーメイドで作成することにより、若干頭蓋の不対称性が認められものの、頭蓋欠損部位を整容的に覆うことができる。

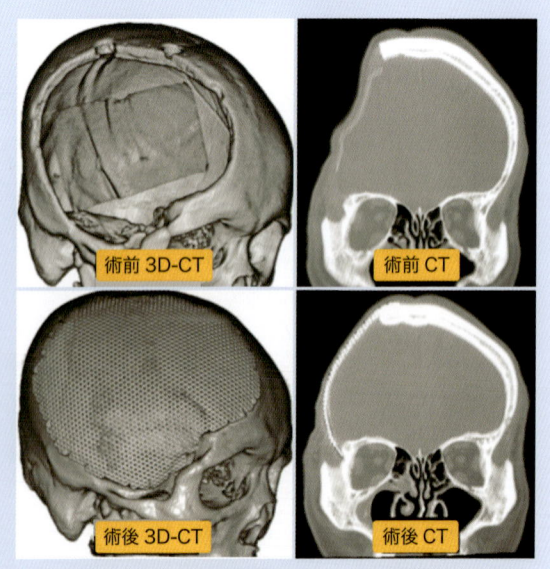

▲61歳男性、右中大脳動脈閉塞による脳梗塞で入院後、頭蓋内圧亢進に対し外減圧術を施行した。1.5カ月後に自家骨による頭蓋形成術を施行したが、硬膜外膿瘍を起こし、自家骨を除去した。6カ月後にCT画像から頭蓋形状に合わせたオーダーメイドのチタンメッシュ人工骨を作成し頭蓋形成術を施行した

Ⅴ章 わたしの工夫
1. 頭蓋骨

6. 前頭側頭開頭において顔面神経側頭枝損傷を避ける工夫

顔面神経は術中視認不可能。神経の存在する層を避けなければならない
顔面神経は、第1番目の線維性脂肪組織に存在する
　　　　　　　　　　　　　　　　　　　　　　　　　　　　　　　▶野口明男

第1脂肪層：浅側頭筋膜（superficial temporal fascia）（側頭頭頂筋膜と帽状腱膜の連続する層）に関わる脂肪層である線維性脂肪組織（fibrofatty system）
第2脂肪層：深側頭筋膜の浅葉（superficial lamina）および深葉（deep lamina）間に存在する脂肪組織（interfascial fat pad）
第3脂肪層：側頭筋上に存在する脂肪組織（deep temporal fat pad）

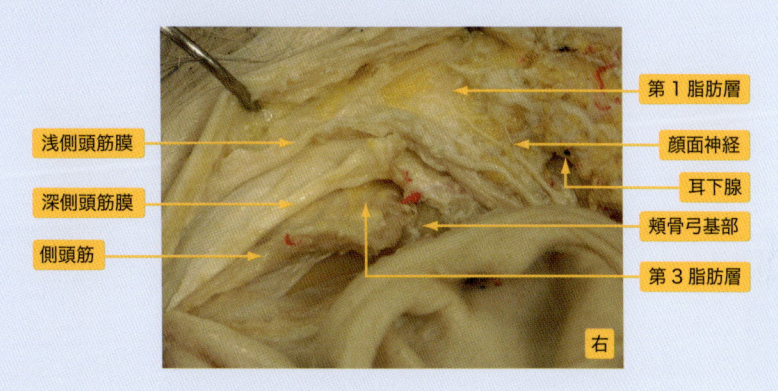

眼窩外側骨膜下剥離をしっかり行うのがコツ
　　　　　　　　　　　　　　　　　　　　　　　　　　　　　　　▶渡辺頼勝

　頭皮弁が、完全に反転できる状態になったら、眉毛外側レベルでの頭皮弁裏面からの止血には注意する（図1）。骨膜上で剥離してきた前額部側は、眼窩上縁2cmのところで骨膜下に入る。眼窩上神経、滑車上神経は外しておく。左右の眼窩外側では骨膜下剥離を、頬骨前頭縫合を超えるまで行う（図2）。途中sentinel veinがあれば処理しておく。側頭部から深側頭筋膜上を眼窩外側まで剥離していくと側頭窩前縁付近ではfat padを認める。先に剥離した眼窩外側骨膜下をエレバで拳上しつつ（図3）、残るつっぱった骨膜をfat pad深層に向けてメスで鋭利に切離していくと（図4）、深側頭筋膜上から眼窩外側に剥離してきた層につながり、顔面神経側頭枝は自然に頭皮弁側に含まれ頭皮弁はさらに尾側に反転可能となる。

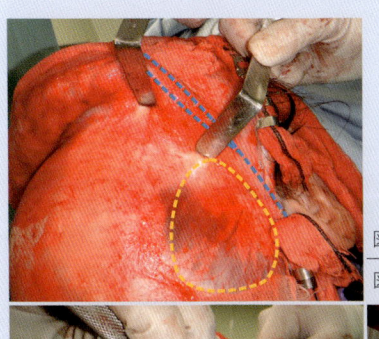

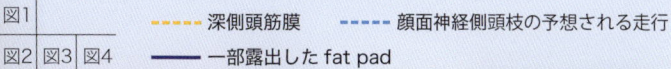

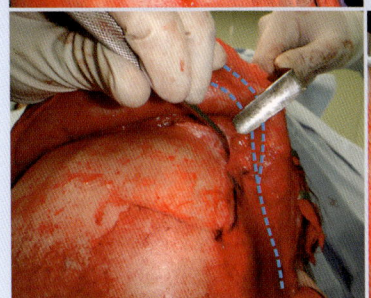

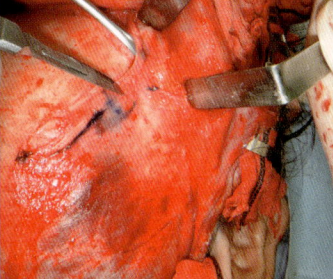

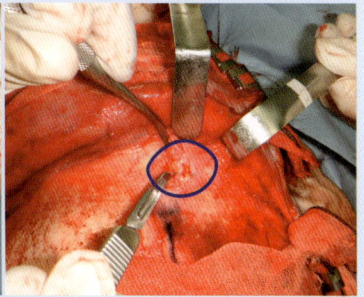

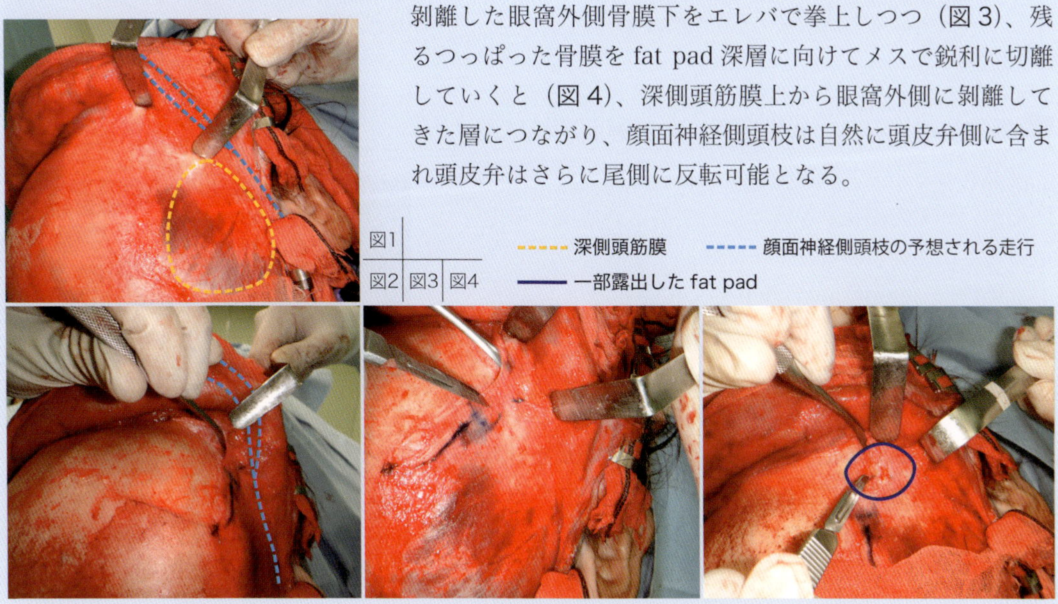

図1／図2／図3／図4
------ 深側頭筋膜　　------ 顔面神経側頭枝の予想される走行
―― 一部露出したfat pad

7. 前頭開頭における前頭洞処置

前頭洞粘膜を骨より丁寧に剥離し、頭蓋側を閉鎖するように凝固縮小させる。手術開始時に有茎骨膜弁をとっておくことが鍵となる
　　　　　　　　　　　　　　　　　　　　　　　　　　　　　▶久須美真理・岡　秀宏

　Basal interhemishperic approach においては、いかに前頭蓋底を flat にするかが重要であり、前頭洞の解放はほぼ確実に起こる。まず、皮切時に穴の空いていない有茎骨膜弁を採取しておくことがカギとなる。帽状腱膜下の結合織を骨膜側に残すようにすると、比較的厚い骨膜弁を採取可能となる。このとき、側頭筋上では結合織を帽状腱膜側につけておくとよい。骨膜弁は側頭筋より内側で採取するためである。

　前頭洞が解放したら、後壁をできるだけ切削する。前頭洞粘膜は骨より丁寧に剥離し、鼻前頭管へ向けて凝固縮小し、頭蓋側を閉鎖する。筋肉片にフィブリングルーをつけたものを貼り閉鎖を確実にする。

　閉頭時、骨膜弁をジェルフォームを芯として巻き、前頭洞解放部の壁を形成するように覆う。できるだけ頭蓋底部の前頭蓋底硬膜に 4-0 プローリンにて 5mm 間隔ほどで縫合固定する。

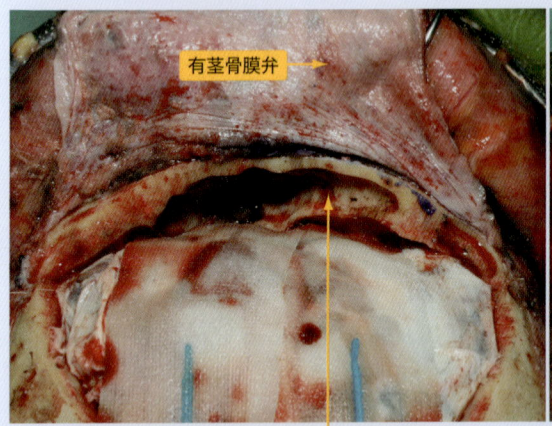

有茎骨膜弁

前頭洞：粘膜を鼻前頭管へ向けて剥離、凝固縮小、筋肉片を貼りつけて閉鎖する

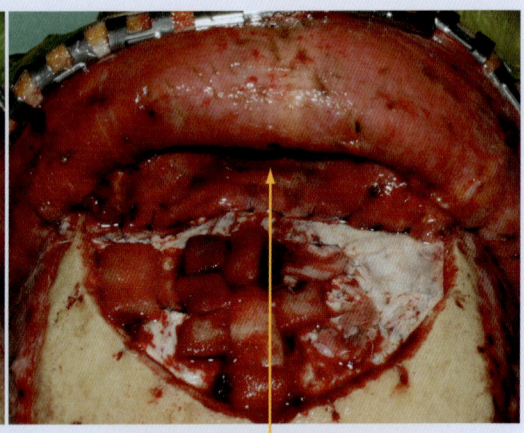

骨膜弁をジェルフォールを芯にして巻き、前頭蓋底硬膜へ縫いつける

異物や血流のない組織を用いた前頭洞閉鎖は避ける
　　　　　　　　　　　　　　　　　　　　　　　　　　　　　▶今井啓道

　硬膜外の手術であれば開放された前頭洞の処置は不要だが、硬膜内に及ぶ手術では前頭洞と頭蓋内を分離することが必要になる。

　この際に、pericranial flap や galea flap といった血流のある組織を用いて前頭洞を分離している。特に galea flap は血流が安定しているため長く採取でき有用である。骨蝋（bone wax）や遊離脂肪塊などを前頭洞に充填する方法では、充填物が落下し前頭洞の鼻腔開口部を閉塞させたり、感染の核となったりすることで前頭洞炎の原因となるので避けるべきであると考えている。

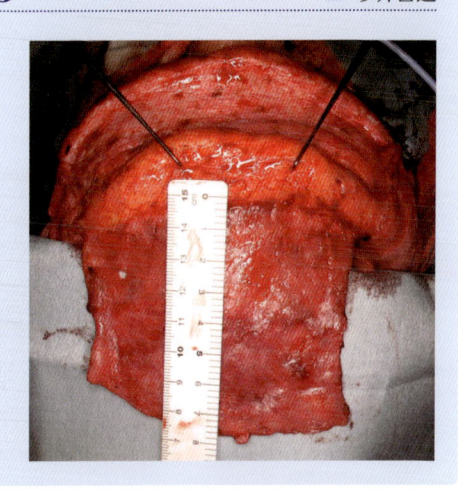

8. 脳神経外科手術後創離開に対する工夫

頭蓋底手術後の創部感染・創部離開に側頭筋弁を使用　　　安本幸正

血流豊富な筋弁は頭蓋底再建と感染頭皮の回復に有用である。

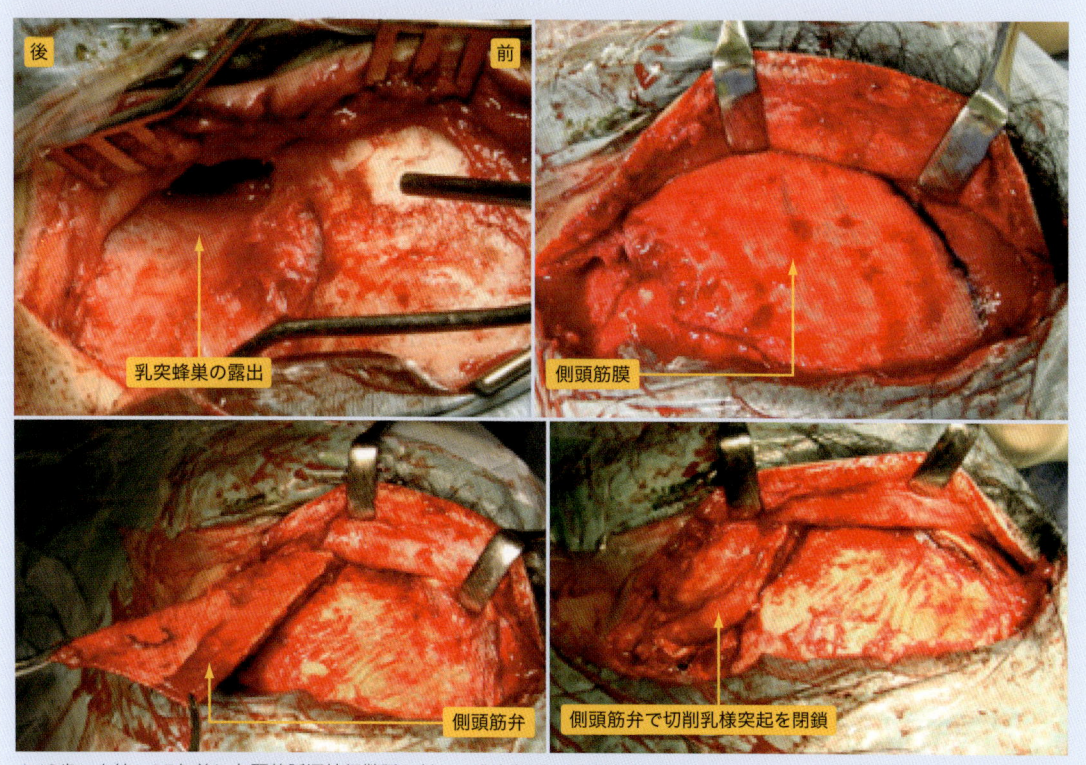

後　前
乳突蜂巣の露出
側頭筋膜
側頭筋弁
側頭筋弁で切削乳様突起を閉鎖

▲40歳、女性、15年前に左頸静脈洞神経鞘腫に対して乳突削開し腫瘍除去が行われた。創部から排膿を繰り返し抗生物質投与に抵抗した。耳後部から側頭部を開創、皮膚を翻転し、側頭筋膜・側頭筋の一部を基部をつけたまま側頭骨から剥離し、削開された乳突洞を側頭筋弁で閉鎖したところ創部感染は改善した

感染を生じる前に創閉鎖できるかがカギとなる　　　　　　　　　　　　　　　●吉岡伸高

　術後の創離解では、感染を併発する前に処置を行う必要がある。図のような創縁の乾燥壊死では、しばらく待機することができるが、皮膚欠損となっている場合には、できるだけ早期に創閉鎖を行った方がよい。

　第1選択は広範囲な帽状腱膜下剥離による再縫合であるが、実際には難しい場合が多い。次の選択枝としては、図1のような回転皮弁が容易である。

　さらに広範囲の皮膚欠損では図2のような皮弁と植皮が最も確実である。皮弁移動部には骨膜を温存し、分層植皮術を行っている。生じた脱毛部には二期的にティッシュエキスパンジョン法を用いることで頭皮の再建が可能である。

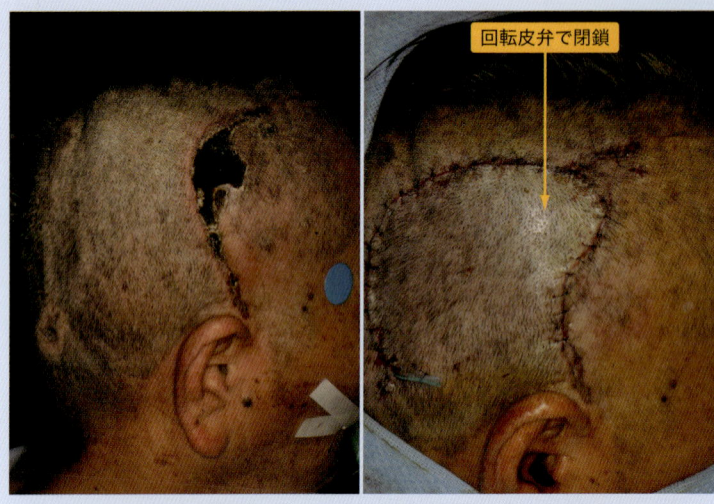

▲STA-MCA吻合後の創縁壊死　　▲後方からの回転皮弁で閉鎖した

図1　回転皮弁

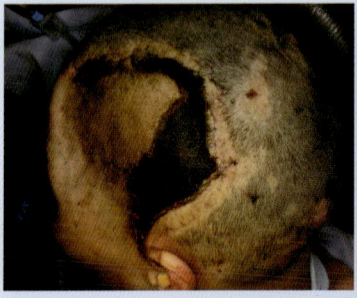

▲クエスチョン型切開部の創縁壊死　　▲後方からの皮弁で壊死部を置換し、皮弁移動部には残した骨膜上に分層植皮を行った

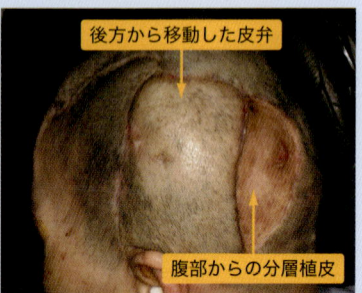

図2　皮弁と植皮

2 顔面骨
facial bones

9. 顔面骨手術における挿管チューブの固定法

● 咬合が関与しない症例には、対側犬歯か小臼歯への歯牙固定が便利　　▶玉井求宜・田中嘉雄

　顔面骨骨折では、手術しやすいようにチューブを固定することが重要である。術中に何度も固定し直しているようでは手術に集中できない。上下顎骨折など咬合の確認が必要な場合には経鼻挿管が必要になる。レストンスポンジなどを使用して前額から頭頂部にしっかり固定する。術中に鼻が上方に引っ張られないように注意する。
　左右差を確認するためには、下顎正中への固定が便利である。頬骨骨折・眼窩骨折などでは、歯根がしっかりしている犬歯か第1小臼歯に絹糸で固定するとテープなどが必要なく術野がすっきりし、固定もしっかりしている。

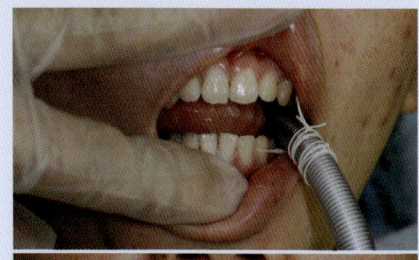

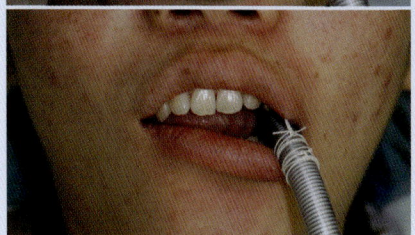

▲絹糸を用いた歯牙固定

● 経鼻挿管の際には、鼻孔縁の褥瘡予防のために前額部にスポンジを置く　　▶尾崎　峰

　上顎や下顎が関係する手術の際は、術中に咬合の確認や顎間固定を行う必要があるため、気管切開が置かれた場合を除いて、経鼻での挿管が必要となる。経鼻挿管では、挿管チューブが鼻孔上縁に常に接触するため鼻孔上縁の褥瘡が生じやすい。チューブ固定の際には必ず前額部に充分な高さのスポンジ（レストン®）などを置き、挿管チューブが鼻孔縁に強く接触しないようにする。
　また、挿管チューブの重さで少しずつ固定が頭側にずれるため、頭・スポンジ・挿管チューブをまとめてテープで固定する。

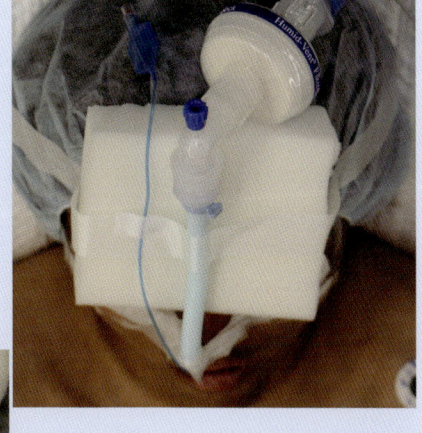

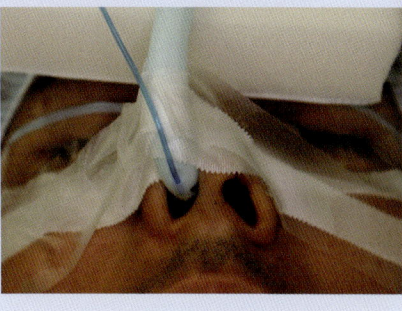

10. 頬骨骨折の整復位の術中確認

多発骨折症例整復の確認が難しい。偏位が高度であれば、蝶頬骨縫合を目安とする　　　●平林慎一

鼻篩骨骨折などを合併した症例（高エネルギー損傷によることが多い）は、骨片の離開が高度であることに加え、眼窩下縁を整復の目安にできない。そのため、術後、眼球陥凹などの変形を生じることがある。このような症例では、蝶頬骨縫合部を整復の目安とする。

冠状切開からアプローチする方法も報告されているが、侵襲が大きい。われわれは、経結膜切開を外眼角へと延長することで眼窩内から確認するようにしている。

なお、頬骨単独骨折で骨片の離開が軽度の場合は、術前にCTで骨片の変位をしっかり把握してさえおけば、術中の視診、触診で整復の確認はほぼ可能である。術後CTで若干の段差を認めても、数カ月でre-modelingされる。

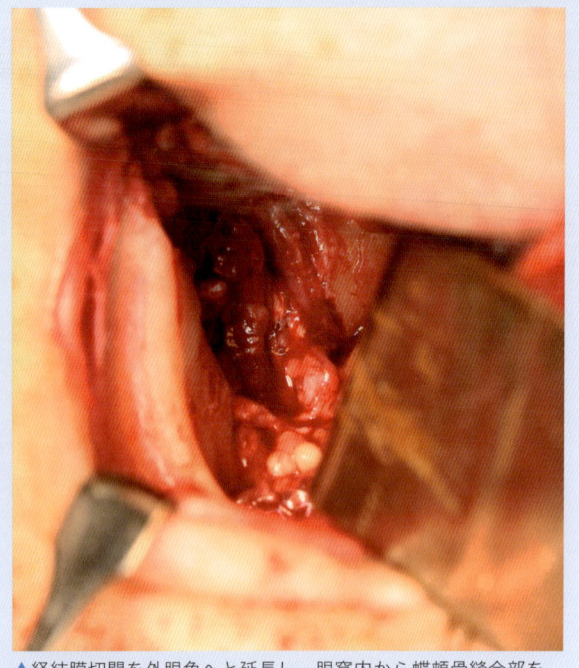

▲経結膜切開を外眼角へと延長し、眼窩内から蝶頬骨縫合部を確認する

エコーを用いて眼窩下縁、眼窩外縁、頬骨弓を確認する　　　●尾﨑　峰

近年、頬骨骨折の整復術において、必要最小限のアプローチで整復を行っている。口腔前庭切開を基本として、まずそこからのアプローチのみで整復を行う。その時点で整復が不充分であった場合には、充分な整復が確認されるまで、側頭部切開や睫毛下切開、そして眉毛外側切開を順次追加している。この方法では直視下できない部位の術中確認が必要となる。

術中確認の方法として、エコーを用いて上記3部位を観察している。このエコー検査により、骨のアライメントが描出され良好な整復位が得られたかどうか容易に確認することができる。

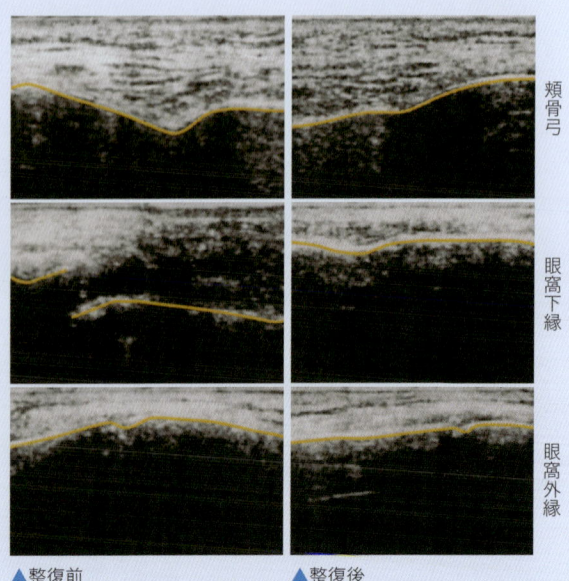

頬骨弓／眼窩下縁／眼窩外縁

▲整復前　　▲整復後

11. 顔面骨骨折における 吸収性プレートとチタン製プレートの使い分け

吸収性プレートは骨折整復後の骨折部の安定が比較的良好な場合に用いる
▶平野明喜

　顔面骨骨折での吸収性プレートは新鮮骨折症例であり、かつbuttress部においては骨折部に第3骨折や骨欠損を伴っていない場合や、大きな荷重がかからない部位に用いる。また、抜釘困難な顔面骨深部でも吸収性プレートの適応がある。小児ではプレートの骨内埋入が問題となりやすく、吸収性プレートが広く適応であると思われる。また、チタン製プレートと吸収性プレートの併用によってチタン製プレートの抜釘が全身麻酔ではなく局所麻酔で容易に行うことができる場合も両者併用の利点があると考える。

①チタン製プレート：第3骨片を伴う骨折部で、抜釘が容易
②吸収性プレート：安定のよい骨折部
③吸収性プレート：荷重のかからない第3骨片の固定

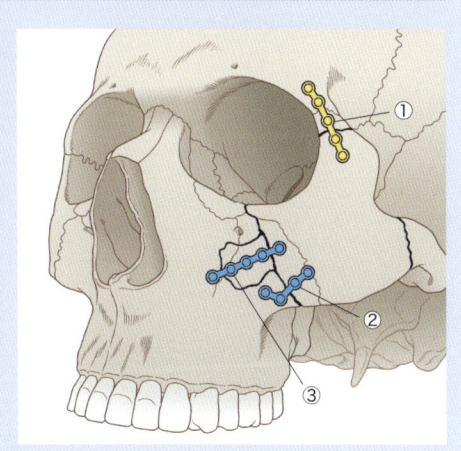

▲吸収性プレートとチタン製プレートの併用

部位と求められる固定力で使い分けを！
▶三川信之

　固定材料は従来チタン製のミニプレートやマイクロプレートが頻用されてきたが、近年ではポリ乳酸などによる吸収性プレートを利用する機会も増えている。しかし、吸収性プレートは細かな加工が困難で固定力にも不安を残すため、使い分けが必要である。

　著者は、術前に患者の希望を尋ねたうえで、強い力が加わり強固な固定を要する部位やねじれなどの微細な加工を必要とする3次元的な曲面に対してはチタン製のプレートを、小児例や短期間（数カ月）のみ固定が得られれば充分な部位に対しては原則的に吸収性プレートを用いている。

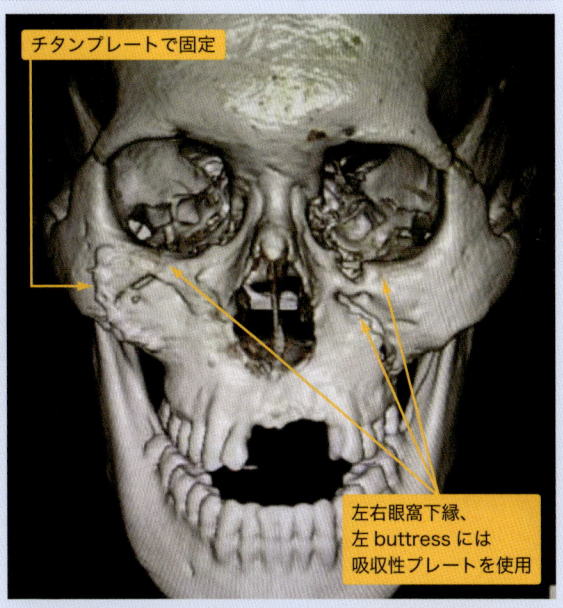

チタンプレートで固定

左右眼窩下縁、左buttressには吸収性プレートを使用

▲亜旧性Le Fort型多発骨折の症例。強い固定力が必要な右頬骨上顎接合部はチタン製ミニプレートで、他は吸収性プレートで固定した

12. 顎間固定の工夫

顎骨骨折治療にはエラスティックによる緩い顎間固定も有効
今井啓道

　顎骨骨折治療における顎間固定はエラスティックバンドで緩く行う。受傷後可及的早期に上下顎歯に Eric Arch Bar を装着し、患者の咀嚼運動を妨げない程度の強さでエラスティックをかける。エラスティックは毎食（軟食）前に外し、食後新たなエラスティックをかけるように指導する。毎日咬合を観察し、かける方向と強さを変更してゆく。習慣性咬合位が獲得されたら、その後6週間エラスティックを継続する。
　本法により上顎と骨膜の連続性が保たれている頬骨なども良好に整復されることを経験している。

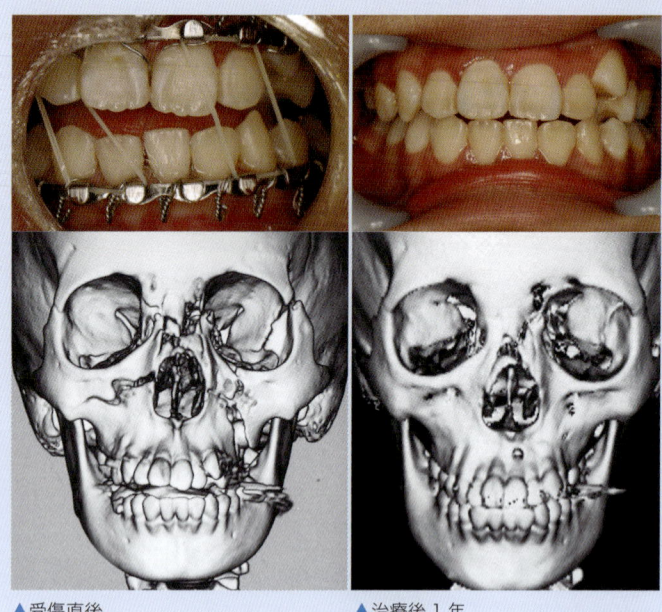

▲受傷直後　　　　▲治療後1年

顎間固定用チタンスクリューを用いる時には歯根損傷に注意する。その防止には、術前パノラマ撮影による確認が有用である
石田有宏

　以前はアーチバーを用いた顎間固定が主流であったが、最近では顎間固定用のチタン製スクリューが手に入るようになり非常に簡単に短時間で顎間固定が可能になった。しかしながら下顎骨折では下顎下縁をプレートで固定し、アーチバーをテンションバンドとして用いる方法が有用である。
　顎間固定用スクリューの刺入点は付着歯肉が遊離歯肉に移行する部位に刺入するようにする。遊離歯肉部分に刺入すると遊離歯肉がスクリューにまとわりついて刺入が困難である。また、顎間固定が長期にわたるとスクリューの頭が舌側粘膜に埋入してしまうことがある。

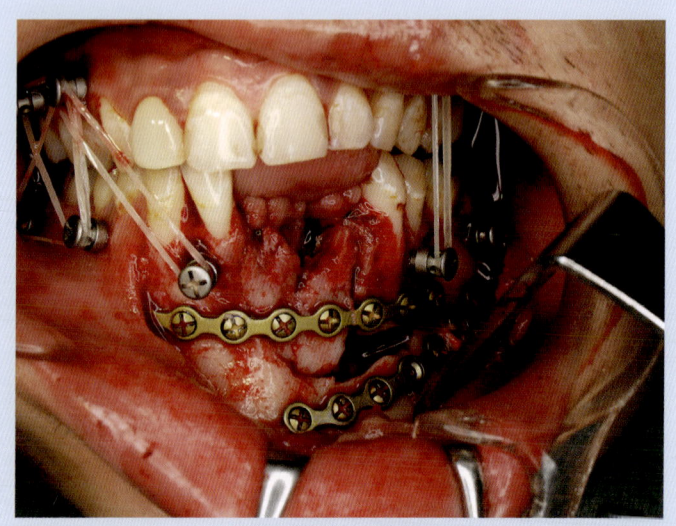

▲顎間固定用スクリューとゴム牽引による顎間固定

13. 顔面重度骨折における緊急対応
… 気管切開、止血、髄液漏への対処 …

● まずは気道確保と出血のコントロールといった Primary Survey が key となる
▶ 清川兼輔・王丸陽光

　気道閉塞は上・下顎骨骨折に多く、骨折の転位や咽頭の腫脹および鼻咽腔の出血などで起こる。そのため呼吸困難の際には、気管内挿管もしくは気管切開を行う。出血は保存的に止血することが多いが、Le Fort 型骨折や頭蓋底骨折合併例で重篤な出血をきたすことがある。病態に応じて、鼻腔充填やベロックタンポンまたは塞栓術や外科的治療といった他科との連携による治療が必要となる。髄液漏に関して、頭蓋内への上行性感染が危惧されるもしくは2週間以上髄液漏を認める頭蓋底骨折には、外科的手術(pericranial flap による頭蓋底再建)を考慮する。

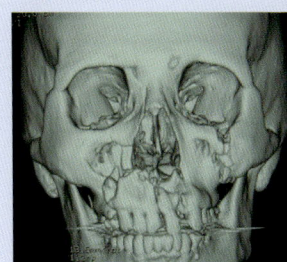

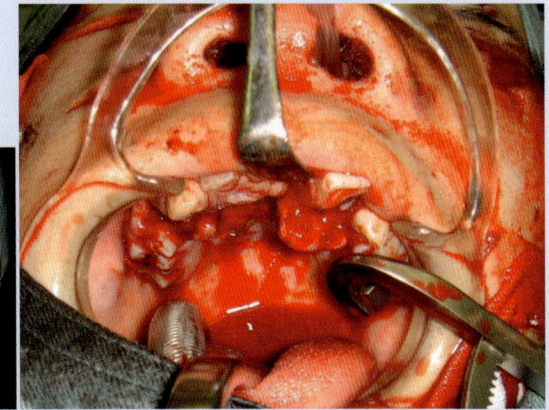

▲18歳男性、顔面多発骨折。鼻腔内より大量出血を認め、ベロックタンポンおよび鼻腔充填にて止血を行った

● 嵌頓した Le Fort 型上顎骨折を Rowe 鉗子で授動するときには大出血を来たす場合がある
▶ 石田有宏

　顔面重度骨折で緊急対策が必要なのは気道確保と出血である。気道確保は経口または経鼻挿管を行うが、咬合が関与する上下顎骨折の整復には一次的な顎間固定を要し、気管切開が必要なことがある。顔面骨折での大量出血にはまず鼻腔パッキングを試みるが、頭蓋底骨折を伴う場合には、鼻腔内血腫の頭蓋内伸展や頭蓋内感染症が危惧される。鼻腔パッキングで止血不可能な場合には、緊急血管造影を行い責任動脈の塞栓術(TAE)が有用である。Rowe 鉗子での嵌頓した Le Fort 型上顎骨折の授動は、大出血を来すことがあるため慎重に行う。

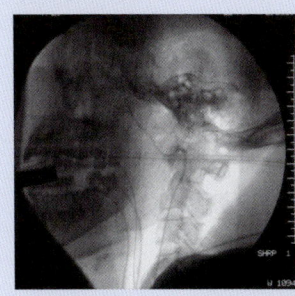

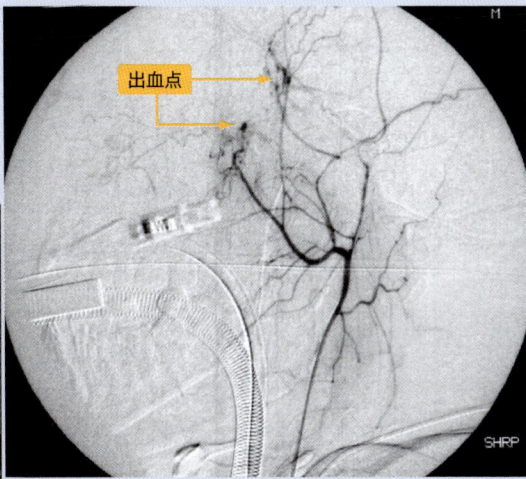

▲上顎骨折に伴う止血困難な大量出血を、動脈塞栓術(TAE)によりコントロールした

14. 小児の顔面骨骨折

🧠 内固定は極力避けている。内固定を行うときは未萌出歯を損傷しないように　　　●今井啓道

　乳歯期のあるいは混合歯列期の小児では未萌出の永久歯が上顎・下顎骨内に存在する。そのため未萌出歯の損傷を避けるべく、小児の顎骨骨折ではできるだけ内固定を避け、エラスティックによる顎間固定のみで治療している。

　写真のような症例は骨折部に永久歯が埋伏しており内固定により損傷・感染する危険があり注意が必要である。頬骨骨折では内固定をせざるを得ない場合があるが、その場合の固定は吸収性プレートや吸収糸を用いて未萌出歯が存在しない眼窩下縁や前頭頬骨縫合部に固定するようにしている。

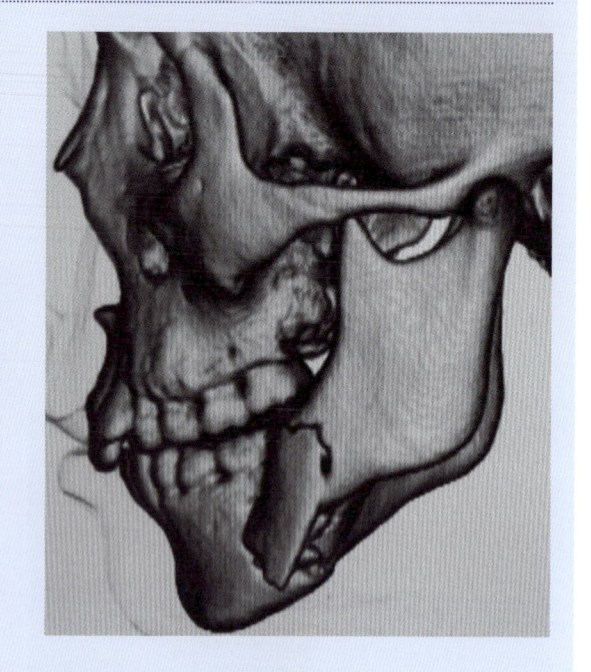

🧠 骨固定は原則的に吸収性プレートを用いる。また、整復器械の工夫も必要である　　　●三川信之

　小児の顔面骨骨折では強固な固定は避けるべきだと考えられてきたが、近年、下顎関節突起以外の骨折は観血的整復固定術を行った方がよいとの意見も多く、著者も積極的に施行している。骨固定には原則的に吸収性プレートを使用している。また、骨の整復には器械類を小児用に加工するなどの工夫が必要である。

　小児の鼻骨骨折整復に際しては、通常のワルシャム鉗子では大きすぎて鼻腔内に挿入困難なため、小さめのエレバ、マッカンドー攝子、モスキートペアンなどの先端をそれぞれ、ネラトンチューブでカバーを行い、それらを用いて鼻骨を受動している。

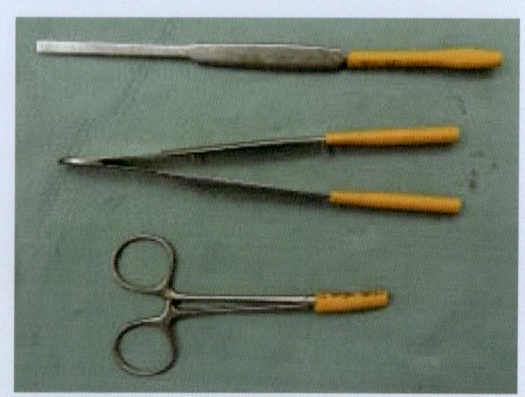

▲小児の鼻骨骨折整復用に工夫した器械

15. 眼窩下壁骨折における再建材料

··· 15-1. 自家組織 ···

● 頭蓋骨外板を採取する場合は、術前に正面セファログラムで頭蓋骨の厚さを計測しておく。ノミは途中で捻らない。採取部位はタイオーバー固定し血腫を予防する

☞ 吉本　浩・平野明喜

　言語優位半球を考慮して、右利きの患者では頭頂骨右外側から外板を採取する。骨膜下で剥離し頭蓋骨を露出し、デザイン後、バーで板間層まで削る。板間層まで到達すると出血することとバーの削る抵抗が軽くなるのが目安となる。次にノミが接線方向に板間層へ挿入できるように平ノミで採骨部周囲の外板を削る。途中ノミを捻って外板を外そうとせず、骨切りを最後まで行わないと外板が割れたり、内板が破折する危険性がある。採取した外板はバーで薄く加工する。採取後、骨からの出血が多い場合はボーンワックスを使用し、必ず内板が残っていることを確認する。頭皮縫合後、血腫予防のための、タイオーバー固定する。

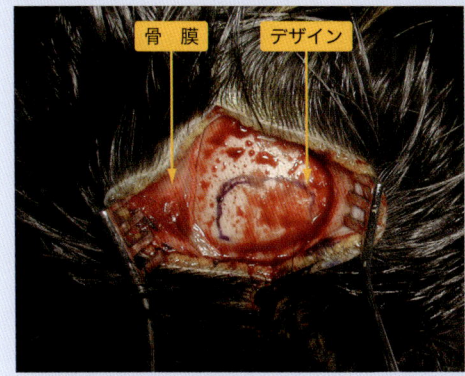

▲骨膜剥離後に骨採取部をデザインしたところ 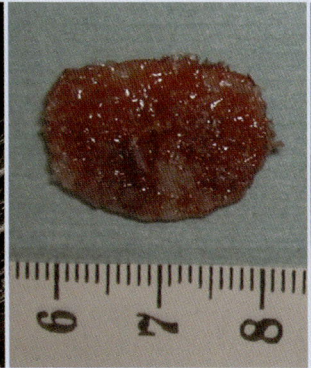　　▲採取した頭蓋骨外板の板間層側 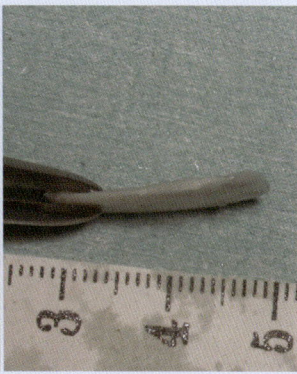　　▲加工した頭蓋骨外板

● 腸骨を採取する場合は、外側大腿皮神経の損傷に気をつける

☞ 吉本　浩・平野明喜

　まず仰臥位で腰枕などを使用して腸骨稜を浮かせた体位をとる。上前腸骨棘の2〜3cm以上後方で、術後瘢痕が腸骨稜にかからないように、腸骨稜の外側に切開線をデザインする。皮膚を牽引しながら切開線が腸骨稜直上に来るようにする。一側の骨膜の連続性を必ず保ちながら腸骨稜を展開し、骨膜剥離後、必要な内板、外板あるいは髄質をノミで採取する。採取後は展開した腸骨稜を戻し、術後陥凹変形を予防する。また、小児の場合、骨端線への損傷を予防するために、腸骨稜は展開せず大腿筋膜張筋を切開し外板だけを採取することもある。

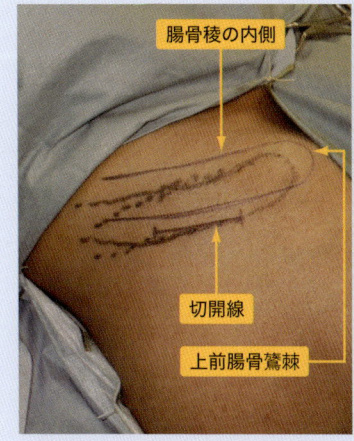

▲デザイン 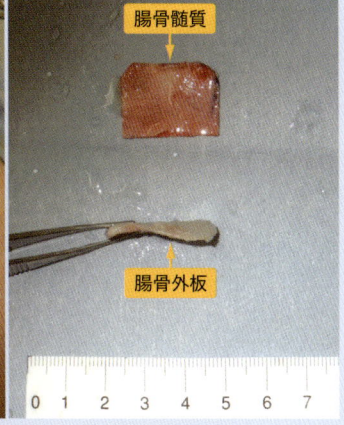　　▲採取した腸骨外板と髄質

15-2 人工材料

低侵襲手術は、①経結膜アプローチ、②吸収性メッシュパネルを下壁後端にかける、③眼窩底側前縁に固定、の3拍子で可能！

渡辺頼勝

　眼窩下壁骨折における再建材料（表）は、外傷後の上顎洞と眼窩底との交通の可能性を考えると、吸収性プレートが使用可能な現在では、これを第1選択とするのが望ましい。吸収期間が1年と短いラクトソーブ®（メディカルユーアンドエイ、大阪）のメッシュパネルタイプを用いている。ただし、眼窩下壁から内壁にかけての広範囲な骨折では、吸収性プレートの場合、吸収後に後戻りが認められる印象があり、自家骨を第1選択としている。

①眼窩下壁骨折単独であれば、経結膜切開アプローチを選択する（図1）。
②上顎洞内に落ち込んだ眼窩内容を剥離挙上しつつ、下壁の後方骨折断端まで剥離する。
③テンプレート（図2緑）で眼窩底を模った後、これに合わせてメッシュパネル（図2紫：ピオクタン染色済）を造型する。
④パネルの後端が下壁後端にかかっていることを確認し、パネル前端を眼窩下壁側前縁部に吸収性スクリューで1～2カ所固定する（図3左）。パネル前方を折り曲げて眼窩下縁側に固定する方法は、パネル後端が跳ね上がり下直筋や視神経を圧迫するリスクがある（図3右）。

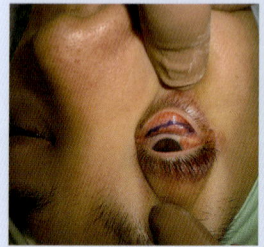

図1　経結膜切開アプローチ（右眼窩底骨折）

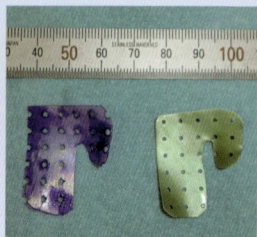

図2　プレートの加工

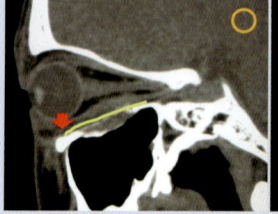

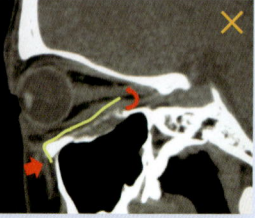

図3　固定の位置
▲メッシュパネルを眼窩底側前縁部に固定する
▲眼窩下縁側の固定では、パネル後方が跳ね上がるリスクがある

表　再建材料

カテゴリー	商品名	メーカー	材質
吸収性プレート	LactoSorb®	Biomet Microfixation（メディカルユーアンドエイ）	ポリL-乳酸82%、ポリグリコロール酸18%（吸収期間：約1年）
	SuperFixsorb®	タキロン㈱	ポリL-乳酸70%、ハイドロキシアパタイト30%（吸収期間：約3～4年）
チタンメッシュ、オルビタルメッシュプレート	CMF®	Biomet Microfixation（メディカルユーアンドエイ）	純チタン
	Matrix Midface®	Synthes	純チタン
	オステオ システム®	Martin	純チタン
	ユニバーサル CMF®	Stryker	純チタン
人工骨	アパセラム®	HOYA（PENTAX㈱）	リン酸三カルシウム ハイドロキシアパタイト
	セラフォーム®	瑞穂医科工業㈱	リン酸三カルシウム 水酸アパタイト

16. 鼻骨骨折の外固定・内固定

基本は4〜5日間の内固定と2週間の外固定
☞ 玉井求宜・田中嘉雄

　整復後には、まず内固定を行う。鼻腔用のタンポンが頻用される。後鼻孔にガーゼが落ち込まないように注意をする。そのためには、ガーゼの長さを15cm程度にそろえて、2つ折りにしておく。盲目的に詰めるのではなく、鼻鏡と鼻用ピンセットを使用し鼻腔底側から鼻背側に押し上げて層状に詰める。最後に鼻腔底にドレナージを兼ねてネラトンチューブを挿入する。次に外固定を行う。テープとアルミ板でできたデンバースプリントが簡便で扱いやすい。固定前に、大きさを調整してカットしておく。テープで外鼻を覆い、アルミ板の正中を鼻背正中に貼り、左右より挟み込むように固定する。

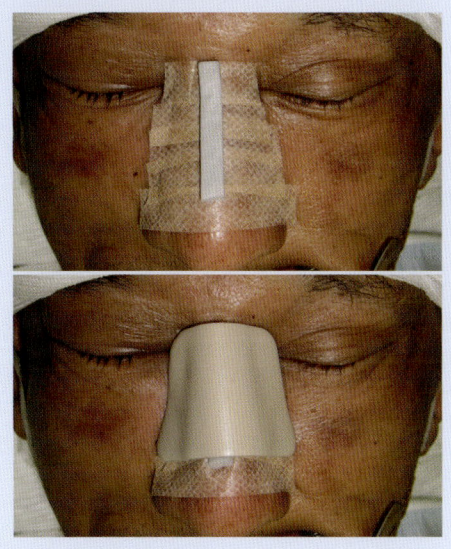

▲デンバースプリント

後戻りしないように整復位で確実に固定する
☞ 清川兼輔・王丸陽光

　鼻骨骨折整復後の固定において、整復位の保持と外力からの保護を目的として、内固定と外固定を行うことが一般的である。内固定は、バラマイシンなど抗生剤入り軟膏ガーゼを用いて上鼻道から中鼻道へと層状に挿入し、鼻腔内パッキングを行う。その際、ガーゼを誤飲しないよう丁寧に挿入し、ガーゼカウントを確実に行う。また鼻処置は毎日行い、5〜7日目に抜去する。外固定は、ネーザルスプリントを用いて、外鼻の形状に合わせて14日間固定を行う。また骨折の程度によっては、ワイヤーやプレートなどによる固定も考慮する。

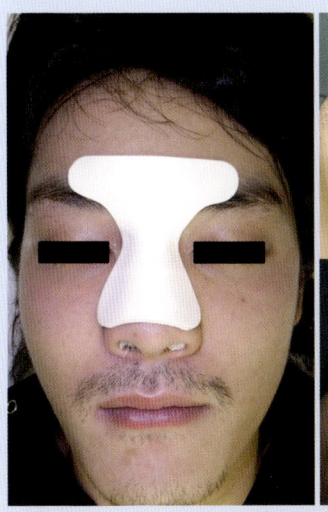

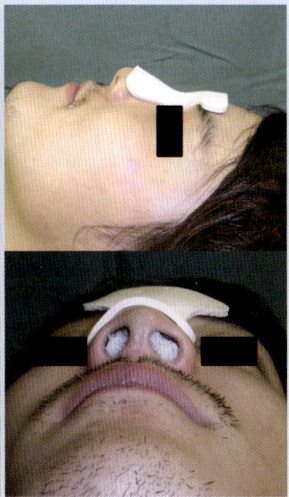

▲29歳男性、鼻骨骨折。鼻骨骨折整復後に鼻腔内パッキングによる内固定とネーザルスプリントによる外固定を行った

索 引

和文索引

■あ
アプローチ　37, 184
鞍底形成　105, 106

■え
エコー　222
エラスティックバンド　224

■お
オーダーメイド　216
おとがい骨切り　171, 175, 181, 194
オルビタルメッシュプレート　228

■か
外眼角切開法　45
外固定　229
外側後頭下開頭　77
外側上眼瞼切開法　46
回転皮弁　220
開頭　33
外板　2
下顎角部骨折　172, 176
下顎関節突起部骨折　172, 177
下顎骨　8
下顎骨骨折　171
下顎枝矢状分割　180, 190
下顎枝垂直切り　181, 192
下顎枝前縁切開　183
下顎正中部骨折　171, 175
下顎前方分節骨切り　181
下顎体部骨折　171, 175
蝸牛神経　84
顎間固定　170, 179, 190, 224
顎間ゴム牽引　170
顎関節機能　174
拡大経結膜切開法　46
拡大中頭蓋窩法　84
顎変形症　180, 195
下口腔前庭切開　183
下垂体硬膜　105
カスタムメイド人工骨　214
カスタムメイドハイドロキシアパタイト
　127
眼窩　6
眼窩外側骨膜下剝離　217
眼窩下縁　40, 154
眼窩下壁骨折　148, 227, 228

眼窩上壁・外側壁骨折　146, 153
眼窩底　40
眼窩内・下壁合併骨折　146, 152
眼窩内側壁　40, 51
眼窩内側壁骨折　147
眼窩吹き抜け骨折　7
観血的整復固定術　178
冠状切開　49, 136, 211
関節外骨折　177
関節突起骨折　174
関節内骨折　177
感染　119, 220
陥没型骨折　160
顔面骨　5
顔面骨骨折　226
顔面骨折整復の基準点　37
顔面重度骨折　225
顔面神経　13, 64, 177, 217
顔面神経側頭枝　121
顔面神経側頭枝損傷　217
顔面神経側頭枝の走行　25
顔面の動脈　13
眼輪筋　39

■き
気道確保　225
気道閉塞　195
気脳症　133, 135, 136
機能脳神経外科手術　212
逆行性感染　136
臼歯部骨折　172, 176
吸収性プレート　16, 21, 107, 113, 169, 208, 223, 226, 228
吸収性プレートの固定法　23
吸収性プレートの成形方法　22
吸収性メッシュパネル　228
仰臥位　108
頬骨　140
頬骨弓　51, 140
頬骨骨折　137
頬骨上顎骨複合体　37
頬骨体部　143
矯正歯科医　195
局所麻酔　27
金属固定具　59
筋の付着　9
筋皮弁　35

筋縫合　213

■く
空気塞栓　115
クラニオフィックス®　68

■け
経結膜切開法　41
経錐体法　83
経年変化　26
経鼻的下垂体手術　101
結膜切開　43
減圧開頭術後　115
減圧開頭術後頭蓋骨再建　214
減張　125
顕微鏡手術（mTSS）　101

■こ
ゴアテックス®　58, 75, 81, 82, 120, 123
後外側口腔前庭切開　183
口腔内ケア　179
咬合　8, 174
後頭蓋拡大　206
硬性鏡　104
後頭下筋層　79
後頭骨　2
高度転位型骨折　161
硬膜外血腫　127
硬膜外膿瘍　61
硬膜再建　133
硬膜剝離　33
硬膜閉鎖　34
小型開創器　211
骨延長術　170, 206
骨吸収　212
骨切り　33
骨欠損　72, 144
骨接合プレート　126
骨折の授動　158
骨折の転位　10
骨折の深さ　149
骨セメント　212
骨ノミ　67
骨弁固定　117
骨膜　110, 111
骨膜切開　43, 111
骨膜の剝離　29
骨蝋　218

231

固定　158
ゴムリング　179
コンプレッションプレート　18
■さ
サージロン®　89, 97
再建材料　228
サンドウィッチ法　81
■し
ジェル状整髪剤　210
歯牙固定　221
自家組織　227
死腔　89, 214
止血　28
篩骨　2
矢状縫合早期癒合症　108, 196, 202
視神経　7
習慣性咬合位　167
手術時期　170
出血　225
術前パノラマ撮影　224
術中確認　222
術中透視　101
術野展開　38, 46
授動　158
受動　166
漿液腫　128
上顎 Le Fort I 型骨切り　180, 187
上顎骨折　163
上顎矢状骨折　164, 169
上顎前方分節骨切り　180, 189
上眼窩裂　7
上気道閉塞　170
上口腔前庭アプローチ　138, 183
症候群性頭蓋縫合早期癒合症　199, 206
小児　35, 226
小児の開頭　108
静脈洞　33
睫毛下切開　40, 144
褥瘡予防　221
神経支配域　13
神経頭蓋　2
神経内視鏡皮膚切開　114
人工硬膜（ゴアテックス®）　58, 75, 120, 123
人工骨　126, 228
人工材料　228
■す
髄液　81, 105
髄液頭皮下貯留　61, 76, 82

髄液鼻漏　82
髄液漏　58, 75, 89, 107, 124, 133, 135, 136, 170
錐体骨削除　84, 91
頭蓋形成術（二期的）　122
頭蓋形成術　115
頭蓋骨　2
頭蓋骨外板　227
頭蓋骨固定　34
頭蓋底　4
頭蓋底手術　136
杉田 4 点固定器　78
スクリュー　22, 182
スフィンクス体位　108, 200
スポーツ外傷　155
スポンジ　221
■せ
生後 6 カ月　201
整復　144, 158
ゼルフォーム®　89, 97
線状骨折　145, 149
前側頭開頭　54
浅側頭筋膜　11, 31, 55, 71
穿頭　56, 72
前頭開頭　218
前頭眼窩前進　206
前頭筋膜弁　131
前頭骨　2, 140
前頭骨頬骨縫合部　45
前頭骨骨折　130, 160
前頭骨鼻骨縫合部　49
前頭洞　111
前頭洞後壁　130, 134
前頭洞修復　117
前頭洞前壁　130, 134
前頭洞中隔切除　123
前頭洞の頭蓋内化　121
前頭洞閉鎖　218
前頭洞露出　74
前頭縫合早期癒合症　198, 205
前頭葉底部　57
■そ
挿管チューブ　221
創部感染　61, 76
創離開　219
側頭筋　31
側頭筋の切断　32
側頭筋弁　219
側頭筋膜　11, 12
側頭骨　2

側頭骨陥凹　213
側頭頭頂筋膜　11
側頭部　11
側頭部の冠状解剖　48
咀嚼筋　8
■た
大腿筋膜　118
第 2 骨片　66
タッピング　23
短鼻様変形　162
■ち
チタンスクリュー　224
チタン製頭蓋骨固定システム　68
チタン(製)プレート　16, 35, 68, 75, 90, 99, 112, 114, 183, 223
チタン(製)メッシュプレート　17, 59, 119, 216, 228
蝶頬骨縫合　222
蝶形骨　2, 140
蝶形骨縁　57
蝶形骨洞前壁　103
腸骨　227
■て
剃毛　27
デプスケージ　19
デブリードマン　124
転位型骨折　156, 161
■と
頭位の確認　25
頭頂骨　2
頭頂部の神経　13
頭頂部の動脈　13
動的牽引術　178
頭髪処理　210
頭皮　11
頭皮栄養動脈　25
頭皮切開　211
頭皮の消毒　210
頭皮剥離　29, 211
頭皮縫合　36, 36
ドリル　19
トルコ鞍底部　104
ドレーピング　27, 117
ドレーン　128
ドレナージ　117
ドレナージチューブ　133, 136
ドレナージ皮膚切開　114
■な
内眼角靱帯　162
内固定　229

内固定型骨延長器　179
内視鏡下経鼻的下垂体手術（eTSS）　101
内板　2
ナビゲーション　101
ナビゲーションシステム　109
■に
煮こごり法　81, 213
乳様突起削除　92
■ね
ネオベール　82
粘膜切開　106
■は
バーホール　212
バイオペックス®　69
ハイドロキシアパタイト　214
ハイドロキシアパタイトブロック　126
ハイドロキシアパタイトペースト　117
馬蹄型頭部支持器　24
馬蹄型ヘッドレスト　120
バルーン　106
板間層　2
瘢痕　154, 170
パントモグラフィ　171
■ひ
鼻鏡　102, 106
鼻骨骨折　155, 229
鼻篩骨眼窩骨折　47
鼻篩骨骨折　155
皮質静脈（橋静脈）　112
鼻前頭管　132, 136
皮膚潰瘍　125
皮膚切開　28
皮膚切開デザイン　25
皮弁の翻展　29
眉毛外側切開法　45
ピン固定式頭部支持器　25
■ふ
吹き抜け型骨折　145, 151, 154
部分剃毛手術　27
プレーティング　18, 20
プレート　182
プレートアンドスクリュー　59
プレート固定方法　20, 139
プレートのベンディング　18
粉砕骨折　143, 156, 161
■へ
閉頭　34

ペースト状人工骨　134
ヘッドレスト　115
偏位骨折　177
片側型骨折　155, 159
片側冠状縫合早期癒合症　197, 203
片側ラムダ縫合早期癒合症　198, 205
■ほ
放射線治療　119
帽状腱膜　11
帽状腱膜切開　125
傍正中部骨折　171, 175
■ま
マイクロプレート　156
膜構造　100
■み
ミニプレート　156
未萌出歯　226
■む
無剃毛　27, 116, 210
■も
毛流　26
■ゆ
有茎骨膜弁　72, 218
■よ
幼小児の骨固定　208
腰椎穿刺　82
■ら
ラクトソーブ®　107, 228
■り
リハビリテーション　154, 179
梁構造　5, 165
両側冠状皮膚切開　108
両側冠状縫合早期癒合症　197, 204
両側骨折　160
両側骨折・陥没型骨折　155
両側前頭開頭　70
リン酸カルシウム骨ペースト　128, 215
■る
涙道　162
■れ
レイヤー　119

欧文索引

■A
anterior frontanelle　2
anterior transpetrosal approach（ATPA）　84
AO Concept　173

Apert 症候群　199
ATPA　84
ATPA の分類　84
■B
basal interhemispheric approach　73
bicoronal synostosis　197, 204
bicortical screw　182
bifrontal craniotomy　70
bite splint　166, 169
blow out fracture　7
blow-in タイプの骨折　153
bone wax　218
Bregma　2
burst 型（完全型）　145, 151
buttress　5, 152, 165, 183
■C
Champy's line　173, 182
combined transpetrosal approach　95
compression side　173
condylar fossa approach　80
cosmetic mastoidectomy　98
craniosynostosis　196
cranium　2
crista gali　74
Crouzon 症候群　199, 207, 208
■D
deep temporal fat pad　64
deformational plagiocephaly　198
diploic space　2
displacement of the fracture fragments　8
dissection needle　28
down fracture　166
■E
eTSS　102
extended middle fossa approach　84
■F
fascia　100
facial bone　5
falx　75
floating maxilla　163
fracture of the frontal bone　130
fronto-orbital advancement　206
frontotemporal craniotomy　54
■G
galea aponeurotica　100
galeal scoring　125

233

H
Hawes 38
hockey stick incision 78
hourglass deformity 213
hydrodissection 211
hypotelorism 198

I
inner cortical table 2
intercavernous sinus 105

K
Köle 192

L
Lambda 2
lambdoid synostosis 198, 205
lateral suboccipital craniotomy 77
Le Fort Ⅰ型骨折 163, 167
Le Fort Ⅱ型骨折 164, 168
Le Fort Ⅲ型骨切り 207, 164, 168
Le Fort 型上顎骨折 225
Le Fort 型骨折 163
lower lid retractor 38

M
mandible 8
mandibular buttress 5
mandibular fractures 171
masticatory muscle 8
mastoidectomy 92
maxillary fracture 163
Mayfield 3点頭蓋固定器 55, 63, 71, 109
metopic ridge 198
metopic synostosis 198, 205
missing rectus 145, 149
mTSS 102

N
nasomaxillary buttress 5, 165
neurocranium 2
nomocortical screw 182

O
occlusal spilnt 185

optimal plate selection 23
orbital cavity 6
orbitozygomatic approach 63, 69
orbitozygomatic craniotomy 62
orbitozygomatic bar 66
orthognathic surgery 180
outer cortical table 2

P
park bench position 77, 85
partial translabyrinthine approach 92
pediatric cases 108
pericranial flap 87, 96, 100
posterior frontanelle 2
posterior plagiocephaly 198
posterior transpetrosal approach (PTPA) 91
primary survey 225
pterygomaxillary buttress 5
PTPAの分類 91
punched-out 型（部分型） 145, 151

R
rainey clip 36
retrolabyrinthine approach 92
Root of zygoma 88, 96

S
S字カーブ 114
sagittal synostosis 196, 202
scalp 11
sellar plasty 105
skull base 4
sphenoid ridge 213
SPプレート 59
superficial temporal artery (STA) 55, 71
superficial temporal fascia 11
supine lateral position 85
syndromic craniosynostosis 199, 206

T
tacking-up suture 35
temporal 11
temporal advancement 法 201
temporoparietal fascia 11
tension side 173
tenting 58, 97
three or four hand technique 101
traction test 148
transchochlear approach 92
transcondylar approach 80
translabyrinthine approach 92, 94
transnasal pituitary surgery 101
transotic approach 92
transpetrosal approach 83, 94
transtentorial approach 94
transverse-sigmoid junction (TSJ) 80
trigonocephaly 198
two piece osteotomy 63
two-layer method 32

U
unicoronal synostosis 197, 203

V
venous air embolism (VAE) 115
vomer bone 104

W
Wassmund 189
watertight 58, 75, 81, 112

Z
zero force line 173
zigzag 切開 26, 49, 109, 200, 211
zygomatic fracture 137
zygomaticomaxillary buttress 5, 165

数字索引

3DCTA 79

編集者 略歴

小室 裕造 （こむろ ゆうぞう） 順天堂大学医学部附属浦安病院形成外科・美容外科　教授

1986年千葉大学医学部卒業、東京大学形成外科入局。1988年東京都立駒込病院形成外科、1993年総合病院国保旭中央病院形成外科医長、1995年東京警察病院形成外科、1998年順天堂大学形成外科講師、1999〜2000年エール大学形成外科留学、2001年順天堂大学形成外科助教授、2010年順天堂大学医学部附属浦安病院形成外科・美容外科教授に就任し現在に至る。

日本形成外科学会、日本頭蓋顎顔面外科学会評議員　日本頭蓋底外科学会理事、
日本美容外科学会評議員、Craniosynostosis研究会代表世話人、日本整容脳神経外科研究会世話人
Corresponding Member of American Society of Plastic Surgery
Active Member of International Society of Craniofacial Surgery

新井 一 （あらい はじめ） 順天堂大学医学部附属病院脳神経外科　教授

1979年順天堂大学医学部卒業、順天堂大学脳神経外科入局、1980〜1982年米国NIH留学、1984年順天堂大学脳神経外科、1987〜1988年自治医科大学第一生化学教室、1988年順天堂大学脳神経外科講師、1993年順天堂大学脳神経外科助教授、1995年米国フロリダ大脳神経外科留学、2002年順天堂大学脳神経外科教授、2008〜2011年順天堂大学医学部付属順天堂医院院長、2011年より順天堂大学大学院医学研究科長・医学部長を兼任。

日本脳神経外科学会理事、日本小児神経外科学会理事長、日本頭蓋底外科学会理事、
Craniosynostosis研究会代表世話人
American Association of Neurological Surgeons: International Associate Member
Child's Nervous System: Editorial Board
Neurosurgery: Review Advisory Board

平林 慎一 （ひらばやし しんいち） 帝京大学医学部形成・口腔顎顔面外科　教授

1976年東京大学医学部卒業後、同付属病院（第2外科）、会津若松市竹田綜合病院で外科研修。1980年東京大学医学部形成外科入局、静岡県立こども病院医員、東京医科歯科大学耳鼻咽喉科助手、NYU留学、東京大学医学部形成外科助手、自治医科大学一般外科（形成外科担当）講師を経て1994年より帝京大学医学部形成外科（現形成・口腔顎顔面外科）教授。

日本形成外科学会元理事長、日本頭蓋顎顔面外科学会前理事長、日本頭蓋底外科学会理事
Journal of Plastic Surgery and Hand Surgery: Co-Editor
Journal of Craniofacial Surgery: Editorial Board
雑誌『形成外科』　編集委員
主たる著書に　頭蓋顎顔面外科 —最近の進歩—：編集（克誠堂）、標準形成外科学：編集（医学書院）

頭蓋顎顔面の骨固定　基本とバリエーション
脳神経外科医・形成外科医のための1stステップ 〈検印省略〉

2013年1月21日　第1版第1刷発行
定　価（本体8,000円＋税）

編　集　小室裕造
発行者　今井　良
発行所　克誠堂出版株式会社
　　　　〒113-0033　東京都文京区本郷3-23-5-202
　　　　電話　03-3811-0995　　振替　00180-0-196804
　　　　URL　http://www.kokuseido.co.jp

印刷・製本：株式会社シナノパブリッシングプレス
イラストレーション：勝山英幸
デザイン・レイアウト・組版：株式会社 北の丸インスティチュート

ISBN 978-4-7719-0405-7 C3047　¥8,000E
Printed in japan ©Yuzo Komuro, 2013

● 本書の複製権・翻訳権・上映権・譲渡権・公衆送信権（送信可能化権を含む）は克誠堂出版株式会社が保有します。
● JCOPY 〈(社)出版者著作権管理機構　委託出版物〉
本書の無断複写は著作権法上での例外を除き禁じられています。複写される場合は，そのつど事前に(社)出版者著作権管理機構（電話 03-3513-6969, Fax 03-3513-6979, e-mail：info@jcopy.or.jp）の許諾を得てください。